W0035047

Kohlhammer

Ewald Becherer
Adolf E. Schindler (Hrsg.)

Endometriose

Ganzheitlich verstehen und behandeln – Ein Ratgeber

2., vollständig überarbeitete und erweiterte Auflage

Verlag W. Kohlhammer

Pharmakologische Daten verändern sich fortlaufend durch klinische Erfahrung, pharmakologische Forschung und Änderung von Produktionsverfahren. Verlag und Autor haben große Sorgfalt darauf gelegt, dass alle in diesem Buch gemachten Angaben dem derzeitigen Wissensstand entsprechen. Eine Gewährleistung können Verlag und Autor hierfür jedoch nicht übernehmen. Daher ist jeder Benutzer angehalten, die gemachten Angaben, insbesondere in Hinsicht auf Arzneimittelnamen, enthaltene Wirkstoffe, spezifische Anwendungsbereiche und Dosierungen anhand des Medikamentenbeipackzettels und der entsprechenden Fachinformationen zu überprüfen und in eigener Verantwortung im Bereich der Patientenversorgung zu handeln. Aufgrund der Auswahl häufig angewendeter Arzneimittel besteht kein Anspruch auf Vollständigkeit.

Dieses Werk einschließlich aller seiner Teile ist urheberrechtlich geschützt. Jede Verwendung außerhalb der engen Grenzen des Urheberrechts ist ohne Zustimmung des Verlags unzulässig und strafbar. Das gilt insbesondere für Vervielfältigungen, Übersetzungen, Mikroverfilmungen und für die Einspeicherung und Verarbeitung in elektronischen Systemen.

Die Wiedergabe von Warenbezeichnungen, Handelsnamen und sonstigen Kennzeichen in diesem Buch berechtigt nicht zu der Annahme, dass diese von jedermann frei benutzt werden dürfen. Vielmehr kann es sich auch dann um eingetragene Warenzeichen oder sonstige geschützte Kennzeichen handeln, wenn sie nicht eigens als solche gekennzeichnet sind.

2., vollständig überarbeitete und erweiterte Auflage 2010

Alle Rechte vorbehalten
© 2002/2010 W. Kohlhammer GmbH Stuttgart
Gesamtherstellung:
W. Kohlhammer Druckerei GmbH + Co. KG, Stuttgart
Printed in Germany

ISBN 978-3-17-020342-6

Ein Wort zuvor

Die Endometriose ist eine rätselhafte Erkrankung, deren Ursache bis heute unbekannt ist. Sie zeigt vielfältige Erscheinungsformen und Verläufe. Gerade bei einer so vielschichtigen und oft chronischen Erkrankung ist es notwendig, ein individuell gestaltetes Therapiekonzept zu entwickeln.

In diesem Ratgeber haben wir für Sie ein einzigartig breites Spektrum der verschiedensten Sichtweisen und Behandlungsmöglichkeiten Ihrer Erkrankung zusammengeführt. Dabei war uns besonders wichtig, eine solide Brücke zu bauen zwischen der sogenannten Schulmedizin und den zahlreichen ergänzenden und alternativen Diagnose- und Therapieverfahren, die heute bei Endometriose erfolgreich eingesetzt werden können. Denn durch eine sorgfältige Auswahl und Kombination verschiedener Behandlungselemente und ein individuell auf die einzelne Patientin zugeschnittenes Therapiekonzept lassen sich unserer Erfahrung nach die besten Behandlungserfolge erzielen. Dieses Buch ist unser Plädoyer für eine ganzheitliche, am Wohlbefinden von Körper, Geist und Seele orientierte Medizin.

Das außergewöhnliche Projekt eines solch umfangreichen Ratgebers konnten wir nur durch die engagierte Mitarbeit der einzelnen Autoren verwirklichen, bei denen wir uns ganz herzlichen bedanken. Wir haben diese 2. Auflage komplett neu bearbeitet.

Mit diesem Buch möchten wir Sie darin unterstützen, Ihre eigene Erkrankung zu verstehen und eigene Behandlungswege zu finden, die Sie aus dem passiven und oft hilflosen Erdulden dieser Erkrankung herausführen. Die vielfältigen Informationen erlauben Ihnen, Ihre persönlichen Behandlungsziele zu definieren und aufbauend auf diesen individuell einzelne Therapieoptionen auszuwählen oder integrativ zu verbinden. Unser Anliegen ist es, Ihre Eigenkompetenz und Ihre Gesundheit zu stärken.

Wiesbaden und Essen,
im Mai 2010

Dr. med. Ewald Becherer
Prof. Dr. med. Adolf E. Schindler

Die Herausgeber

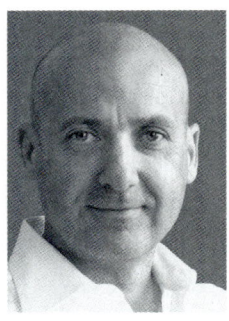

Dr. med. Ewald Becherer
Facharzt für Frauenheilkunde
und Geburtshilfe, Homöopathie,
Naturheilverfahren
Praxis für Frauenheilkunde
Taunusstraße 57, 65183 Wiesbaden,
Endometriose-Zentrum Wiesbaden (Stufe 1)
Telefon 06 11 – 52 95 13
E-Mail: praxis@dr-becherer.de
www.dr-becherer.de

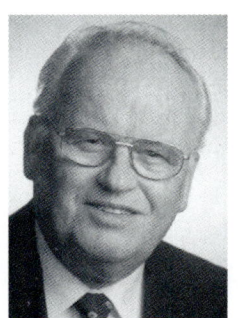

Prof. Dr. med. Adolf E. Schindler
Facharzt für Frauenheilkunde und Geburtshilfe
ehemaliger Direktor des Zentrums für
Frauenheilkunde des Universitätsklinikums Essen
Direktor des Instituts für Medizinische
Forschung und Fortbildung
Hufelandstraße 55, 45147 Essen,
Telefon 02 01 – 7 99 18 33
E-Mail: adolf.schindler@uni-due.de

Unter Mitarbeit von
Dr. sc. hum. Karin Henke-Wendt
Diplom-Biologin und Wissenschaftsjournalistin
www.biomedpress.de
Wir bedanken uns für die wertvolle redaktionelle Unterstützung.

Zuschriften, Kritik und Anregungen sind uns willkommen.
Bitte richten Sie diese an Dr. med. Ewald Becherer: praxis@dr-becherer.de

Inhalt

Autoren

Dr. med. Ewald Becherer
Facharzt für Frauenheilkunde und Geburtshilfe,
Homöopathie, Naturheilverfahren
Taunusstraße 57, 65183 Wiesbaden
www.dr-becherer.de

Heike Born
Diplom-Psychologin,
Institut für integrative Verhaltenstherapie Hessen e. V.
Rheingauer Straße 64, 65343 Eltville
www.ivt-hessen.de

Dr. med. Kai Born
Facharzt für Psychosomatische Medizin und Psychotherapie,
Institut für integrative Verhaltenstherapie Hessen e. V.
Rheingauer Straße 64, 65343 Eltville
www.ivt-hessen.de

Marion Börsing
Heilpraktikerin
Dahlienweg 45, 65201 Wiesbaden

Dr. med. Ute Bullemer
Fachärztin für Gynäkologie und Geburtshilfe, Homöopathie
Lindwurmstraße 10, 80337 München

Dr. med. Claus Peter Cornelius
Facharzt für Frauenheilkunde und Geburtshilfe,
Physikalische Therapie und Balneologie, Sozialmedizin,
Rehabilitationswesen, Chefarzt Gynäkologie
Rehabilitationsklinik für Orthopädie und Gynäkologie,
Kurpromenade 3, 06905 Bad Schmiedeberg
www.eisenmoorbad.de

Dr. med. Christina Kreiner-Diehl
Fachärztin für Innere Medizin, Fachärztin für Arbeitsmedizin,
Sozialmedizin, Naturheilverfahren
Steige 4, 69429 Waldbrunn

Corinna Marina Diehl
Ärztin
Kartäuserstr. 24, 61352 Bad Homburg

Heide Fischer
Ärztin
Gerberau 26, 79098 Freiburg
www.frauen-naturheilkunde.de

Joachim Faulstich
Autor und Regisseur wissenschaftlicher Fernsehdokumentationen,
Buchautor (Schwerpunkt: Komplementärmedizin)
www.das-heilende-bewusstsein.de, www.das-geheimnis-der-heilung.de

Prof. Dr. med. Ingrid Gerhard
Fachärztin für Frauenheilkunde und Geburtshilfe, Naturheilverfahren,
Umweltmedizin
Albert Überle Str. 11, 69120 Heidelberg
www.netzwerk-frauengesundheit.com

Dr. med. Susanne Hammel
Fachärztin für Frauenheilkunde und Geburtshilfe,
Traditionelle Chinesische Medizin, Ernährungsbeauftragte Ärztin
Silcherstr. 5, 65191 Wiesbaden
www.praxis-dr-hammel.de

Dr. med. Julia Herchenbach
Assistenzärztin der Klinik für Frauenheilkunde
und Geburtshilfe Martin-Luther-Krankenhaus
Akademisches Lehrkrankenhaus der Charité
Caspar-Theyß-Str. 27–31, 14193 Berlin
www.mlk-berlin.de

Katharina Jurk
Vorstandsvorsitzende der Endometriose-Vereinigung Deutschland e. V.
Bernhard-Göring-Str. 152, 04277 Leipzig
www.endometriose-vereinigung.de

Angelika Koppe
Gründerin der Methode Wildwuchs
Fuggerstr. 26, 10777 Berlin
www.angelikakoppe.de

Dr. med. Andreas Kopf
Facharzt für Anästhesiologie, Schmerztherapeut
Klinik für Anästhesiologie und operative Intensivmedizin, Charité,
Campus Benjamin Franklin Hindenburgdamm 30, 12200 Berlin
www.anaesthesie.charite.de

Hanne Marquardt
Heilpraktikerin, Begründerin der RZF
Lehrstätte Hanne Marquardt,
Prof.-Domagk-Weg 15, 78126 Königsfeld-Burgberg
www.fussreflex.de, www.verlaghannemarquardt.de

Prof. Dr. med. Dr. rer. nat. Mechthild Neises
Fachärztin für Frauenheilkunde und Geburtshilfe,
Diplom-Psychologin
Funktionsbereich Psychosomatische Frauenheilkunde,
Medizinische Hochschule
Carl-Neuberg-Str. 1, 30625 Hannover
www.mh-hannover.de

Dr. med. Christiane Niehues
Fachärztin für Frauenheilkunde und Geburtshilfe, Sozialmedizin
Median Klinikum für Rehabilitation Klinik am Burggraben
Alte Vlothoer Str.47–49, 32105 Bad Salzuflen
www.median-kliniken.de

Christina Rautert
Diplom-Psychologin
Hypnotherapie, Entspannungsverfahren, Yoga
Langenbeckplatz 2, 65189 Wiesbaden
tina.rautert@web.de

Peter Ringeisen
Physiotherapeut, Osteopath, Heilpraktiker
Perimedikum Ringeisen – Zentrum für Gesundheit
Hauptstr. 45, 55246 Mainz-Kostheim
www.perimedikum-ringeisen.de

Prof. Dr. med. Adolf E. Schindler
Facharzt für Frauenheilkunde und Geburtshilfe,
Direktor des Instituts für Medizinische Forschung und Fortbildung,
Universitätsklinikum Essen
Hufelandstraße 55, 45122 Essen
www.endometriose-sef.de

Dr. med. Annemarie Schweizer-Arau
Fachärztin für Psychotherapeutische Medizin, TCM, Homöopathie
Herrnstraße 7, 86911 Dießen am Ammersee
www.sart.de

Prof. Dr. med. Uwe Ulrich
Facharzt für Frauenheilkunde und Geburtshilfe,
Gynäkologische Onkologie, operative Therapie der Endometriose,
Chefarzt der Klinik für Frauenheilkunde und Geburtshilfe
Martin-Luther-Krankenhaus,
Caspar-Theyß-Str. 27–31, 14193 Berlin
www.mlk-berlin.de

Dr. med. Stefan Weinschenk
Facharzt für Frauenheilkunde und Geburtshilfe, Naturheilverfahren,
Neuraltherapie, Lehrbeauftragter der Universität Heidelberg
Bahnhofplatz 8, 76137 Karlsruhe
www.biogyn.de

Birgit Zart
Heilpraktikerin, Homöopathin
Alte Gärtnerei 7, 14669 Ketzin OT Tremmen
www.kinderwunschweg.de

1 Endometriose: Eine rätselhafte Erkrankung

Prof. Dr. med. Uwe Ulrich, Facharzt für Frauenheilkunde und Geburtshilfe, Schwerpunkte: Gynäkologische Onkologie, operative Therapie der Endometriose
Dr. med. Julia Herchenbach, Assistenzärztin für Gynäkologie und Geburtshilfe

Unter »Endometriose« versteht man das Vorkommen von gebärmutter-schleimhautähnlichem Gewebe außerhalb der Gebärmutterhöhle. Der Begriff leitet sich vom griechischen Wort für Gebärmutter »metra« her. Diese Schleimhaut befindet sich damit sozusagen »an falscher Stelle«, denn nur innerhalb der Gebärmutterhöhle kann sie der ihr bestimmten Aufgabe nachkommen, dem frühen Embryo die Einnistung zu ermöglichen. Bevor wir uns detailliert mit der Endometriose beschäftigen, erscheint es für das Verständnis der Abläufe von Vorteil, zunächst kurz die normale Anatomie der weiblichen Beckenorgane und ihre ungestörte Funktion zu besprechen.

Die Anatomie des weiblichen Beckens

Die Organe im weiblichen Becken gehen eine enge räumliche Beziehung ein, weshalb organspezifische gynäkologische Erkrankungen und umgekehrt solche des Darmes nicht selten die Nachbarorgane in Mitleidenschaft ziehen. Zentral im Becken sitzt die Gebärmutter, davor – eng anliegend – die Blase und hinter ihr der Enddarm. Genau dort, zwischen Enddarm und Hinterwand des Gebärmutterhalses, befindet sich die tiefste Stelle des Bauchraumes, genannt der *Douglas'sche Raum*. Die Gebärmutter hat eine birnenähnliche Form, wobei der dickere Teil dem Gebärmutterkörper und der schlanke Teil dem Gebärmutterhals entspricht. Sie ist mit verschiedenen Bändern im Becken befestigt. Je zwei Bänder geben Halt in Richtung Kreuzbein sowie in Richtung Leistenkanal. Im Gebärmutterkörper befindet sich die Gebärmutterhöhle, die innen mit der Gebärmutterschleimhaut – dem sogenannten *Endometrium* – ausgekleidet ist. Diese Schleimhaut besteht aus zwei Schichten: der oberflächlichen (der *Functionalis*), die während der Blutung abgebaut wird, und einer tieferen (der *Basalis*), aus der sich die neue Schleimhaut bildet. Die Gebärmutterwand besteht zum größten Teil aus Muskulatur, wodurch sie die Fähigkeit hat, sich zusammenzuziehen, und ist außen, wie alle Genitalorgane im Becken, mit Bauchfell überkleidet.

Dieses Bauchfell überzieht auch die Beckenwände und einen großen Teil des Enddarmes. Es handelt sich dabei um eine hauchdünne Gewebeschicht.

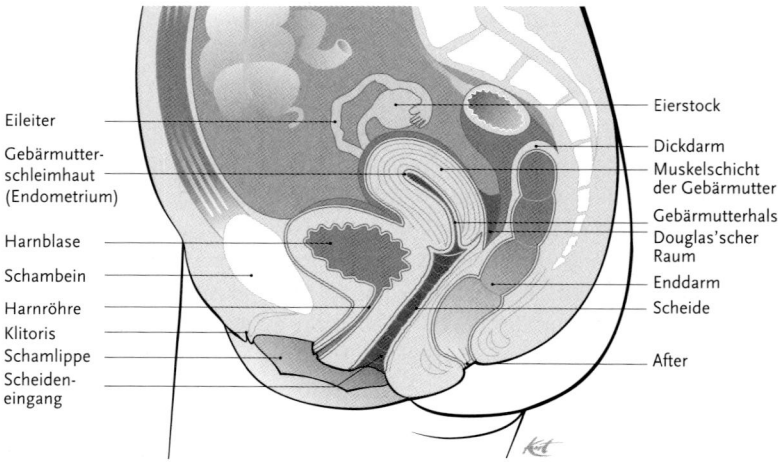

Eileiter
Gebärmutterschleimhaut (Endometrium)
Harnblase
Schambein
Harnröhre
Klitoris
Schamlippe
Scheideneingang

Eierstock
Dickdarm
Muskelschicht der Gebärmutter
Gebärmutterhals
Douglas'scher Raum
Enddarm
Scheide
After

Abbildung 1.1: Die weiblichen Geschlechtsorgane

Der Gebärmutterhals mündet in die Scheide; über ihn fließt das Menstrualblut aus dem Gebärmutterkörper nach außen. Die Scheidenhinterwand und die Vorderwand des tieferen Enddarms sind eng miteinander verbunden, sie werden nur durch eine schmale, feine Bindegewebeschicht getrennt, dem *Septum rectovaginale*. Bei der Ausbreitung der Endometriose spielt diese Schicht eine besondere Rolle. Zu beiden Seiten der Gebärmutter befinden sich je ein Eierstock und ein Eileiter. Der Eileiter stellt sich als eine schlanke, etwa 0,5 cm messende Röhre dar, die am Ende trichterförmig erweitert ist, um damit die Eizelle aus dem Eierstock auffangen zu können. Mit ihrem anderen Ende führt sie direkt in die Gebärmutterhöhle. Der Eileiter macht mit seiner Form seinem lateinischen Namen *Tuba* alle Ehre. Die Vereinigung von Eizellen und Spermien findet im Eileiter statt, und die befruchtete Eizelle – der frühe Embryo – wandert dann den Eileiter entlang direkt in die Gebärmutterhöhle, um sich dort einzunisten. Eng mit der Gebärmutter und dem jeweiligen Eileiter verbunden, finden sich die Eierstöcke. Sie sind weißliche, ovale Gebilde von 2,5 bis 4 cm Größe, die sich am besten als Ellipsoide beschreiben lassen. Die Eierstöcke erfüllen eine Doppelfunktion: Sie stellen zum einen die Eizellen für die Fortpflanzung bereit, zum anderen produzieren sie als Drüse die weiblichen Sexualhormone, die Östrogene und das Gelbkörperhormon. In den Beckenwänden, unterhalb des Bauchfells, als seitliche Begrenzung des Beckens, verlaufen wichtige Nerven und Blutgefäße. Um sie herum finden sich Lymphknoten und – sozusagen als Kitt – lockeres Bindegewebe.

Der menstruelle Zyklus

Das Reproduktionssystem der Frau unterliegt einem etwa vierwöchentlichen Zyklus. Nach außen erkennbar wird das durch die Regelblutung. Aber das ist nur der sichtbare Ausdruck am Ende einer Reihe von Ereignissen, die mit faszinierender Präzision ablaufen. Im Eierstock reift mit jedem neuen Zyklus ein Eibläschen (*Follikel*) heran, das eine Eizelle enthält. Östrogene werden parallel in ansteigender Menge gebildet. Die Schleimhaut der Gebärmutter baut sich unter diesem Einfluss auf, das heißt, sie nimmt an Dicke zu. Kommt es in Zyklusmitte nach dem Eisprung zur Befruchtung und damit zu einer Schwangerschaft, erfährt das der Körper der Frau durch sehr frühe Signale aus der befruchteten Eizelle bzw. dem Embryo. Eines dieser Signale ist das sogenannte Choriongonadotropin (HCG), das seinerseits den Gelbkörper, der sich nach dem Eisprung aus dem Eibläschen entwickelt hat, dazu stimuliert, große Mengen an Östrogenen und Gelbkörperhormon zu produzieren. Sie sind für die Einnistung des Embryos und den Erhalt der jungen Schwangerschaft unerlässlich. Bleibt eine Befruchtung aus, entsteht ebenfalls ein Gelbkörper, allerdings nur für kurze Zeit, nämlich für zwei Wochen. In dieser Phase wird im Gelbkörper viel Gelbkörperhormon gebildet, das die zweite Zyklushälfte dominiert, die hoch aufgebaute Gebärmutterschleimhaut umwandelt und damit für die nächste Regelblutung vorbereitet. Ein neuer Zyklus kann beginnen. Die Gebärmutterschleimhaut nimmt unter dem Einfluss von Östrogenen also an Dicke zu und wird durch das Gelbkörperhormon an zu üppiger Entfaltung gehindert. An diesen Fakt wollen wir uns bei der Erläuterung der Endometriose erinnern.

Nun ist die Feder für dieses präzise Uhrwerk aber nicht im Eierstock allein zu vermuten, sondern vor allem im Gehirn und der Hirnanhangsdrüse. Im Gehirn befindet sich eine Struktur, in der Fachsprache als *Hypothalamus* bezeichnet, die wie ein Pulsgeber arbeitet und damit, um in unserem Bild zu bleiben, die Uhr »aufzieht«. Die ausgesendeten Pulse bewirken in der anatomisch unmittelbar benachbarten Hirnanhangsdrüse die Ausschüttung von Hormonen, die ihrerseits den Eierstock zur Produktion seiner Hormone anregen. Sie sehen, dass das ganze wie eine Übertragungskette funktioniert. Als Übertragungsmedien wirken jeweils Hormone. Für die Übermittlung des anregenden Pulses vom Hypothalamus zur Hirnanhangsdrüse steht das sogenannte Freisetzungshormon (englisch: *gonadotropin-releasing hormone*, abgekürzt: *GnRH*) bereit, das nur lokal in einen eigenen kleinen Blutkreislauf gegeben wird, der praktisch an der Hirnanhangsdrüse endet. Dieses GnRH wird für uns noch einmal in Kapitel 2 *Die medikamentöse und operative Therapie der Endometriose* interessant werden.

Die Hormone der Hirnanhangsdrüse werden, wie bei den Hormondrüsen allgemein üblich, direkt in die Blutbahn ausgeschüttet und gelangen so zu den Eierstöcken. Es sind das Follikelstimulierende Hormon (FSH), das den Follikel reifen lässt, und das Luteinisierende Hormon (LH), welches den Eisprung unmittelbar auslöst. Die einzelnen Hormonstationen sind wie ein Regelkreis aufeinander abgestimmt. Wenn sich wenig Östrogen im Blut befindet, wird das mit einem feinen Fühlersystem vom Hypothalamus registriert und als Folge davon GnRH vermehrt abgegeben, was wiederum die verstärkte Ausschüttung von FSH aus der Hirnanhangsdrüse bewirkt. Ist eine ausreichende Östrogenproduktion erreicht, werden die Stimulationshormone wieder zurückgenommen. In der Fachsprache wird das als eine Rückkopplung bezeichnet. Vielleicht kann man sich dieses Hormondrüsensystem wie ein Orchester denken. Stellen Sie sich vor, jeder Musiker (hier: die unterschiedlichen Drüsen) spielt so schnell oder langsam, wie es ihm gefällt. Man kann sich ausmalen, was dabei herauskommt. Ohne den Dirigenten, der den Takt angibt, würde das Musikstück (hier: der menstruelle Zyklus) wohl nicht synchron gemeistert werden. Der Hypothalamus wäre damit so etwas wie der »Dirigent« des Hormonsystems. Ganz ähnlich funktioniert das übrigens auch für die Schilddrüse und die Nebennierenrinde.

Damit die Hormone an dem jeweiligen Gewebe ihre Wirkung entfalten können, also z. B. das FSH am Eierstock und die Östrogene an der Gebärmutterschleimhaut, sind spezielle »Andockstellen« notwendig, die man als *Rezeptoren* bezeichnet. An diese Rezeptoren docken die Hormone an, damit sie ihre Botschaft überbringen können. Man hat diesen Zusammenhang oft mit einem Schloss und dem dazu passenden Schlüssel verglichen, wobei der Rezeptor das Schloss und das Hormon der Schlüssel ist. Ein Medikament, das ein Hormon ersetzen oder zumindest nachahmen soll, wäre dann ein »nachgefertigter Schlüssel« oder »Generalschlüssel«. Wenn er nicht passt, kann das Schloss nicht geöffnet und die Botschaft somit nicht überbracht werden. Die Menge an Rezeptoren im jeweiligen Gewebe ist von Individuum zu Individuum unterschiedlich und bestimmt die Wirkung von körpereigenen Hormonen oder hormonellen Medikamenten noch einmal auf dieser Ebene. Das erklärt, warum ein und dieselbe Hormonmenge bei verschiedenen Menschen unterschiedlich starke Effekte hervorrufen kann und warum Medikamente häufig individuell dosiert werden müssen.

Das Geschehen bei der Endometriose

Das Endometriosegewebe unterliegt ähnlich wie die eigentliche Gebärmutterschleimhaut, nur eben »an falscher Stelle«, den beschrieben hormonellen Veränderungen während des weiblichen Menstruationszyklus: Es baut sich zyklisch auf und blutet mit Einsetzen der Regelblutung ab. Ohne Kontakt zur Gebärmutterhöhle kann sich das Blut jedoch nicht nach außen entleeren, und es staut sich an der entsprechenden Stelle. Als Folge können Entzündungen, Verwachsungen und Narben entstehen. Man kann sich gut vorstellen, dass solche Vorgänge im Körper der Frau auch in der Lage sind, unterschiedlich starke Beschwerden zu verursachen. Die Endometrioseherde können ganz unterschiedlich aussehen. Man unterscheidet »aktive« Herde, die rot sind oder weißlich (das heißt dann: »nicht pigmentiert«), von den weniger aktiven, schwärzlichen Herden. Aktive Endometrioseherde zeichnen sich durch einen höheren Gehalt an Entzündungszellen und eine üppigere Ausstattung mit Blutgefäßen aus und stellen wohl die Frühformen einer Endometriose dar; weniger aktive Herde können später auch in reizlose Narbenherde übergehen. Östrogene stimulieren vorhandenes Endometriosegewebe in den allermeisten Fällen. Unterschiede in der Verteilung der Östrogenrezeptoren am Endometriosegewebe erklären ein unterschiedliches Ansprechen auf eine hormonelle Therapie.
In der Sprechstunde hört man nicht selten die Frage, ob eine Endometriose bösartig werden kann. Zur Beruhigung muss man hierzu ganz klar sagen, dass die Entartung einer Endometriose, z. B. im Eierstock oder auch im Gewebe zwischen Darm und Scheide, glücklicherweise eine wirkliche Rarität ist, die auch ein Spezialist nur wenige Male in seinem beruflichen Leben zu sehen bekommt. Die Entstehung von Krebs der Gebärmutterschleimhaut an ihrem eigentlichen Platz, in der Gebärmutterhöhle, ist ungleich häufiger. Insofern wird eine Endometriose nicht entfernt, um einer

Entartung vorzubeugen, wie man das gelegentlich liest. Gleichwohl ist Endometriosegwebe in der Lage, Organbarrieren zu überwinden und in Nachbargewebe- bzw. -organe hineinzuwachsen. Man nennt dies *Infiltration.*

Theorien zur Entstehung der Endometriose

Wie kommt es nun, dass sich Gebärmutterschleimhaut außerhalb der Gebärmutterhöhle ansiedelt, wo sie ja nicht »hingehört«? Zumindest konnte bisher hinter dem Phänomen Endometriose kein biologischer Sinn erkannt werden. Es gibt einige Vorstellungen darüber, aber bewiesen ist keine. Schon seit den zwanziger Jahren des letzten Jahrhunderts konkurrieren zwei Erklärungsmodelle: die Verschleppungstheorie von Sampson und die Metaplasietheorie von Meyer. Die Verschleppungs- oder auch Transplantationstheorie basiert auf der Vorstellung, dass Menstrualblut über den Eileiter retrograd – also rückwärts – in die Bauchhöhle gelangt und lebensfähige Gebärmutterschleimhautinseln auf diesem Wege mitnimmt, die sich dann unter gewissen Bedingungen im Bauchfell des Beckens einnisten. Diese Theorie vermag z. B. eine diffus ausgebreitete Bauchfell-Endometriose gut zu erklären oder auch die Manifestation in einer Kaiserschnitt- oder Dammschnittnarbe, aber wie kommen nach dieser Vorstellung Herde in die Lunge? Außerdem tritt die retrograde Menstruation bei vielen Frauen auf, ohne dass sich eine Endometriose entwickelt. Sicherlich ist eine besondere Bereitschaft des »Wirtsgewebes« dafür notwendig. Als Metaplasie bezeichnet man den Ersatz eines reifen Gewebes durch ein anderes. Bei der Endometriose bedeutet dies, dass sich z. B. aus ortsständigem Bauchfell Gebärmutterschleimhaut bildet. Aber dieser Metaplasie muss ein Reiz vorausgehen, der das Bauchfell veranlasst, so etwas zu tun. Dieser Reiz konnte bisher nicht identifiziert werden. Einige Wissenschaftler halten eine Synthese aus beiden Theorien für besser geeignet, die Endometrioseentstehung zu interpretieren, andere wiederum favorisieren Störungen des Immunsystems als notwendige Voraussetzung für die Einnistung der Herde. Auch die Verbreitung von Gebärmutterschleimhautfragmenten über Blut- und Lymphbahnen – ganz ähnlich wie bei bösartigen Geschwülsten – wird diskutiert. Bei der Menstruation wird nur die oberflächliche Schleimhautschicht, die *Functionalis,* abgestoßen, nicht die tiefere Schicht, die *Basalis.* In einer aktuellen Anschauung, einer Theorie von Prof. Dr. Gerhard Leyendecker, wird davon ausgegangen, dass für die Entstehung einer Endometriose allerdings die Basalis in die Bauchhöhle verschleppt werden muss, da wohl nur sie das Potenzial besitzt, neue Schleimhaut aufzubauen. Bei Frauen mit Endometriose komme es bereits sehr früh im Zyklus – noch während der Menstruation – zu außergewöhnlich starken retrograden Kontraktionswellen, die ansonsten biologisch nur zum Transport der Spermien in den Eileiter während der fruchtbaren Phase (Zyklusmitte) sinnvoll sind. Mit diesen retrograden Wellen gelange dann auch Basalis in den Bauchraum. Hier ergibt sich die Frage, warum diese außergewöhnlichen Kontraktionen der Gebärmutter, die dann später eine Endometriose zur Folge haben sollen, auftreten. Haben Frauen mit Endometriose häufig solche Kontraktionen oder führen letztere zu Endometriose? Eine vom Becken weit entfernte Endometriose lässt sich damit ebenfalls nicht begründen. Um es kurz zu machen: Die Ursache für die Entwicklung einer Endometriose ist trotz vieler Deutungsversuche wissenschaftlich noch nicht geklärt.

Die Erscheinungsformen der Endometriose

Die Endometriose kann verschiedene Gewebe und Organe im Bauch befallen; in abnehmender Häufigkeit sind dies das Bauchfell, die Eierstöcke, die Scheide, die Muskelschicht der Gebärmutterwand, der Raum zwischen Scheide und Enddarmvorderwand, der Darm selbst, die Harnblase, der Bauchnabel und ganz selten auch Gewebe außerhalb der Bauchhöhle. So gibt es als ausgesprochene Rarität z. B. Endometrioseherde in der Lunge oder in der Nasenschleimhaut. Wenn die Endometriose Symptome verursacht, kann aufgrund der Schmerzen zwar Rückschluss auf die zu vermutende anatomische Lokalisation gezogen werden, aber im Einzelfall treten die Beschwerden durch Nervenfortleitung auch an einer vom Herd entfernten Stelle auf.

Je nach ihrer Lokalisation nimmt die Endometriose also vielfältige Formen mit den unterschiedlichsten Beschwerden an. Die Erscheinungsformen treten oft gemischt auf. Am häufigsten ist die Endometriose im bzw. am Bauchfell, der inneren Auskleidung des Bauchraums, anzutreffen. Die Herde befinden sich dabei vor allem an den Beckenwänden neben dem Eierstock, in den Bändern, die von der Gebärmutter zum Kreuzbein ziehen, oder im sogenannten Douglas-Raum. Eine Endometriose des Bauchfells kann nur durch eine Bauchspiegelung mit Sicherheit diagnostiziert werden, indem man die Herde entfernt und mikroskopisch untersucht.

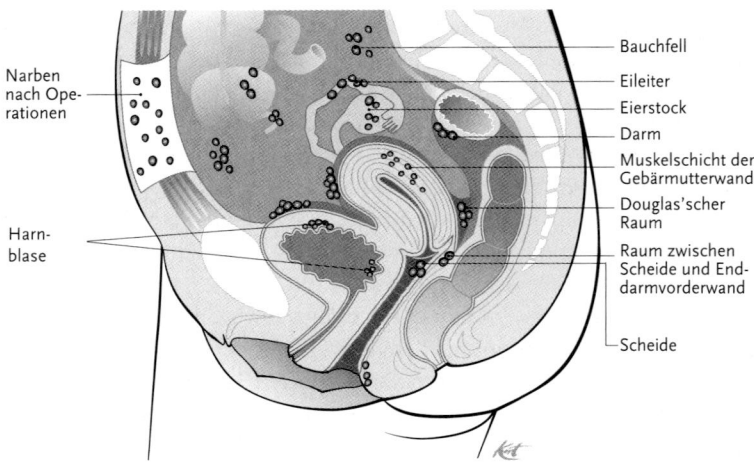

Narben nach Operationen

Harnblase

Bauchfell
Eileiter
Eierstock
Darm
Muskelschicht der Gebärmutterwand
Douglas'scher Raum
Raum zwischen Scheide und Enddarmvorderwand
Scheide

Abbildung 1.2: Verschiedene Lokalisationsmöglichkeiten von Endometrioseherden

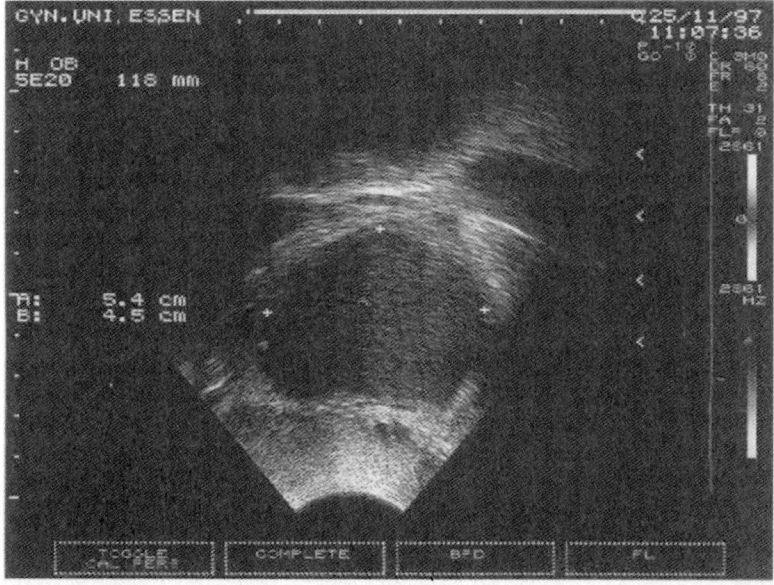

Abbildung 1.3: Ultraschallbild einer Endometriosezyste

Die Endometriose im Bereich der Eierstöcke zeigt sich häufig in der Bildung von Zysten. Das sind flüssigkeitsgefüllte Hohlräume, die mit einer bestimmten Zellschicht ausgekleidet sind. In diesem Falle besteht die Zellschicht aus Endometriosegewebe. Weil nun das in den Zysten gestaute, ältere Menstrualblut mit der Zeit eine bräunliche Farbe annimmt, werden diese Endometriosezysten auch als »Schokoladenzysten« bezeichnet. Sie können durch die wiederkehrenden Einblutungen bis zu zwölf Zentimeter groß werden.

Endometriose kann sich auch in tieferen Strukturen des kleinen Beckens, vor allem in der Trennschicht zwischen Scheide und Enddarm oder im oberen Gewölbe der Scheide befinden. Darm und andere Strukturen, wie z. B. der Harnleiter oder die Blase, können dabei verwachsen und von der Endometriose durchsetzt werden. Man nennt sie dann tiefe infiltrierende Endometriose (TIE). Im fortgeschrittenen Stadium der TIE sind die Grenzen zwischen den Organen teilweise völlig aufgehoben, ihre anatomische Integrität damit zerstört und ihre Funktion unmöglich gemacht. Darm und Harnleiter können dabei so verengt sein, dass der Transport von Stuhl und Urin nicht mehr regelrecht gewährleistet ist, was beim Harnleiter einen gefürchteten Harnaufstau in der Niere nach sich ziehen kann. Die Fortpflanzung ist durch eine solche Organdestruktion der Eierstöcke und Eileiter oft nicht mehr möglich. Auf diese schwere Form der Endometriose gehen wir in Kapitel 2 *Die medikamentöse und operative Therapie der Endometriose* in diesem Ratgeber ausführlich ein.

Bei der sogenannten Adenomyose wächst die Endometriose in die Muskelschicht der Gebärmutterwand ein. Dies kann sich in äußerst heftigen Beschwerden vor und während der Regelblutung, in verstärkten Regelblutungen und ungewollter Kinderlosigkeit äußern. Allerdings findet man zufällig bei bis zu jeder zweiten Frau, der aus anderen Gründen die Gebärmutter entfernt wurde, eine Adenomyose anlässlich der mikroskopischen, pathologischen Untersuchung, so dass sich dann ohne jegliche Beschwerden und ohne Sterilität ein Befund – und keine Erkrankung – festhalten lässt.

Selten befindet sich Endometriose in der Nabelgrube, was durch zyklusabhängige Schmerzen oder aber auch durch Blutungen aus dem Nabel auffallen kann. Auch in alten Narben, z. B. nach einem Kaiserschnitt oder Dammschnitt, kann sich Endometriose bilden. Gelegentlich sieht man sie bei der gynäkologischen Untersuchung am Gebärmutterhals.

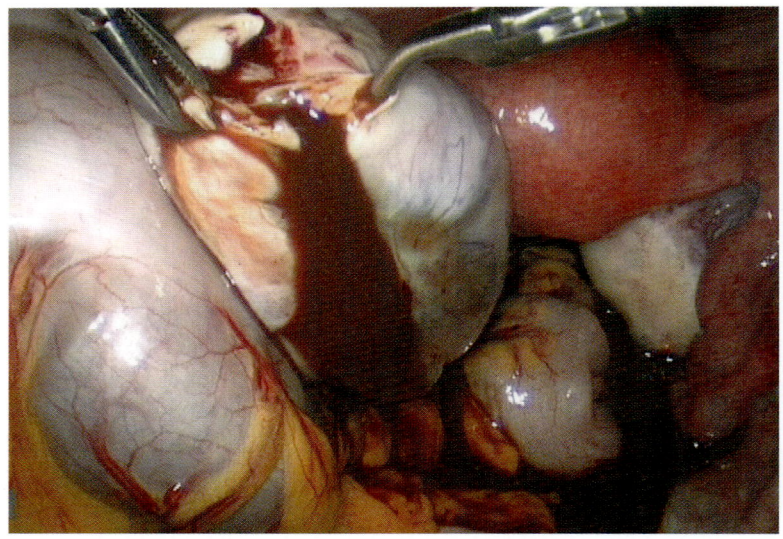

Abbildung 1.4: Typisches Bild einer sog. Schokoladenzyste

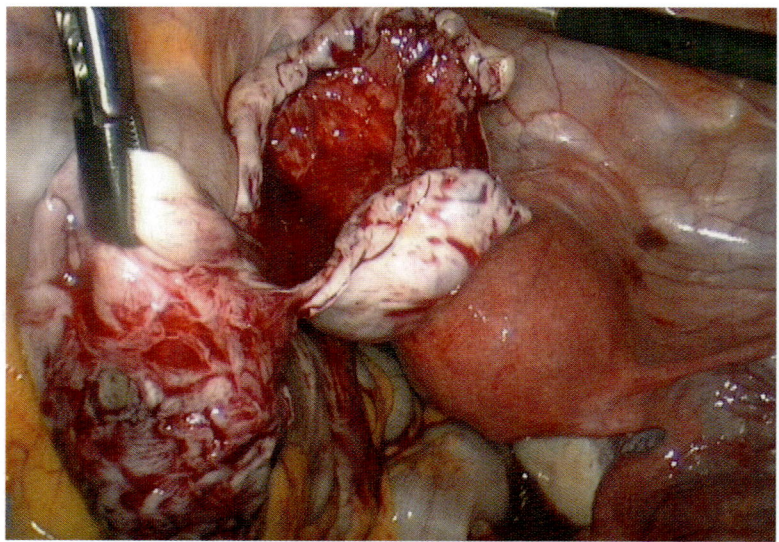

Abbildung 1.5: Komplettes Ausschälen der Endometriosezyste

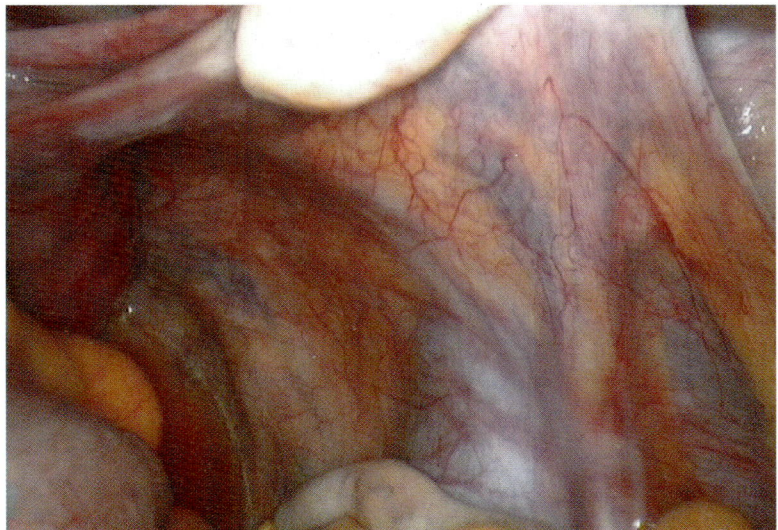

Abbildung 1.6: Unauffälliger Befund der rechten Beckenwand bei einer Bauchspiegelung

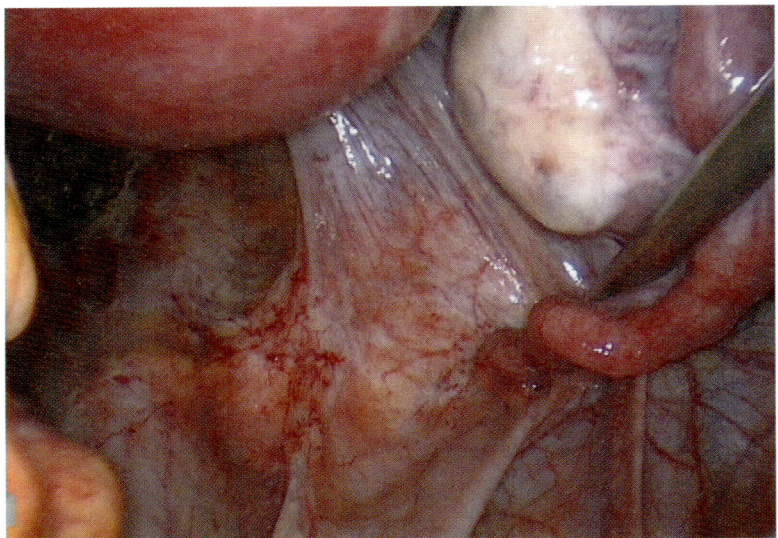

Abbildung 1.7: Endometriose der rechten Beckenwand zwischen Harnleiter und Rektum

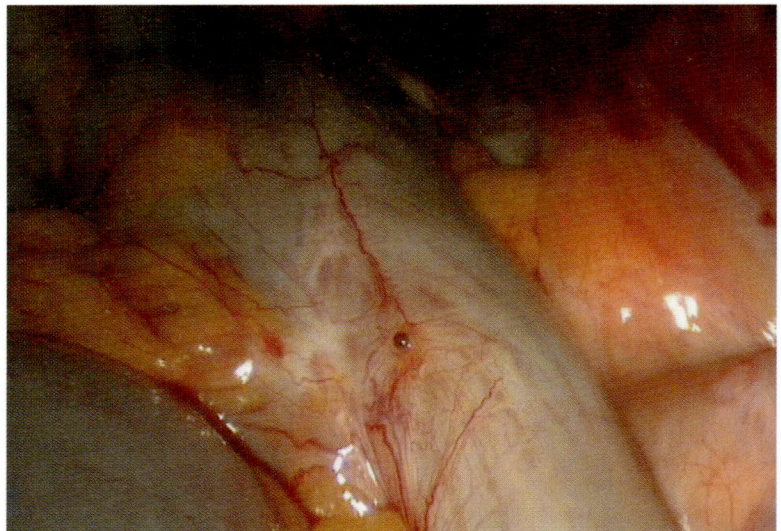

Abbildung 1.8: Kleiner oberflächlicher Endometrioseherd im Dickdarm (Colon sigmoideum)

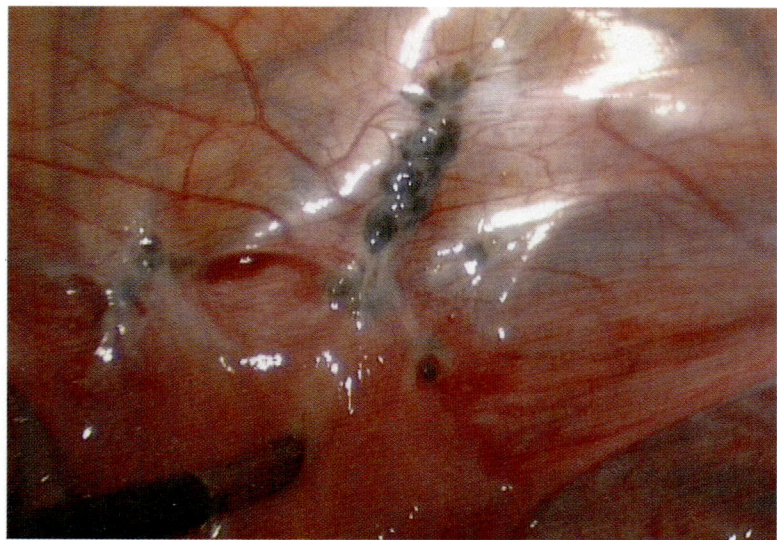

Abbildung 1.9: Endometrioseinfiltration des Blasenbauchfells, die recht tief in das darunterliegende Gewebe reicht

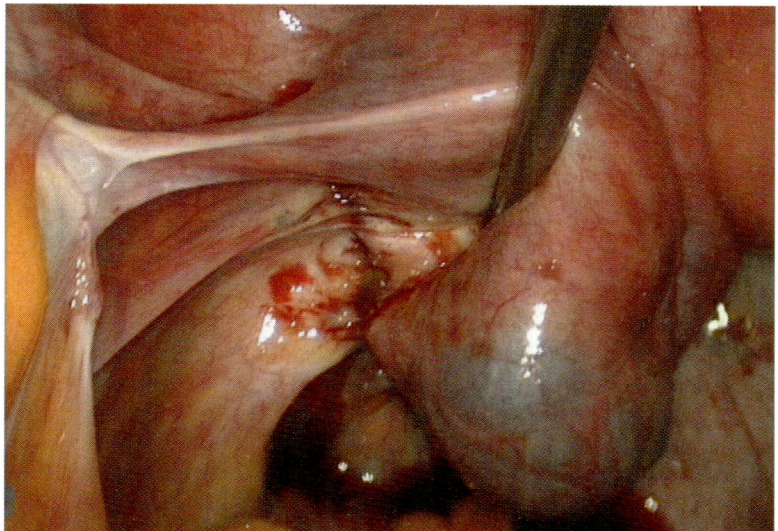

Abbildung 1.10: Endometriose der linken Beckenwand und des linken Eileiters

Zusammenfassend wollen wir drei potenzielle und entscheidende Folgen des Befalls mit Endometriose festhalten: Schmerzen, die Beeinträchtigung und sogar Zerstörung der Anatomie und Funktion von Organen und unerwünschte Kinderlosigkeit.

Typische Beschwerden bei Endometriose

Wie schon angeschnitten, kann das Beschwerdebild sehr bunt sein. Hauptsymptom ist die schmerzhafte Regelblutung (*Dysmenorrhoe*). Die Blutung kann verstärkt oder verlängert sein. Daneben sind alle zyklusabhängigen Beschwerden, vor allem im Bauch, verdächtig auf eine Endometriose. Von vielen Patientinnen werden Schmerzen beim Geschlechtsverkehr (*Dyspareunie*) oder auch beim Stuhlgang (*Dyschezie*) angegeben. Der Stuhlgang selbst ist unter Umständen unregelmäßig; auch die Konsistenz zwischen geformt und eher flüssig kann wechseln. Das Wasserlassen kann ebenfalls schmerzhaft sein (*Dysurie*). Blutbeimengungen in Stuhl oder Urin können ebenfalls auf eine Endometriose hindeuten. Bei seltenen Manifestationen wie im Nabel oder am Zwerchfell können die Beschwerden streng lokalisiert oder auch ganz untypisch sein. Die Stärke der Schmerzen ist bei der Endometriose so unterschiedlich wie die Variabilität der Erkrankung selbst. Tiefer Befall entlang oder in der Nähe von Nervenstrukturen, z. B. dem Kreuzbeinnervengeflecht (*Plexus sacralis*), löst im Einzelfall Schmerzempfindungen aus, die wegen des Ausstrahlens in den Oberschenkel, das Kreuzbein und die Wirbelsäule an eine »orthopädische Ursache« denken lassen und gelegentlich lange Zeit dafür gehalten werden. Überhaupt hält sich die Endometriose gern in der Umgebung von Nerven auf, eventuell sprießen auch kleine Nerven in die Herde ein, was vielleicht das häufigste Endometriosesymptom – den Schmerz – verständlicher erscheinen lässt.

Der Verlauf der symptomatischen Endometriose ist von Fall zu Fall äußerst verschieden. Es kann schleichend beginnen oder sehr plötzlich, fast akut. Die Endometriose tritt bei der einen Patientin bereits im Pubertätsalter auf, andere Frauen bekommen sie erst im Alter von über 30 Jahren nachdem sie bereits Kinder geboren haben. Bei bis zu zwei Dritteln aller Betroffenen muss mit dem Wiederauftreten der Endometriose gerechnet werden. Ob die Endometriose tatsächlich immer eine progressive, das heißt, fortschreitende Erkrankung ist, wird auch von Experten kontrovers diskutiert, wobei nur wenige diese Fragestellung wissenschaftlich untersucht haben. In einer italienischen Studie wurden vor einigen Jahren Patientinnen mit TIE lediglich beobachtet. Es kam bei nur knapp zehn Prozent der Frauen zu einem Fortschreiten der Endometriose.

Bisher haben wir von der symptomatischen Endometriose gesprochen. Man schätzt aber, dass etwa die Hälfte der Frauen mit Endometriosebefall keine Beschwerden aufweist. Wir haben bisher für diese Beobachtung keine wissenschaftliche Erklärung. Es gibt auch keine Beziehung zwischen dem Ausmaß der Endometriose und der Stärke der Schmerzen bzw. der Ausprägung der Symptome. Eine Frau mit fortgeschrittener TIE, vielleicht sogar mit Darmbefall, ist unter Umständen völlig beschwerdefrei, während bei einer anderen Patientin mit nur wenigen kleinen Herden im Bauchfell eine schwere Symptomatik bestehen kann. Das berührt die ganz wichtige und für das Verständnis der Endometriose geradezu zentrale Frage, wann von einer Erkrankung im Wortsinne und wann eher von einem Befund gesprochen werden sollte. Für die Therapie – insbesondere wenn eine Operation ansteht – ist die Beantwortung dieser Frage essenziell. Wir behandeln diese Fragestellung daher im Kapitel 2 *Die medikamentöse und operative Therapie der Endometriose* ausführlicher.

Die Diagnostik der Endometriose

Richtungweisend ist zunächst einmal die genaue Erhebung der Krankengeschichte durch den Arzt. Unter Umständen kann ein Schmerztagebuch hilfreich sein. Die Art der Schmerzen und die Situationen, in denen sie auftreten, sollten genau analysiert werden. Als nächstes kann die gynäkologische Untersuchung wichtige Hinweise geben. Eine Endometriose in der Scheide – dann meistens im hinteren Scheidengewölbe – ist häufig sichtbar, Verhärtungen zwischen Gebärmutter oder Scheide und Darm können getastet werden, und auch Schmerzen während der Untersuchung, z. B. beim Bewegen der Gebärmutter, können wichtige Hinweise liefern. Für den erfahrenen Arzt sind das Gespräch mit der Patientin und die körperliche Tastuntersuchung die entscheidenden diagnostischen Schritte insbesondere bei der Abklärung der schweren, tief infiltrierenden Endometriose vor der Bauchspiegelung (Laparoskopie). Alle anderen diagnostischen Maßnahmen, von der Kernspintomografie bis zur Darmspiegelung, treten dahinter zurück.

Bei der Diagnostik gynäkologischer Erkrankungen wird in der Regel eine Ultraschalluntersuchung mit einer Sonde über die Scheide durchgeführt. Die häufigste Form der Endometriose – der Befall des Bauchfells – ist bei der Ultraschalluntersuchung allerdings nicht sichtbar. Endometriosezysten des Eierstocks lassen sich fast immer gut durch eine Ultraschalluntersuchung nachweisen, denn sie bieten ein typisches Erscheinungsbild, jedoch kommen auch andere Arten von Zysten und selten auch Tumore infrage. Deshalb kann auch hier die nach der Ultraschalluntersuchung geäußerte Verdachtsdiagnose nur durch eine Bauchspiegelung bestätigt werden; dies ist nicht zuletzt auch wichtig zur Abgrenzung gegenüber anderen möglichen Vergrößerungen des Eierstocks. Auch eine Adenomyose kann bei entsprechender Ausprägung im Ultraschall vermutet werden; die Kernspintomografie liefert dafür ebenfalls gute Bilder. Es bleibt aber trotz Ultraschalls und Kernspintomografie immer bei der Verdachtsdiagnose; ein Ausschluss ist damit nicht sicher möglich, denn bei der Adenomyose verhält es sich in der Regel so, dass sich die definitive Diagnose nur an einer entfernten Gebärmutter bestätigen lässt. Durch Gewebeproben aus der Gebärmutter, die bei einer Bauchspiegelung gewonnen werden, lässt sich die Adenomyose zwar im Einzelfall nachweisen, dieses Verfahren ist jedoch unsicher, da bei negativer Probe – wenn keine Endometrioseherde nachgewiesen werden können – nicht auszuschließen ist, dass dies an anderer Stelle in der Gebärmutter nicht doch der Fall ist. Wird eine Gebärmutter mit Adenomyose anlässlich einer Laparoskopie betrachtet, kann ein erfahrener Arzt oft den Verdacht auf diese Form der Endometriose äußern, aber durch bloße Inspektion nicht beweisen.

Abgesehen von der schon bei der Untersuchung sichtbaren Endometriose im Scheidengewölbe oder im Nabel, gilt die Bauchspiegelung (Laparoskopie) bisher als die einzig zuverlässige Methode zum Nachweis einer Endometriose. Beweisend ist der eindeutige mikroskopische Befund, und dafür benötigt man eine Gewebeprobe. Bei der Laparoskopie wird in Narkose zunächst durch einen kleinen Schnitt eine spezielle Kanüle in die Nabelgrube eingeführt und darüber Kohlendioxidgas in den Bauch geleitet, um damit die Bauchdecken anzuheben. Anschließend wird durch diesen Zugang eine Kamera in den Bauchraum eingebracht. Damit werden das Bauchfell, die Gebärmutter, die Eileiter und Eierstöcke, der Darm und alle weiteren im Bauchraum sichtbaren Strukturen genau betrachtet. Auffällige Herde können mit feinen Instrumenten über weitere kleine Hautschnitte im Unterbauch entfernt und zur feingeweblichen (histologischen) Begutachtung eingeschickt werden. Dieser mikroskopische Nachweis ist auch zur Abgrenzung von möglichen anderen Erkrankungen zu fordern, denn nicht alles, was wie Endometriose aussieht, ist auch tatsächlich eine. Und umgekehrt gibt es Veränderungen des Bauchfells, die zunächst nicht typisch für eine Endometriose sind, sich unter dem Mikroskop dann aber doch als eine solche erweisen. Herde in der Scheide können natürlich ohne Bauchspiegelung zur Probe entnommen werden. Über das Für und Wider spezieller diagnostischer Verfahren bei der tiefen infiltrierenden Endometriose werden wir in Kapitel 2 *Die medikamentöse und operative Therapie der Endometriose* in diesem Ratgeber detailliert berichten.

Bislang steht noch keine Blutuntersuchung zur Verfügung, mit der eine Endometriose nachgewiesen oder die Ausdehnung der Erkrankung bestimmt werden könnte. Denkbar wäre ein solcher Nachweis aus Venen- oder Menstrualblut. Einige Forschergruppen arbeiten intensiv an der Entwicklung eines solchen Tests, der natürlich einen Fortschritt bedeutete, da er problemlos in Praxis und Labor durchgeführt würde, und die Bauchspiegelung zur Diagnostik (nicht zur Therapie) zunächst überflüssig machte.

Mögliche andere Erkrankungen bei Unterbauchbeschwerden

Nicht alle Unterbauchbeschwerden bei Frauen sind durch eine Endometriose bedingt. Insofern gilt, alle erhobenen Befunde kritisch zu werten und auch andere Ursachen mit ins Kalkül zu ziehen. Wir hatten schon erwähnt, dass bei im Ultraschall auffälligen Zysten auch andere Erkrankungen als die Endometriose infrage kommen. Gerade bei jungen Frauen sind glücklicherweise Zysten festzuhalten, die im Lauf des Menstruationszyklus entstehen und sich spontan wieder zurückbilden, sogenannte funktionelle Zysten. Auch gut- und bösartige Unterbauchtumoren, die von den Eierstöcken ausgehen, sind im Einzelfall Ursache für Unterbauchschmerzen. Bei akuten Unterbauchbeschwerden muss vor allem an entzündliche Veränderungen, also Entzündungen der Eierstöcke und der Eileiter gedacht werden. Daneben sollten je nach Situation und dem Einsetzen der Beschwerden Verwachsungen, z. B. nach vorausgegangenen Operationen, eine Entzündung des Wurmfortsatzes des Blinddarms, eine Eileiterschwangerschaft und weitere nicht gynäkologische Ursachen berücksichtigt werden. Im Zweifel muss eine Bauchspiegelung zur Klärung durchgeführt werden. Bei chronischen Beschwerden, die hauptsächlich die Darm- oder Blasenfunktion betreffen, kann eine Reihe von Erkrankungen vorliegen, die der Abklärung bedürfen, z. B. Darmerkrankungen wie Morbus Crohn, Colitis ulcerosa oder das Reizdarmsyndrom, chronische Blasenentzündungen, Nahrungsmittelunverträglichkeiten, wie z. B. die Laktoseintoleranz, und viele andere.

Auch psychosomatische Ursachen kommen für chronische Unterbauchschmerzen nicht selten infrage. So können sich seelische Konflikte wie Partnerschaftsprobleme oder unerfüllter Kinderwunsch durchaus in Unterbauchbeschwerden äußern. Deshalb ist bei deren Abklärung – je nach Situation – die Konsultation bei einem Urologen, Chirurgen, Gastroenterologen und auch psychosomatisch geschulten Ärzten hilfreich. Eine Betrachtung chronischer Unterbauchbeschwerden – das gilt auch für die Endometriose – von nur einem Blickwinkel aus wird der komplexen Situation, in der sich die Frau häufig befindet, nicht gerecht. Arzt und Patientin werden gemeinsam zu einer befriedigenden Lösung des Problems finden, wenn sie eine umfassende Betrachtungsweise, die alle Aspekte – körperliche wie seelische – berücksichtigt, zulassen.

Die Häufigkeit der Endometriose

Endometriose ist häufig. Nach Schätzungen tritt sie bei etwa 5 bis 15 % aller Frauen in der Geschlechtsreife auf. Pro Jahr geht man in Deutschland von ca. 40.000 Neuerkrankungen aus. Bei Frauen mit unerfülltem Kinderwunsch finden sich – je nach Studie – unterschiedliche statistische Angaben zur Häufigkeit der Endometriose, die Zahlen schwanken hier zwischen 20 und sogar 50 %. Als Hinweis auf einen möglichen genetischen Hintergrund lässt sich übrigens durchaus eine familiäre Häufung beobachten. Das bedeutet, eine Frau, deren Schwester an Endometriose leidet, besitzt ein höheres Risiko für das Auftreten der Erkrankung, verglichen mit der Allgemeinbevölkerung. Ein »Gendefekt« (Mutation), dem man dies zuordnen könnte, ist allerdings noch nicht identifiziert worden. Zwischen dem Auftreten der Symptome und dem Nachweis einer Endometriose vergehen in Deutschland im Durchschnitt sechs Jahre. Dies liegt zum einen an der Vielfalt der möglichen Symptome, zum anderen vielleicht an der Tatsache, dass letztlich eine verlässliche Diagnose nur über eine Bauchspiegelung zu stellen ist, sicher aber auch daran, dass zu oft nicht an eine Endometriose gedacht wird.

Einteilung der Endometriose in Schweregrade

Um eine Einteilung der Endometriose in Stadien unterschiedlicher Schwere zu ermöglichen, wurden verschiedene Klassifikationssysteme erarbeitet. Diese finden sich z. B. in Arztbriefen oder Operationsberichten. Man beschreibt damit die Ausdehnung der vorhandenen Herde, nicht die Beschwerden. Eine ältere Einteilung unterscheidet Endometriose im Becken (»Endometriosis genitalis externa«) von Endometriose in der Gebärmutterwand (»Endometriosis genitalis interna«, »Adenomyosis«) und Endometriose außerhalb der Geschlechtsorgane (»Endometriosis extragenitalis«). Neuere Klassifikationen berücksichtigen auch die Anzahl und Größe sowie die Lokalisation der einzelnen Herde (revidierte Klassifikation der »American Society for Reproductive Medicine«, rASRM-Score; früher AFS-Score genannt nach dem früheren Namen »American Fertility Society«) und die Ausdehnung einer tiefen infiltrierenden Endometriose (ENZIAN-Score). Alle Einteilungen haben ihre Schwächen und sind letztlich nur eine Hilfe, um die Erkrankung quantitativ besser beschreiben und wissenschaftliche

Ergebnisse miteinander vergleichen zu können. Für die konkrete Therapie-entscheidung ist ein solcher Zahlenwert wenig hilfreich, weil insbesondere die Schwere der Symptome und somit das, was die Endometriose für die Patientin eigentlich bedeutet, nicht in den »Score« eingeht.

2 Die medikamentöse und operative Therapie der Endometriose

Prof. Dr. med. Uwe Ulrich, Facharzt für Frauenheilkunde und Geburtshilfe, Schwerpunkte: Gynäkologische Onkologie, operative Therapie der Endometriose

Wenn – wie bei der Endometriose – die exakte Erforschung der Ursache und der Entstehung einer Erkrankung noch aussteht, kann es naturgemäß keine Behandlung geben, die diese Erkrankung bei der Wurzel zu packen vermag. Warum behandelt, warum operiert man eine Endometriose? Letztlich sind es drei wichtige Gründe:

- weil sie Schmerzen verursacht,
- weil sie befallene Organe in ihrer anatomischen Struktur und Funktion beeinträchtigen kann,
- weil sie bei vielen Frauen mit ungewollter Kinderlosigkeit verbunden ist.

Wenn zufällig eine Endometriose gefunden wurde, z. B. anlässlich einer anderen Operation, und keiner der drei Faktoren besteht, muss dann operiert bzw. behandelt werden? Hierzu gibt es verschiedene Ansichten. Wir meinen: Nein, nicht jede Endometriose muss behandelt werden. Wenn Endometrioseherde »nur« als Befund vorliegen, ohne die betroffene Frau krank zu machen, ohne ein Organ zu gefährden und ohne aktuellen Kinderwunsch, müssen sie nicht therapiert werden. Noch eine weitere Überlegung sei angestellt: Da bei der Endometriose nicht immer ein eindeutiger Zusammenhang zwischen einem bestimmten Befund und den von der Patientin geschilderten Symptomen besteht, macht manche Patientin die frustrierende Erfahrung, dass die Beschwerden bleiben, obwohl die Endometriose komplett entfernt werden konnte. In dieser Situation muss man auch an andere Ursachen für die Beschwerden denken.

Nur wenigen Frauen mit symptomatischer Endometriose wird man mit einem einzigen therapeutischen Ansatz gerecht. Die meisten Betroffenen benötigen im Verlaufe der Erkrankung eine oder mehrere Operationen, eine oder mehrere medikamentöse Behandlungen und nicht zuletzt Hilfe bei der Auseinandersetzung mit der Diagnose, bei der Bewältigung ihrer seelischen, körperlichen und eventuell auch sozialen Folgen. Manchmal müssen verschiedene Therapieformen kombiniert werden – nacheinander oder gleichzeitig. Dabei mehrere Dinge auszuprobieren, ist legitim. »Alles zu seiner Zeit«: Denn was bei der Erstdiagnose geholfen hat, muss nicht mehr zwingend wirksam sein bei einem Rückfall. Die Endometriose entzieht sich der einseitigen Betrachtung und Beeinflussung. Medikamentöse, operative und komplementäre Behandlungen der Endometriose gehen Hand in Hand; sie konkurrieren nicht, sondern sie ergänzen sich. Entscheidend ist, dass der betroffenen Frau geholfen wird.

Für die Behandlung der Endometriose stehen viele verschiedene Therapien zur Verfügung – darunter medikamentöse, chirurgische, homöopathische, physikalische und psychotherapeutische, die jeweils in einem gesonderten Kapitel dieses Ratgebers behandelt werden.

Die meisten Wissenschaftler und Experten sind sich derzeit darin einig, dass die Operation bei Endometriose zunächst die Behandlung der Wahl ist. Das muss in der Zukunft allerdings nicht so bleiben, wenn neue Medikamente entwickelt werden, die eine spezifische Wirkung auf Endometriosegewebe entfalten. Um eine bestimmte Behandlung zum Standard erheben zu können, sollte sie in vergleichenden klinischen Studien ihre Effektivität bewiesen haben. Bei der Endometriose sind vergleichsweise wenige solcher »kontrollierten« Studien durchgeführt worden, so dass hier vielleicht noch stärker als bei anderen Erkrankungen die persönliche Erfahrung des behandelnden Arztes eine wichtige Grundlage für die therapeutische Entscheidung ist. Dies mag erklären, warum manche Patientin zu ein und demselben Problem recht unterschiedliche Lösungsvorschläge hört, wenn sie mehrere Ärzte konsultiert. Dennoch ist es bei der Endometriose keinesfalls so, dass nun sozusagen alles erlaubt wäre. Manche therapeutischen Ansätze haben sich bewährt – und andere eben nicht. Mit diesen einleitenden Worten wollen wir um Verständnis für die Komplexität der Behandlung der Endometriose werben und darauf hinweisen, wie schwierig es sein kann, eine wirklich gute, abgewogene Entscheidung für eine Therapie zu treffen. So gut wie nie ist Eile bei dieser Entscheidung geboten. Nehmen Sie sich Zeit dafür. Ein guter Arzt tut das auch. Vor einer geplanten Operation müssen das Krankheitsbild insgesamt und die Lebensumstände der Patientin, z. B. ob Kinderwunsch besteht, berücksichtigt werden, und nicht nur der Befund.

Die medikamentöse Behandlung der Endometriose

Hormontherapie

Die medikamentöse Behandlung der Endometriose mit Hormonmedikamenten berücksichtigt deren Abhängigkeit von den Östrogenen. Ein Mittel, das die Östrogene entweder reduziert, also einen Östrogenmangel erzeugt, oder deren Wirkung modifiziert, kann die Erkrankung oder die durch sie bedingten Folgen günstig beeinflussen. Wichtig ist es zu wissen, dass die Wirkung auf die endometriosebedingten Beschwerden nur während der Einnahme anhält. Eine Heilung oder auch nur ein Langzeiteffekt darf nicht erwartet werden. Nach dem Absetzen kommt die Endometriose in aller Regel wieder, denn die Herde verschwinden durch die Behandlung nicht, sie werden nur vorübergehend »ruhig gestellt«.

GnRH-Analoga

Die Östrogenproduktion im Eierstock der Frau wird durch Hormone der Hirnanhangsdrüse stimuliert und reguliert. Daher kann umgekehrt über eine Blockade der entsprechenden Stimulationshormone an der Hirnanhangsdrüse, durch sog. GnRH-Analoga (im Folgenden abgekürzt: GnRHa), die Östrogenproduktion im Eierstock gehemmt werden, so dass letztlich erniedrigte Östrogenspiegel im Blut der betreffenden Frau resultieren. Dadurch werden nicht nur der Aufbau und die Entwicklung der eigentlichen Gebärmutterschleimhaut verhindert, sondern auch vorhandener Endometrioseherde. Die Verringerung der Östrogene macht aber auch die Nebenwirkungen dieser Therapie verständlich: Etwa 80 % der Patientinnen klagen über Östrogenmangelsymptome, wie sie sonst eigentlich in den Lebensabschnitt der Wechseljahre passen, nämlich Hitzewallungen und Schweißausbrüche. Deshalb bezeichnen viele Betroffene diese Medikamente auch als »Wechseljahrespritzen«. Einige Frauen berichten zusätzlich über eine trockene Scheide, Verringerung der Libido, Stimmungsschwankungen bis hin zu depressiven Verstimmungen, Gewichtszunahme und seltener auch über Blutungsstörungen. Diese GnRHa werden als Nasensprays oder besser und viel bequemer als Depotinjektionen gegeben. Nach dem Absetzen der GnRHa erholt sich der Östrogenspiegel wieder und die genannten Erscheinungen verschwinden. Es ist von Frau zu Frau unterschiedlich, wann die Periode spontan zurückkehrt – als Zeichen einer wieder intakten Eierstockfunktion. Wenn vorher die Periodenblutungen regelmäßig kamen, kann davon ausgegangen werden, dass bei über 90 % nach vier bis längstens zwölf Wochen die Blutungen zurückgekehrt sein werden. Wenn unter der Behandlung Wechseljahresbeschwerden aufgetreten sind, klingen diese spätestens nach acht Wochen wieder ab.

Von größerer Bedeutung ist der potenzielle Effekt auf den Knochenstoffwechsel. Wenn GnRHa sechs Monate und länger gegeben werden, konnte in mehreren wissenschaftlichen Studien ein Absinken der Knochendichte, das heißt, ein Kalziumschwund nachgewiesen werden. Dies kann die spätere Entwicklung einer *Osteoporose* begünstigen. Eine britische Studie konnte tatsächlich Störungen der Knochenmikroarchitektur zeigen. Diese Sorge führte zur Empfehlung, eine solche Blockade der Hirnanhangdrüse durch GnRHa nur mit einer begleitenden Schutzbehandlung durchzuführen. Damit verhindert man neben klimakterischen Nebenwirkungen auch einen Schaden für das Skelettsystem. Daher wird empfohlen, eine solche Blockade der Hirnanhangsdrüse durch GnRHa nur mit einer begleitenden Schutzbehandlung durchzuführen, damit kein Schaden für das Skelettsystem eintritt und klimakterische Nebenwirkungen weitestgehend ausbleiben. Geeignet für diesen Schutz sind Kombinationen aus Östrogenen und Gelbkörperhormonen, die so dosiert und beschaffen sind, dass dadurch keine Stimulation der Endometriose eintritt. Nach unserer Erfahrung sind niedrigdosierte Einphasen-»Pillen« und kombinierte, einphasische Hormonersatzpräparate mit geringer Östrogendosis hierfür gut geeignet.

Gelbkörperhormone (Gestagene)

Neben der Reduktion der Östrogen*menge* kann auch deren *Wirkung* moduliert werden, indem ihr natürlicher »Partner« im Zyklus, das Gelbkörperhormon (*Gestagen*), als Wirkstoff therapeutisch eingesetzt wird. Das natürliche Gestagen, das Progesteron, sorgt im Zyklus der Frau für die Umwandlung der Gebärmutterschleimhaut und ihre Vorbereitung auf die anstehende Blutung, nachdem die Östrogene die Schleimhaut aufgebaut haben. Gibt man ein Gestagen in höherer Dosierung und ohne Pause, wird der Aufbau der Gebärmutterschleimhaut – und damit auch der von Endometrioseherden – verringert. Die Gebärmutterschleimhaut und eine bestehende Endometriose »trocknen aus«. Durch Anwendung ohne Einnahmepause – eine adäquate Dosierung vorausgesetzt – bleibt die Blutung aus; für die betroffenen Endometriosepatientinnen ist das der entscheidende therapeutische Effekt. Es gibt verschiedene Gestagene, die zwar alle an der Gebärmutterschleimhaut als Gelbkörperhormon wirken, sich je nach ihrer biochemischen Abkunft aber durch verschiedene partielle Wirkungen und mögliche Nebenwirkungen unterscheiden. Fast alle Gestagene stammen von zwei »Muttermolekülen« ab: Entweder vom Progesteron, dem natürlichen Hauptgestagen im Körper der Frau, oder vom Nortestosteron, das der Gruppe der männlichen Sexualhormone entstammt. Nebenwirkungen können, müssen aber nicht eintreten. Hierzu zählen Brustspannen, Übelkeit, Gewichtszunahme durch Wassereinlagerung (sogenannte Ödeme), Blutungsstörungen und auch seelische Symptome wie Reizbarkeit, Stimmungsschwankungen, im Einzelfall auch depressive Reaktionen. Gelegentlich sind auch Östrogenmangelerscheinungen (siehe oben) Folge der Gestagengabe, wenn die Östrogenproduktion über die durch die Rückkopplung zu Hypothalamus und Hirnanhangsdrüse verringerte FSH-Ausschüttung nämlich deutlich reduziert wird. Dafür müssen die gegebenen Gelbkörperhormonmengen jedoch recht hoch sein. Wenn das Gestagenpräparat eine biochemische Verwandtschaft mit männlichen Hormonen hat, sind mitunter auch Veränderungen der Haut und sogar der Stimme zu berücksichtigen. Da die Nebenwirkungen im Einzelfall kaum vorhersagbar sind, gelingt es nicht immer, gleich mit dem »ersten Griff« das richtige Präparat auszuwählen. Letztlich sollen diese Überlegungen nicht überbewertet werden, denn für die Therapie der Endometriose stehen in der Praxis nur wenige Gestagene zur Verfügung (siehe Tabelle »Übersicht zu den Gestagenen« im Anhang 2 dieses Ratgebers).

Die hormonellen Antikonzeptiva (»Antibabypille«)

Die Gabe einer »Antibabypille« kann endometriosebedingte Beschwerden günstig beeinflussen. Ähnlich wie bei der Gabe eines Gelbkörperhormons werden die zyklischen Schwankungen der Östrogene verhindert, wodurch ein sogenannter azyklischer Zustand erzeugt wird. Dies setzt aber voraus, dass Pillen mit konstanter Östrogen-Gestagenzusammensetzung verschrieben werden, die »Einphasenpräparate«, und keine Pillen mit verschiedenen Phasen in unterschiedlicher Dosierung oder Pillen mit einer alleinigen Östrogenphase, die sogenannten »Phasen- und Sequenzpräparate«. Wie bei jeder Verschreibung der Pille müssen mögliche Nebenwirkungen berücksichtigt werden. Das betrifft zusätzlich zu den bei den Gestagenen dargestellten Problemen z. B. Patientinnen mit Herz-Kreislauferkrankungen (Bluthochdruck) und Thromboseneigung aufgrund eines erblichen Gerinnungsdefekts.

Der Effekt auf die Endometriose ist wahrscheinlich besonders günstig, wenn man – wie bei der Gelbkörperhormonbehandlung – die »Pille« ohne Pause gibt. Entgegen früher geäußerter Befürchtungen sind keine negativen Wirkungen auf den weiblichen Körper bekannt, wenn über eine Zeit von bis zu drei Jahren keine Blutung eintritt. Eine Erholungspause für die Schleimhaut, »damit es einmal blutet«, ist nicht notwendig. Ob man nun GnRH-Analoga, die »Pille« oder Gestagene als Behandlung wählt – ein Zeichen für die Wirksamkeit der Behandlung ist immer das Ausbleiben der Periodenblutung. Ein weiteres Zeichen dafür ist eine schmale Gebärmutterschleimhaut bei der Kontrolle durch eine vaginale Ultraschalluntersuchung. Man nennt diese Behandlung auch *therapeutische Amenorrhoe* (Amenorrhoe = Ausbleiben der Regelblutung).

Therapie mit Analgetika (Schmerzmitteln)

Bei fast allen betroffenen Frauen mit Endometriose ist für eine unterschiedliche Dauer zusätzlich die Behandlung mit *Analgetika,* das sind Arzneimittel gegen Schmerzen, erforderlich. Diese Behandlung ist somit auf ein Symptom gerichtet, und beeinflusst nicht die Erkrankung als solche, wie z. B. die Hormontherapie.

Zum Thema »Die Therapie von chronischen Schmerzen« findet sich in diesem Ratgeber noch ein eigenes Kapitel (Kapitel 3). Somit können wir uns an dieser Stelle kurz fassen. Am häufigsten werden bei der Endometriose Substanzen verschrieben, die auch bei rheumatischen Erkrankungen und Gelenkbeschwerden Anwendung finden, die sogenannten *nichtsteroidalen Antirheumatika/Antiphlogistika.* Nicht selten wird die hormonelle Behandlung mit der Gabe von Analgetika kombiniert, wenn ein befriedigendes Behandlungsergebnis sonst nicht zu erreichen ist. Wichtige Vertreter dieser Gruppe sind Ibuprofen, Diclofenac und Naproxen. Alle genannten Mittel sind in Bezug auf die Schmerzen effektiv. Der Vorteil von Diclofenac ist die zusätzliche abschwellende Wirkung, weshalb dieses Medikament auch bei Sportverletzungen sehr beliebt ist. Beim Naproxen schlägt die langanhaltende Wirkung zu Buche. Ibuprofen weist eine blutgerinnungshemmende Wirkung analog zur Acetylsalicylsäure auf, die im Prinzip auch geeignet wäre, als Dauermedikation allerdings mit Magenproblemen behaftet sein kann und die Blutgerinnung deutlich reduziert. Das ist für geplante Operationen von großer Bedeutung.

Vorsicht ist mit Analgetika aus der Gruppe der Opiate geboten. Wir empfehlen, sie nur bei akuten, anders nicht zu beherrschenden Schmerzen anzuwenden. Eine Langzeiteinnahme gilt es zu vermeiden. Diese Medikamente sollten nur durch einen erfahrenen Schmerztherapeuten verordnet werden. Sie beeinträchtigen die Fahrtauglichkeit und reduzieren insgesamt die Wachheit. Überhaupt sind Schmerzmittel keine Dauerlösung, die Wirkung lässt nach relativ kurzer Zeit nach, und es wird immer mehr benötigt. Leicht gerät man in Abhängigkeit. Natürlich muss eine Frau, die unter starken Endometrioseschmerzen leidet, immer wieder einmal Schmerzmittel nehmen; aber bitte nicht regelmäßig über längere Zeit – und bitte immer in Absprache mit dem behandelnden Arzt. Letztlich kann eine Dauereinstellung auf Schmerzmittel über eine gewisse Zeit im Einzelfall erforderlich sein, sie gehört aber in die Hand eines Arztes, der über spezielle Kenntnisse und Erfahrungen im Umgang mit diesen Medikamenten verfügt. In fast allen Krankenhäusern gibt es heute Schmerzambulanzen. Und vielerorts sind spezialisierte Schmerztherapeuten in eigenen Praxen niedergelassen.

Als Alternative sowohl zur Einnahme von Medikamenten als vielleicht auch zu einer erneuten Operation hat sich die Einlage einer gelbkörperhormonfreisetzenden Spirale erwiesen. Vielen Frauen mit endometriosebedingten Beschwerden konnte damit geholfen werden. An diese Option sollte man sich insbesondere bei TIE, der tief infiltrierenden Endometriose, und auch bei Adenomyose, der Endometriose der Gebärmutterwand, erinnern.

Dürfen wir in naher Zukunft neue Substanzen erwarten, die bei der Endometriose spezifisch Abhilfe schaffen? Nein, diese Hoffnung gibt es im Augenblick leider nicht. Es ist nicht abzusehen, dass schon in den nächsten Jahren eine Operation oder die Gabe der derzeit verwendeten Medikamente durch eine aktuelle Entwicklung überflüssig gemacht wird. Zuversichtlich stimmt, dass inzwischen viele Ärzte mit unterschiedlichsten Erfahrungen und Spezialisierungen gemeinsam an dem Ziel arbeiten, die gesundheitlichen Folgen der Endometriose für die betroffenen Frauen zu lindern. Dies geschieht in gegenseitigem Verständnis und ohne Berührungsängste.

Die operative Therapie der Endometriose

Die Operation steht idealerweise am Anfang der Behandlung, denn um zu einer exakten Diagnose zu gelangen, wird man bei den allermeisten Frauen, die entsprechende Beschwerden aufweisen, eine Bauchspiegelung mit feingeweblicher Sicherung durchführen. Natürlich gibt es Ausnahmen von dieser Regel, wenn z. B. andere schwerwiegende Erkrankungen vorliegen, die eine Operation vielleicht nicht ratsam erscheinen lassen, oder wenn die Patientin keinen Eingriff wünscht. Bei dieser zunächst der Krankheitserkennung dienenden Bauchspiegelung kann auch die primäre operative Therapie erfolgen, das heißt, die Herde können gleich entfernt werden. Findet man allerdings einen unerwartet ausgedehnten Befund, z. B. am Darm oder an der Harnblase, hat es sich für manche Betroffene bewährt, hierüber erst einmal in aller Ausführlichkeit mit dem Arzt und vielleicht auch ihrem Partner zu reden und die Sache gut abzuwägen, bevor man einen ausgedehnten Eingriff vornimmt. Eine solche Möglichkeit sollte der Operateur vorher mit der Patientin besprechen. Nicht jede Patientin kann oder möchte operiert werden, und natürlich können sich Frauen mit Endometriose nicht ständig operativen Eingriffen unterziehen. Wer viel mit betroffenen Frauen spricht, wird den Eindruck gewinnen, dass zu oft operiert wird. Insbesondere beim Rückfall der Erkrankung muss der erneute Eingriff sehr sorgfältig überlegt werden. Mit der Anzahl der Eingriffe steigt auch die Rate an Verwachsungen und durch die Operationen selbst verursachten Reizungen und Schmerzzustände.

In den meisten Kliniken wird für Endometrioseoperationen der laparoskopischen Technik, also der Bauchspiegelung, der Vorzug gegeben. Bei der tiefen infiltrierenden Endometriose können aber z. B. der Bauchschnitt, der vaginale Zugang oder eine Kombination verschiedener Methoden das angemessene Verfahren sein. Man sollte die Frage des operativen Zugangs nicht weltanschaulich diskutieren, denn sowohl die Bauchspiegelung (= Laparoskopie) als auch der Bauchschnitt haben ihre Vor- und Nachteile.

Auch die chirurgische Schule des Operateurs spielt bei dieser Entscheidung eine Rolle. Die Beurteilung der befallenen Organe ist z. B. bei der Laparoskopie exzellent möglich durch den Vergrößerungseffekt, den diese Technik bietet. Vergleicht man die Laparoskopie mit der offenen Operation, sind beim Bauchschnitt mehr Nachblutungen zu verzeichnen, wie überhaupt der Blutverlust während dieses Eingriffs oft größer ist. Hinzu kommen insgesamt größere Gewebeverletzungen mit der Folge einer erhöhten Neigung zu Verwachsungen, und letztlich ist die Rekonvaleszenz, also die Erholungsphase nach der Operation, länger. Wiederholungseingriffe, und das trifft die Mehrzahl der Endometriosepatientinnen, sind verständlicherweise bei einem erneuten Bauchschnitt deutlich problematischer. Dennoch wird jeder von der Endoskopie überzeugte Operateur einräumen, dass ihm der Tastsinn bei der Beurteilung der Organe und Operationsgebiete fehlt; hierbei ist der Bauchschnitt überlegen. Bei anders nicht zu beherrschenden Schwierigkeiten oder bei Komplikationen kann in jeder Phase der Operation problemlos von der Laparoskopie auf den Bauchschnitt umgestiegen werden. In der Zusammenschau des Für und Wider wird man bei der heutigen Entwicklung der chirurgischen Technik der laparoskopischen Operation den Vorzug geben. Wir operieren an unserer Klinik mit wenigen Ausnahmen – auch bei der tief infiltrierenden Endometriose (TIE) – laparoskopisch oder kombiniert laparoskopisch-vaginal.

Bei der operativen Therapie der Endometriose befinden sich Patientin und Operateur gleichermaßen in der Klemme: Mit Blick auf die Erkrankung selbst und für die Beschwerden der betroffenen Frau wäre die komplette Entfernung der Herde das Beste. Folglich ist es das therapeutische Ziel, die Endometriose auf chirurgischem Wege vollständig zu entfernen. Allerdings handelt es sich um Frauen im fortpflanzungsfähigen Alter, bei denen sich das Entfernen der inneren Fortpflanzungsorgane zunächst verbietet. Insofern muss bei ausgedehntem Befall und TIE ein guter Kompromiss gefunden werden, mit dem das eigentlich Unmögliche zu versuchen ist: Größtmögliche Effektivität beim Entfernen der Endometriose bei gleichzeitig größtmöglicher Schonung von Gebärmutter, Eierstöcken und Eileitern. Das gilt insbesondere für die schweren Formen der Endometriose.

Herde im Bauchfell

Herde im Bauchfell lassen sich in aller Regel im Rahmen einer Bauchspiegelung ohne größere Probleme entfernen. Dies kann durch Ausschneiden mit einer feinen endoskopischen Schere, Abtragen durch LASER (das ist ein hochenergetisches Licht) oder Zerstören durch Hitze über elektrischen Strom geschehen. Welche Technik auch immer eingesetzt wird, entscheidend ist, dass die Herde möglichst vollständig entfernt werden. Das Ausschneiden mit der Schere hat aus unserer Sicht den Vorteil, dass hitze- bzw. strombedingte Schäden z. B. des Harnleiters vermieden werden, da es nicht unproblematisch ist, Herde, die an der Beckenwand tiefer reichen als zunächst eingeschätzt, durch Hitze allein komplett zu zerstören. Bei Frauen mit Kinderwunsch wird durch die Entfernung dieser Herde die Fruchtbarkeit verbessert, vorausgesetzt, dass die Eierstöcke und Eileiter unauffällig sind. Eine nachfolgende Behandlung mit einem GnRHa verringert die Wahrscheinlichkeit eines raschen Rückfalls der Bauchfellendometriose.

Endometriosezysten des Eierstocks

Endometriosezysten des Eierstocks sollten laparoskopisch ausgeschält werden. Die Zerstörung der Zysten durch Hitze allein ist nicht so effektiv, denn mit diesem Verfahren ist die Gefahr des Wiederauftretens deutlich größer, da einfach zu viel Endometriosezystengewebe zurückbleibt. Unzureichend ist auch das alleinige Absaugen der Endometriosezysten; hierbei würde nur deren Inhalt, das alte Menstrualblut, entfernt, nicht aber die Zystenwand und damit das eigentliche Endometriosegewebe. Bereits im nächsten Zyklus begänne die Zystenbildung von vorn. Nach dem Ausschälen der Endometriosezyste vermag die Einnahme einer entsprechenden »Pille« die Gefahr des Wiederauftretens zu verringern. Eine gewisse chirurgische Zurückhaltung ist vielleicht geboten, wenn dringender Kinderwunsch besteht, und sich Endometriosezysten auf beiden Seiten wiederholt gebildet haben. Das erneute gründliche Ausschälen der Endometriosezyste am Eierstock ist dann nämlich unter Umständen mit dem ungewollten Verlust von Follikeln und damit Eizellen verbunden. Dieses Risiko möchte man aber natürlich nicht eingehen, wenn eine Schwangerschaft angestrebt wird.

Die Adenomyose

Die Adenomyose, der Endometriosebefall der Gebärmuttermuskulatur, kann isoliert oder auch im Zusammenhang mit anderen Endometriosemanifestationen auftreten. Da nur die Untersuchung der entfernten Gebärmutter eine wirklich verlässliche Diagnose zulässt, muss man sich bei der Adenomyose mit der Verdachtsdiagnose begnügen. Ist die Familienplanung abgeschlossen, darf die operative Entfernung der Gebärmutter als die Therapie der Wahl gelten. Welche chirurgische Methode dabei angewendet wird, spielt keine große Rolle. Allerdings wird eine alleinige *vaginale* Gebärmutterentfernung nicht empfohlen, weil man dann potenziell im Bauch befindliche Endometrioseherde übersehen würde. Insofern sollte eine *vaginale* Gebärmutterentfernung bei Adenomyoseverdacht immer mit einer Bauchspiegelung kombiniert werden. Nach unserer Erfahrung ist die laparoskopische »suprazervikale« Gebärmutterentfernung, bei der der Gebärmutterhals erhalten bleibt, eine optimale Operationsmethode bei Adenomyose, wenn nicht gleichzeitig eine TIE vorliegt. Soll die Gebärmutter erhalten bleiben, wird man eine therapeutische Amenorrhoe durch Gabe eines Gestagens oder einer Pille ohne Pause erzeugen oder eine gelbkörperhormonfreisetzende Spirale einsetzen.

Die tiefe, infiltrierende Endometriose (TIE)

Die tiefe, infiltrierende Endometriose (TIE) ist eine Herausforderung – sowohl für die betroffene Frau als auch für den Operateur. Wir werden bei diesem Thema etwas länger verweilen, weil gerade hier große Unsicherheit besteht, und weil sich hier beispielhaft das ganze Dilemma der Endometriose zeigt. Liegt eine TIE des Septum rectovaginale vor – das ist die bindegewebige Trennwand zwischen Scheide und Mastdarm –, oder des Darmes, der Harnblase oder des Harnleiters, erfordert die operative Entfernung eine große Erfahrung des Operateurs und eine besonders sorgfältige Vorbereitung. Einer solchen Operation sollten Sie nicht von einem Tag zum anderen zustimmen.

Die meisten Formen der TIE kann der Arzt bei der körperlichen Untersuchung feststellen, dafür ist selten eine aufwendige apparative Diagnostik notwendig. Die Schilderungen der betroffenen Frau lassen oft den richtigen Verdacht schöpfen, und die tiefen Herde in der Scheide und im »rektovaginalen« Raum zwischen Enddarm und Scheide kann man fast immer sehen oder tasten. Natürlich ist eine Darmendometriose nur dann mit dem untersuchenden Finger zu fühlen, wenn sie ausreichend tief in Richtung Schließmuskel sitzt.

Mit der vaginalen oder rektalen Ultraschalluntersuchung lässt sich bei entsprechender Erfahrung ein tiefer Enddarmbefall gut darstellen. Auch eine Kernspintomografie liefert dafür gute Bilder, aber man wird sie in der Routine meistens entbehren können. Bei Verdacht auf Darmbefall wird zur Abklärung vor der Operation häufig eine Darmspiegelung (*Rektoskopie*) eingesetzt. Viele Frauen können ein Lied davon singen, dazu ist aber anzumerken, dass ein Befall der Darmschleimhaut, den man von innen während der Darmspiegelung sehen könnte, sehr selten ist und somit ein unauffälliger rektoskopischer Befund einen Darmbefall von außen, auf der Darmoberfläche oder der muskulären Darmwand, keinesfalls ausschließt. Genau dort sitzt aber die Darmendometriose typischerweise: in der Darm*wand*. Die Kolorektoskopie, die Spiegelung des Dick- und Enddarms, ist dennoch wichtig zur Abgrenzung anderer möglicher Darmerkrankungen bei Frauen, die über Blutabgang aus dem Darm berichten. Dieses Symptom ist bei Darmendometriose allerdings weit weniger häufig als angenommen. Für die Abklärung einer Blasen- und Harnleiterendometriose wird man die Blase spiegeln und den Verlauf der Harnleiter unter Umständen mit einer Röntgenkontrastmitteluntersuchung darstellen. Durch die Ultraschalluntersuchung kann man einfach und schnell feststellen, ob die Nieren gestaut sind, was nicht übersehen werden darf, da sie, wenn dieser Zustand länger besteht, dauerhaft Schaden nehmen können – bis hin zur Funktionslosigkeit.

Die Behandlung der Wahl bei TIE ist die Entfernung des erkrankten Gewebes im Gesunden. Damit meint man, dass ein gesunder Gewebesaum den operativ entfernten Herd umgeben sollte. Das klingt einfach, ist es oft aber nicht, denn die Resektion stößt da an ihre Grenzen, wo die Genitalorgane erhalten werden müssen. Der Befall der Scheide allein stellt in der Regel kein größeres chirurgisches Problem dar. Über den vaginalen Zugang lässt sich das befallene Areal herausschneiden, einige Operateure bevorzugen dafür den laparoskopischen Weg. Eine Bauchspiegelung ist in jedem Falle durchzuführen, da man ja sonst nichts über eine mögliche Ausdehnung im Bauchraum weiß.

Befall des Darmes

Sehr anspruchsvoll ist die Resektion der rektovaginalen Endometriose, insbesondere da vorher nicht immer klar ist, ob nicht auch ein Befall der Enddarmvorderwand besteht. Ganz vorsichtig wird von der Scheide aus – oft unter rektaler Tastkontrolle mit dem Finger – der Herd im Septum rectovaginale »umzingelt« und herausgeschnitten. Die Endometriose ist in der Regel nur Millimeter von der Rektumvorderwand entfernt, oder dringt sogar in sie ein. Dann muss auch dieser befallene Rektumabschnitt entfernt werden. Die Darmendometriose sitzt überwiegend im Enddarm (Rektum), also relativ weit in Richtung Schließmuskel, oder darüber im »Sigma«, dem Ende des Dickdarmes. Höhere Darmabschnitte sind deutlich seltener betroffen, z. B. der übrige Dickdarm, der Blinddarmfortsatz (Appendix) oder der Dünndarm. In letzterem Falle finden sich die Herde dann meistens in der Nähe der Einmündung des Dünndarmes in den Blinddarm. Die Operation der tiefen Darmendometriose ist umso anspruchsvoller – und auch komplikationsträchtiger – je näher der Befund an den Schließmuskel heranreicht. Wenn die Endometriose nur einen kleinen Bezirk des Darmes befällt, kann dieser ausgeschnitten und die Darmwand vernäht werden. Bei größerem Befund und immer, wenn eine Einengung des Darmes vorliegt, kommt man um die Entfernung eines Darmsegments nicht herum. Auch das kann in Kliniken mit entsprechender Erfahrung laparoskopisch-assistiert erfolgen. Die Darmenden müssen nach dem Herausschneiden des befallenen Segmentes dann sehr präzise vernäht oder mit einem speziellen Klammernahtgerät vereinigt werden, so dass die Kontinuität des Darmes wiederhergestellt wird. Das Operationsgebiet wird abschließend durch Drainagen gesichert, über die Wundflüssigkeit abgeleitet wird.

Befall der Blase

Wenn die Blasenwand befallen ist, muss auch hier die Stelle entfernt und die Blase mit Nähten wieder verschlossen werden. Die Harnleiter selbst sind selten befallen. Wenn das der Fall ist, wird auch hier der betroffene Abschnitt operativ entfernt. Anschließend werden die Harnleiterenden wieder verbunden oder das obere Ende des Harnleiters neu in die Harnblase eingenäht. Viel häufiger findet sich eine Ummauerung des Harnleiters von außen. Diese muss beseitigt und die ungehinderte Passage des Harnleiters dadurch wieder ermöglicht werden. Die Gefahr bei der Harnleiterendometriose ist immer ein Stau der Niere, der tückischerweise selten Beschwerden verursacht, weil sich die Veränderungen schleichend über sehr lange Zeit entwickeln. Ein akuter Nierenstau, der entstanden ist, weil der Harnleiter z. B. während einer Operation in Bedrängnis geriet, macht dagegen heftige Beschwerden. Wenn die Niere über ein gewisses, durch das Organ tolerables Maß hinaus gestaut wird, verliert sie ihre Funktion und muss dann entfernt werden. Dazu sollte es nach Möglichkeit nicht kommen. Ein Harnstau der Niere ist daher immer eine klare Anzeige zur Operation. Es muss alles getan werden, um die Niere zu retten. Zur Operation einer Blasen- und Harnleiterendometriose gehört immer ein Blasenkatheter, der etwa acht bis zwölf Tage belassen wird. Außerdem werden Harnleiterschienen aus Kunststoff eingelegt, die für ca. sechs Wochen verbleiben, um die Heilung zu erleichtern und einen Harnsaufstau in den Nieren zu verhindern. Bei einer TIE, die nicht operiert wird, ist anlässlich der Kontrollen dringend die Beurteilung der Nieren durch Ultraschalluntersuchung zu empfehlen.

Komplikationen der Operation

Jeder operative Eingriff ist mit der Möglichkeit einer Komplikation behaftet. Bei einer ausgedehnten, komplizierten Operation ist diese Wahrscheinlichkeit naturgemäß höher. Einfachere und in aller Regel gut zu beherrschende Komplikationen sind Nachblutungen und leichtere Wundinfektionen. Hierbei muss abgewogen werden, ob ein nochmaliger Eingriff nötig ist oder ob die Situation *konservativ*, das heißt ohne erneuten Eingriff beherrscht werden kann. Nach einer Blasen- oder Darmteilentfernung ist trotz perfekter Nahttechnik nicht immer zu garantieren, dass die Wunden-den gleich beim ersten Mal verheilen. Dann muss häufig noch einmal operiert werden, und es kann sich z. B. ein vorübergehender künstlicher Darmausgang als notwendig erweisen, um die Heilung der Darmnaht zu ermöglichen. Gelegentlich muss man sich für einen solchen protektiven (»schützenden«) künstlichen Ausgang aufgrund des Operationsverlaufes schon beim Eingriff selbst entscheiden. Es gibt auch operative Schulen, in denen ein solcher schützender Darmausgang bei tiefer Enddarmresektion immer angelegt wird. Dieser vorübergehende Darmausgang wird heute schon nach wenigen Wochen zurückverlegt. Außerdem ist zu berücksichtigen, dass tief im Becken feine Nerven zum Enddarm und zur Blase ziehen.

Bei ausgedehnter Entfernung im Bereich des Enddarmes kann es zu Verletzungen dieser Nerven kommen – auch wenn jeder Operateur streng darauf achtet, dies zu vermeiden. Die Folge können Störungen der Blasenfunktion nach der Operation sein.

Das Für und Wider der Operation

Warum schreiben wir so ausführlich darüber? Es ist unser Eindruck, dass diese Aspekte bei der Beratung der Patientinnen gelegentlich zu kurz kommen. Nur eine gut beratene und aufgeklärte Patientin kann gemeinsam mit dem Arzt zu einer guten Entscheidung kommen. Diese Entscheidung kann im Einzelfall auch heißen, nicht zu operieren. Hier stellt sich die Frage, wann man sich denn für einen solchen Eingriff entscheiden »muss«. Die Beantwortung ist auch für den erfahrenen, spezialisierten Operateur nicht einfach. Denn wie will man das Für und Wider abwägen, wenn der Ausgang der Operation immer auch mit etwas Ungewissheit verbunden ist? Niemand möchte sich doch unnötigerweise bei einer gutartigen Erkrankung z. B. einer Darmteilentfernung unterziehen. Niemand möchte einen künstlichen Darmausgang. Bei Stauung der Niere ist die Entscheidung einfach, denn die Operation ist absolut notwendig, damit das Organ erhalten werden kann. Hier ist es sogar so, dass der Verzicht auf die Operation in jedem Falle die falsche Entscheidung wäre.

Aber so klar ist die richtige Entscheidung bei der Endometriose nun einmal nicht immer. Bei Darmbefall ist die Symptomatik entscheidend. Ist der Darm eingeengt, ist jeder Stuhlgang eine Qual, wird man sich für die Operation entscheiden. Ist der Geschlechtsverkehr ohne Schmerzen eigentlich nicht mehr möglich, wird man ebenfalls operieren. Natürlich kommt hier die individuelle Schmerzempfindlichkeit zum Tragen; was für die eine Frau tolerabel ist, kann für ein andere unerträglich sein. Genauso ist es mit der Angst vor einer Operation. Der eine Mensch entscheidet sich schneller dafür, ein anderer sucht die Lösung jenseits eines Eingriffes so lange, bis es buchstäblich nicht mehr geht. Versuchen wir, es auf folgende vereinfachte Formel zu bringen: Wenn die Situation, in der sich die Frau durch die Erkrankung bereits befindet, nach gemeinsamer Einschätzung wahrscheinlich gravierender ist, als die möglichen Komplikationen – wenn es »so nicht mehr weitergeht« und wenn über nichtoperative Alternativen ausführlich gesprochen wurde oder diese bereits ausgeschöpft sind – dann ist ein ausgedehnter operativer Eingriff bei TIE angezeigt. Wichtig ist eine professionelle Vorbereitung in einem Krankenhaus mit Ärzten, die über die entsprechende Erfahrung verfügen. Wie weit man dann bei der Operation gehen wird, sollte vorher immer ausgiebig besprochen werden.

Rückfall der Endometriose und chronische Schmerzen

Man kann nicht unbegrenzt häufig operieren. Die Operation wird schwieriger, wenn schon mehrmals voroperiert wurde, weil sich das Gewebe mit jedem Eingriff mehr verhärtet, und die Schichten zwischen den Organen, die beim Operieren als Leitschienen dienen, sich nicht mehr so gut darstellen lassen. Nach vielen Operationen im Becken ist auch die Irritation von Nerven, die zu neuen, durch diesen Eingriff verursachten Schmerzen führt, zu bedenken. Gelegentlich findet man dann kein eigentliches Endometriosegewebe mehr, und Schmerz kann nicht »wegoperiert« werden. Wünschenswert wäre eine adäquate Operation bereits beim Ersteingriff durchzuführen, bei der die Endometriose konsequent angegangen wird, als viele halbherzig durchgeführte Eingriffe in Kauf zu nehmen, die allesamt nicht zum Ziel führen. Dann sollte man eher auf die Operation verzichten. Eine nur teilweise Entfernung der Endometriose ist, nach allem was man weiß, nicht sehr effektiv.

Auch nach professionell durchgeführter Operation einer TIE mit Darmresektion treten bei einigen Patientinnen wieder Beschwerden auf, die auch durch die oben genannten Zusammenhänge bedingt sein können, das heißt, eine vitale Endometriose muss gar nicht mehr vorhanden sein. Hierfür werden in wenigen Einrichtungen operative Lösungen durch Beeinflussung der Nerven, über die die Schmerzen fortgeleitet werden, erforscht. Die Beckennerven werden dabei aus endometriose- oder auch operationsbedingten Ummauerungen befreit, teilweise werden aber auch Elektroden implantiert, über die Impulse an die Nerven gelangen. Man nennt dies Neuromodulation.

Eine erneute Operation verspricht immer dann einen Erfolg, wenn die vorausgehenden Operationen an dem bestehenden Problem eigentlich vorbeigingen; wenn z. B. eine Darmendometriose besteht, sie aber nie wirklich konsequent operiert wurde. Wenn aber ein ausgedehnter adäquater Eingriff in einer entsprechenden Einrichtung durchgeführt wurde, raten wir eher zur Zurückhaltung, weil man die Situation dann einfach zu selten noch einmal deutlich verbessert. Auch hier gilt: Das sind Einschätzungen und Entscheidungen, die großer Erfahrung bedürfen.

Gelegentlich hört man die Meinung, dass die Entfernung der Gebärmutter als »radikale« Maßnahme das Schmerzproblem in jedem Falle dauerhaft lösen kann. Dazu möchten wir anmerken, dass bei zurückgelassener TIE auch die Gebärmutterentfernung nicht zur Beschwerdefreiheit führen wird. Zurückgelassene Reste von Eierstocksgewebe trotz vermeintlich kompletter Entfernung, sind gelegentlich Ursache für ein Fortbestehen der Endometriose und damit der Beschwerden. Die Behandlung der Wahl ist dann die chirurgische Entfernung dieses Eierstocksgewebes, ein Eingriff, der oft recht anspruchsvoll ist, weil es sich gut im Bauch zu »verstecken« vermag.

Hormonbehandlung vor und nach der Operation

Eine Vorbehandlung mit GnRHa verbessert die Chancen einer erfolgreichen Operation nach bisherigem Kenntnisstand bei TIE nicht überzeugend, und wir verzichten fast immer darauf. Aber es gibt auch Argumente dafür: Die Herde können sich verkleinern und die Operation so vielleicht erleichtern. Daneben wird eine verminderte Durchblutung der Endometrioseherde durch die GnRHa erreicht, was sich in einem geringeren Blutverlust während der Operation niederschlagen könnte. Doch andererseits muss man berücksichtigen, dass gerade bei einer Bauchfellendometriose manche Herde durch diese Effekte völlig unauffällig werden, wodurch sie vielleicht bei der Operation übersehen und damit zurückgelassen würden. Gelegentlich führt man die medikamentöse Therapie durch, um die Zeit bis zur geplanten Operation möglichst schmerzarm zu überbrücken.

Treten Beschwerden längere Zeit nach einer Operation auf, stellt sich immer die Frage, ob die Erkrankung zurückgekommen ist oder ob Verwachsungen und andere Operationsfolgen hierfür verantwortlich sind. Die Gabe eines GnRHa kann dann helfen, die Frage zu beantworten: Gehen die Beschwerden rasch zurück, ist ein Wiederauftreten der Endometriose als Ursache für die Beschwerden wahrscheinlicher als Verwachsungen.

Die medikamentöse Behandlung nach der Operation richtet sich nach dem Endzustand nach der Operation, ob die Herde vollständig entfernt werden konnten, und ob Kinderwunsch besteht. Für den Sonderfall der Eierstocksendometriose gilt die aktuelle Anschauung, dass eine »Pille« ohne Pause die Wahrscheinlichkeit eines Rückfalls zu verringern vermag. Wenn die Operation unvollständig geblieben ist, weil man wegen starker Blutungen abbrechen musste, die Patientin bei einem unerwartet ausgedehnten Befund nicht vorbereitet war oder vielleicht eine radikale Operation nicht wünschte, ist die hormonelle Nachbehandlung sinnvoll; sie vermag dann das Intervall ohne endometriosebedingte Beschwerden zu verlängern. Prinzipiell ist zu bedenken, dass mikroskopische Reste, die sich dem menschlichen Auge trotz der Vergrößerung durch das Laparoskop entziehen, wahrscheinlich sehr häufig zurückbleiben, insofern gibt es sogar Argumente für eine generelle medikamentöse Nachbehandlung mit GnRHa oder Gestagenen. Gleichwohl ist das in unserer Klinik nicht üblich, wenn wir abschließend den Eindruck haben, dass die Erkrankung komplett oder fast komplett entfernt werden konnte. Denn wenn man unmittelbar nach der Operation GnRHa gibt, ist der Effekt der Operation auf die Beschwerden gar nicht klar zu beurteilen. Ist eine Schwangerschaft das hauptsächliche Ziel der Behandlung und sind Maßnahmen einer künstlichen Befruchtung bereits vorgesehen, hat sich der unmittelbare Beginn einer GnRHa-Behandlung nach der Operation für drei bis sechs Monate vor der In-vitro-Fertilisation (Befruchtung im Reagenzglas) bewährt.

Der »richtige« Zeitpunkt der Operation

Als Arzt befindet man sich in einer nicht ganz einfachen Situation, wenn es darum geht zu entscheiden, ob bei einem sehr jungen Mädchen »schon« eine Laparoskopie und vielleicht auch ausgedehnte laparoskopische Operation durchgeführt werden sollte. Viele junge Mädchen haben eine mehr oder weniger schmerzhafte Menstruation, und nicht alle haben, Gott sei Dank, eine Endometriose. Aber wie will man entscheiden, welche Schmerzen schlimm genug sind, um eine Laparoskopie bei einem 14- oder 15-jährigen Mädchen zu rechtfertigen. In diesem Alter kann aber durchaus schon eine Endometriose vorliegen. Weder möchte man dieser jungen Patientin die Laparoskopie vorenthalten, wenn sie nun wirklich Endometriose hat, noch begreiflicherweise zu viele Mädchen umsonst einer Bauchspiegelung unterziehen, bei denen sich dann ein völlig unauffälliger Befund ergibt. Zum Schutz der Mädchen ist es darüber hinaus ebenfalls nicht unproblematisch, wenn sie zu früh in die Situation einer chronisch Kranken kommen. Wir finden diese Entscheidung umso schwieriger, je jünger das Mädchen ist. Aber vielleicht sind folgende pragmatische Empfehlungen hilfreich: Wenn sich bei der körperlichen Untersuchung durch Tasten und Ultraschall ein völlig normaler Befund ergibt, würden wir zunächst eine geeignete Pille verordnen, und nicht selten wird ja eine Schwangerschaftsverhütung ebenfalls gewünscht. Das kann zunächst mit dem üblichen einnahmefreien Intervall erfolgen, bei nicht ausreichender Wirkung durch Einnahme ohne Pause. Wenn sich die Situation nach ca. sechs Zyklen nicht bessert oder sogar verschlechtert, vielleicht auch schon Schmerzmittel in nicht zu tolerierender Weise eingenommen werden, sollte eine Laparoskopie durchgeführt werden. Wenn sich bei der körperlichen Untersuchung bereits ein auf Endometriose hinweisender auffälliger Befund ergibt, z. B. eingeblutete Zysten im Eierstock, Herde im Scheidengewölbe oder im Septum rectovaginale, würden die operative Abklärung und eine eventuelle Entfernung der Herde nicht so weit hinauszuschieben sein.

Internet

www.dggg.de (Deutsche Gesellschaft für Gynäkologie und Geburtshilfe e. V.)

http://leitlinien.net (Leitlinien für Diagnostik und Therapie der Arbeitsgemeinschaft der Wissenschaftlichen Medizinischen Fachgesellschaften e. V., unter aktuelle Leitlinien (Volltext) findet man im Fach Gynäkologie die Leitlinie zur Endometriose)

www.AGEndoskopie.de (Arbeitsgemeinschaft Gynäkologische Endoskopie e. V.)

www.endometriose-liga.eu (Europäische Endometriose-Liga)

www.endometriose-sef.de (Stiftung Endometriose-Forschung)

www.endometriose-vereinigung.de (Endometriose-Vereinigung Deutschland e. V.)

3 Die Therapie von chronischen Schmerzen

Dr. med. Andreas Kopf, Anästhesiologe und Schmerztherapeut

Häufigkeit und Ursachen von Schmerzen bei Endometriose

Schmerzen sind eines der wichtigsten Symptome bei Endometriosepatientinnen. Über 90 % der betroffenen Frauen berichten über Menstruationsschmerzen, fast genauso viele über Unterbauchschmerzen und mehr als die Hälfte der Frauen beklagen zusätzliche Schmerzen, beispielsweise Magenbeschwerden, Kopf- und Rückenschmerzen oder Schmerzen während des Geschlechtsverkehrs. Die Intensität der Schmerzen ist sehr verschieden. Sie können lästig, aber erträglich sein, manchmal aber auch unerträglich stark werden. Die Stärke der Schmerzen steht in keinem Zusammenhang mit dem Schweregrad der Erkrankung. Ungefähr die Hälfte der erkrankten Frauen scheint geringe Beschwerden zu haben.

Die Schmerzursachen sind vielfältig

Die Schmerzen werden durch das Wachstum und die Aktivität der Endometrioseherde hervorgerufen. Sie treten bei knapp der Hälfte der Patientinnen nur während der Menstruation auf, während ungefähr jede fünfte Frau ständig unter Schmerzen leidet. Die Ursachen der Schmerzen sind vielfältig und nicht immer klar zu erkennen. Eine wichtige Schmerzursache ist die Entzündungsaktivität der Endometrioseherde. Sie senden während der zyklusabhängigen Aktivierung Botenstoffe aus, die benachbarte Nervenendigungen sensibilisieren, d. h. empfindlicher machen. Das passiert in ähnlicher Weise beispielsweise auch in einer Operationswunde oder bei einer Wundinfektion. Auch Verwachsungen im Bauchraum und Narbengewebe, beides bildet sich als Folge der wiederholten Entzündungen, kann Schmerzen verursachen, wenn die Nervenendigungen durch Druck- oder Zugkräfte gereizt werden. Ein weiterer wichtiger Mechanismus könnte ein »Nervenschmerz« sein. Durch die ständigen Entzündungen kommt es zu Verletzungen der feinen Nervenendigungen, so dass die Nerven dauerhaft erregt werden. Damit wird der Nerv selbst zum Entstehungsort der Schmerzwahrnehmung und nicht das benachbarte und von ihm versorgte Gewebe. Da für die Schmerzwahrnehmung nicht nur eine einfache Nervenerregung ursächlich ist, sondern ein komplexes Zusammenspiel verschiedener Strukturen des zentralen Nervensystems, muss bei der Frage nach den Ursachen insbesondere chronischer Schmerzen eine ganzheitliche Betrachtungsweise vorgenommen werden.

Die heutige Vorstellung ist, dass sich langanhaltende Schmerzen »verselbständigen« und zu einer eigenen Erkrankung werden können, wenn bestimmte Risikofaktoren vorliegen. Es ist aber nicht so, dass chronische Schmerzen zwingend in eine »Schmerzkrankheit« münden. Erst durch zusätzliche körperliche und seelische Belastungen kann aus andauerndem Schmerz ein chronischer Schmerz im Sinne einer »Schmerzerkrankung« werden.

Das Verständnis von Schmerzen

Dass Schmerzen mehr als nur eine Nervenerregung sind, ist in den letzten zwei Jahrzehnten Forschung klar geworden. Die Internationale Gesellschaft zum Studium des Schmerzes (IASP) definiert Schmerz als »ein unangenehmes Sinnes- und Gefühlserlebnis, das mit aktueller oder potenzieller Gewebeschädigung einhergeht oder mit den Begriffen einer solchen Schädigung beschrieben wird«. Schmerz ist also ein komplexes Geschehen. Eine wichtige Erkenntnis ist, dass chronischer Schmerz nicht nur ein Begleitsymptom bestimmter Krankheiten, sondern auch ein eigenständiger krankmachender Faktor sein kann. Nicht oder nur unvollständig behandelter Schmerz kann das körperliche und seelische Gleichgewicht unseres Körpers stören und zahlreiche negative Auswirkungen auf die Funktionsfähigkeit der Organe und auf das seelische Befinden haben.

Warum Schmerzen chronisch werden können

Fast jeder fünfte Deutsche leidet unter chronischen Schmerzen, fast jeder dritte hat sie bereits einmal durchlitten. Ist ein Schmerz chronisch, d. h. dauert er länger als ein halbes Jahr an, hat er seine ursprüngliche Warn- und Schutzfunktion verloren und ist zu einer eigenen Krankheit geworden.

Sowohl körperliche als auch psychologische und soziale Faktoren tragen dazu bei, dass Schmerzen chronisch werden und bleiben. Darum muss eine Therapie auf mehreren Ebenen wirken. Meist wird die angemessene Behandlung chronischer Schmerzen unverantwortlich verzögert, da die besondere Krankheitssituation nicht erkannt wird oder geeignete Therapieangebote fehlen.

Der biologische Sinn von Schmerzen

In der Evolutionsbiologie hat sich die Mitteilung von Schmerzen durch Verhalten, Gesichtsausdruck und Lautäußerungen weit entwickelt. Seit Beginn der Menschheitsgeschichte signalisieren wir unseren Mitmenschen durch Schmerzäußerungen, dass wir Hilfe brauchen und uns eine einfühlsame Zuwendung von ihnen wünschen. Die ältesten Methoden der Schmerzbekämpfung sind Körperkontakt, Stützen, Massieren, Trösten und Gebete sprechen sowie der Einsatz von Heilpflanzen. Da es erst in den letzten Jahrzehnten gelang, spezifisch wirksame schmerzreduzierende Therapieverfahren zu entwickeln, könnte man davon ausgehen, dass die körpereigenen Mechanismen der Schmerzverarbeitung (Coping) sehr anpassungs- und leistungsfähig sind.

Die Schmerztoleranz ist unterschiedlich

Die körperliche Wahrnehmungsschwelle für Schmerzen scheint bei allen Menschen weltweit konstant zu sein. Die individuelle Schmerztoleranz ist dagegen bei Menschen sehr unterschiedlich. Sie ist stark davon abhängig, welche kulturellen Werte, welche Erziehungsideale einen Menschen geprägt haben, wie er aufgrund seiner seelischen Konstitution Schmerz wahrnimmt und in welcher Situation Schmerz erlebt wird. Schmerz ertragen zu können, ist also in gewissen Grenzen »trainierbar«. Werden Schmerzen chronisch, könnte dies als Versagen des »Schmerztrainings« interpretiert werden. Chronische Schmerzen wären als evolutionsbiologisch sinnloses und schädliches Verhalten einzuschätzen. Man kann aus Untersuchungen vorindustrieller Kulturen lernen, dass die im Menschen angelegten natürlichen Regelungsprozesse der Schmerzbekämpfung von hoher Wirksamkeit sind. Sie sollten daher in die moderne Schmerztherapie mit einbezogen werden.

Und es ist gewiss auch richtig, dass »eine Kultur, die mit allen Mitteln an der Abschaffung des Schmerzes arbeitet, Erfahrungen nicht mehr machen kann, die allein der Schmerz evoziert (ermöglicht) ...« (David Le Breton, Französischer Soziologe, *1953, 2003, Schmerz. Eine Kulturgeschichte).

Wie Schmerzen entstehen

Die körperlichen Mechanismen

In unserem Kulturkreis hat das stetig wachsende Verständnis des menschlichen Nervensystems dazu geführt, sich mit den Mechanismen und der Bedeutung von Schmerzen zu beschäftigen. Die Vorstellung des französischen Philosophen und Naturwissenschaftlers René Descartes (1596–1650), dass Schmerzen wie bei einem Klingelzug direkt durch die Nerven zum Gehirn geleitet werden, wird inzwischen durch ein detailliertes Wissen über die komplexen Vorgänge bei der Entstehung, Weiterleitung, Wahrnehmung und Verarbeitung von Schmerzen ersetzt: Nach Einwirkung von Hitze oder Chemikalien, durch Verletzungen oder bei Infektionen werden die Nervenfaserendigungen sensibilisiert, d. h. sie leiten nun mehr Schmerzimpulse pro Sekunde weiter.

Bei anhaltender Erregung der Nervenendigungen werden auch die Umschaltstellen der Nervenbahnen im Zentralen Nervensystem sensibilisiert. Hier übernehmen bestimmte Botenstoffe, die Neurotransmitter, die Aufgabe, die Schmerzwahrnehmung zu verstärken oder zu dämpfen. Bei der Weiterleitung von Schmerzreizen handelt es sich also nicht um eine rein »elektrische« Aktivität, sondern um einen sich selbst verändernden Prozess, der als Neuroplastizität bezeichnet wird. Spezialisierte Zentren im Großhirn erkennen den Schmerz, ordnen ihn dem auslösenden Körperteil zu, bewerten Schmerzintensität und Gefährdungsgrad aufgrund vorangegangener Erfahrungen und fügen schließlich eine emotionale Reaktion hinzu, z. B. Angst, Ärger oder Beruhigung. Zusätzlich werden im Zentralen Nervensystem körpereigene Schmerzkontrollsysteme aktiviert, die die Schmerzleitung dämpfen können – beispielsweise die Freisetzung von Endorphinen, den »Glückshormonen« des Körpers, die beruhigend und angstlösend wirken.

Der Einfluss der Psyche auf das Schmerzempfinden

Seit langem ist bekannt, dass sich bei vielen Schmerzpatienten gar keine oder nicht ausreichende organische Veränderungen finden lassen, die die Schmerzsymptomatik erklären könnten. Indes gibt es oft eindeutig krankhafte Befunde bei völlig beschwerdefreien Menschen. Daher ist es sinnvoll, die medizinische Diagnostik und Therapie um psychologische Aspekte zu ergänzen. Es gibt verschiedene Möglichkeiten, wie Psyche und Körper bei Schmerzzuständen miteinander in Wechselwirkung treten können. Selbst dann, wenn Schmerzen in erster Linie körperlich verursacht sind, hat doch jeder Mensch seinen eigenen Bewältigungsstil, der ganz entscheidend durch sein soziales Umfeld und seine bisherigen Lebenserfahrungen geprägt ist. In der Psychologie existieren viele Theorien über die Entstehung chronischer Schmerzen, wie der psychodynamische und der lerntheoretische Ansatz sowie das bio-psycho-soziale Krankheitsmodell. Danach müssen alle Bereiche im Leben eines Menschen mit in die Behandlung einbezogen werden, die an der Chronifizierung von Schmerzen beteiligt sein können. Verhaltenstherapie und Entspannungsverfahren sowie eine tiefenpsychologisch fundierte Psychotherapie und die selten angewandte Hypnose sind in der Behandlung chronischer Schmerzen wirksame Verfahren, die die Behandlungsmöglichkeiten erweitern und die Erfolgschancen verbessern. Eine Verhaltenstherapie ist ratsam, um krankheitsfördernde Aspekte des Lebensstiles und des Verhaltens zu bearbeiten.

Die medikamentöse Behandlung von Endometrioseschmerzen

Die Behandlungsmöglichkeiten des Endometrioseschmerzes sind vielfältig. Da die Ursachen für die Entstehung dieser Erkrankung bis heute nicht eindeutig geklärt sind, ist die Behandlung eher an den Symptomen der Patientin orientiert. Macht also die Endometriose keine Beschwerden, wird sie meist auch nicht behandelt. Schmerzen, starke Blutungen und Unfruchtbarkeit werden jedoch gezielt behandelt, und zwar in erster Linie durch die chirurgische Entfernung oder die hormonelle Hemmung der Endometrioseherde. Die Schmerztherapie ergänzt diese Therapien, um die Lebensqualität der betroffenen Frauen zu verbessern. Voraussetzung für eine wirksame Therapie ist die genaue Diagnostik. Zunächst muss jeder Endometrioseherd lokalisiert und sein Schweregrad ermittelt werden. Von Bedeutung ist auch, ob die betroffene Frau den Wunsch hat, allein von den Schmerzen befreit zu werden, oder ob sie eine Schwangerschaft anstrebt. Eine gezielte Behandlung kann die Beschwerden lindern oder sogar heilen. Ein erneutes Auftreten der Endometriose wird dadurch aber nicht verhindert.

Welches Schmerzmittel ist das richtige?

Die Schmerztherapie kann medikamentös sein oder psychologisch orientiert. Auch können »komplementäre« Therapieverfahren zum Einsatz kommen. Die Wirkung von Schmerzmitteln wird sehr unterschiedlich empfunden. Nur jede sechste Endometriosepatientin kann ganz von ihren Schmerzen befreit werden, doch immerhin zwei Drittel der Frauen empfinden die Schmerzlinderung durch Schmerzmittel als »ausreichend«. Bei jeder fünften Patientin bleibt die Schmerztherapie »wenig« oder »gar nicht« wirksam.

Die Schmerztherapie bei der Endometriose wird dadurch erschwert, dass jeder Schmerz sehr individuell empfunden wird und nicht objektiv gemessen werden kann. Doch die Patientinnen können versuchen, ihre Schmerzintensität auf sogenannten Analogskalen selbst einzuschätzen. Das sind Linien mit Maßeinteilungen von »0« (kein Schmerz) aufsteigend bis »10« (stärkster vorstellbarer Schmerz).

Darüber hinaus können Schmerzfragebögen helfen, Informationen darüber zu gewinnen, wie der Schmerz von der Patientin empfunden wird und wie stark er ihre Lebensqualität und Stimmungslage beeinflusst.

Bei der Auswahl der Schmerzmedikamente können wir auf eine Vielzahl von Erfahrungen zurückblicken. Drei Gruppen von Schmerzmitteln kommen bei Endometriosepatientinnen zum Einsatz:

- *Nichtsteroidale Antirheumatika*: Dies sind die sogenannten »einfachen«, aspirinähnlichen Schmerzmittel (z. B. Diclofenac, Ibuprofen, Meloxicam, Celecoxib). Oft sind sie ausreichend wirksam. Welches Mittel sich als besonders wirksam erweist, ist individuell verschieden. Es gibt keine Hinweise, dass ein bestimmtes nichtsteroidales Antirheumatikum einem anderen überlegen wäre. Diese Mittel dürfen nicht verschrieben werden, wenn die Patientin unter Nierenfunktionsstörungen oder Magengeschwü-

ren leidet. Daher dürfen diese Medikamente längerfristig nur unter ärztlicher Aufsicht eingenommen werden.
- *Morphinhaltige Analgetika* Dies sind die sogenannten Opioide (z. B. Morphin, Tilidin/Naloxon, Tramadol, Oxycodon). Sie werden nur selten und nach ausführlichem Abwägen verschrieben, weil ihre Wirksamkeit oft im Verlauf nachlässt. Opioide müssen daher sorgfältig ausgetestet und ggf. auch wieder abgesetzt werden. Organschädigende Wirkungen dieser Medikamentengruppe sind jedoch nicht bekannt. Auch die Gefahren einer Sucht oder einer Beeinflussung der Atmung (»Atemdepression«) können bei richtiger Anwendung sicher vermieden werden. Nebenwirkungen wie Übelkeit, Müdigkeit und Schwindel lassen schon nach wenigen Tagen nach. Gegen die aufkommende Darmträgheit muss bei längerer Einnahme ein Abführmittel eingenommen werden.
- *Koanalgetika*: Dies sind Substanzen, die ursprünglich nicht als Schmerzmittel entwickelt wurden, aber bei bestimmten Schmerzarten schmerzlindernd sind. In diese Gruppe gehören die Antidepressiva (z. B. Amitriptylin, Duloxetin) und die Antiepileptika (z. B. Gabapentin, Carbamazepin, Pregabalin). Sie sind besonders gut bei »Nervenschmerzen« wirksam, wenn beispielsweise dauerhaft brennende oder stechende Schmerzen im Vordergrund stehen. Für einige dieser Medikamente sind besondere Vorsichtsmaßnahmen notwendig, darunter sehr langsame Dosissteigerungen und regelmäßige Blutkontrollen. Bei Patientinnen mit Kinderwunsch ist diese Medikamentengruppe meist ungeeignet. Koanalgetika werden wesentlich seltener verordnet als die beiden anderen Schmerzmittelgruppen.

Sogenannte invasive Schmerztherapieverfahren, bei denen der Wirkstoff durch kleine Schläuche (Katheter) oder Spritzen direkt zum Nerv gelangt, werden meist in ihrer Wirksamkeit überschätzt und helfen nur in Einzelfällen.

Die ganzheitliche Behandlung von Endometrioseschmerzen

Für den Erfolg einer Therapie ist das vertrauensvolle Verhältnis zwischen Arzt und Patientin sowie die individuelle Betreuung auch in schweren Krankheitsphasen von entscheidender Bedeutung.

Bei chronischen und starken Schmerzen sollte die Behandlung ganzheitlich ausgerichtet sein, also auf körperlicher und seelischer Ebene wirken. Neben Schmerztabletten sind weitere Therapieverfahren zu empfehlen, darunter

- Physiotherapie,
- Verhaltenstherapie,
- Entspannungsverfahren/Schmerzbewältigungstraining,
- Gegenirritationsverfahren (u. a. Kälte und Wärme, Akupunktur, transkutane Nervenstimulation) und
- Bewegungstherapien (u. a. Yoga, Feldenkrais, Konzentrative Bewegungstherapie).

In großen Studien konnte gezeigt werden, dass solche kombinierten Schmerztherapieverfahren deutlich wirksamer als Monotherapien sind. Nur wenn wir begreifen, dass Schmerz mehr ist als eine Nervenerregung, können chronische Schmerzen behandelbar werden. Für die moderne Schmerztherapie müssen die Patientinnen Geduld und Einsatz, die Ärzte neben medizinischem Sachverstand viel Einfühlungsvermögen einbringen, denn Schmerzen können einerseits schweres Leid bedeuten, sind jedoch andererseits behandelbar. Das minimale Therapieziel für jede Schmerzpatientin sollte sein: »Nicht die Schmerzen kontrollieren mich, sondern ich kontrolliere die Schmerzen!«

4 Neuraltherapie: Nervenbahnen beruhigen und Entzündungen hemmen

Dr. med. Stefan Weinschenk, Frauenarzt, Naturheilverfahren, Neuraltherapie

Unter Neuraltherapie verstehen wir die Anwendung von örtlichen Betäubungsmitteln, den sogenannten Lokalanästhetika, zur Diagnostik oder zur Therapie von Erkrankungen. Die Neuraltherapie hat einen positiven, ausgleichenden Einfluss auf das vegetative Nervensystem, das alle Körperfunktionen steuert, die wir nicht oder nur teilweise willentlich steuern können: Verdauung, Atmung, Stoffwechsel, Schlaf, Temperaturregulation und Fortpflanzung. Eingesetzt wird diese Therapie zum Beispiel bei Nervosität, Unruhezuständen, Schlafstörungen, Befindlichkeitsstörungen, aber auch bei chronischen Schmerzzuständen der Wirbelsäule, der Gelenke und der Weichteilorgane, insbesondere im Bauchraum.

Örtliche Betäubungsmittel wirken schmerzlindernd. Mit ihnen lässt sich der Teufelskreis »Angst – Verspannung – Schmerz« durchbrechen. Sie wirken außerdem abschwellend, durchblutungsfördernd und entzündungshemmend. Es hat sich in wissenschaftlichen Studien gezeigt, dass chronische Entzündungen durch Lokalanästhetika eingedämmt oder sogar vollständig ausgeheilt werden können. Positive Erfahrungen liegen für mehrere chronische Erkrankungen vor, darunter entzündliche Darm- und Gefäßerkrankungen, Entzündungen von Bauchspeicheldrüse und Magen, aber auch für Unterbauchbeschwerden, Regelschmerzen und Schmerzen beim Geschlechtsverkehr.

Wie wird Neuraltherapie angewandt?

Es gibt mehrere verschiedene Wirkungsweisen einer Neuraltherapie, wobei das Lokalanästhetikum stets entweder als Spritze oder als Infusion verabreicht wird.

- Bei der *lokalen und segmentalen Therapie* werden die örtlichen Betäubungsmittel in unmittelbare Nähe der schmerzenden Körperregion gespritzt.

- Bei der *Therapie über Nervenknoten (Ganglien)* werden die übergeordneten Schaltzentren behandelt, die für die Schmerzentstehung von großer Bedeutung sind. Hierzu zählt das vegetative Nervenzentrum des Unterleibs, der sogenannte Frankenhäuser'sche Plexus, der für die vegetative Versorgung der Genitalorgane zuständig ist. Weitere Schaltzentralen des vegetativen Nervensystems befinden sich am Rücken und am Hals.
- Die *Therapie über das Störfeld* ist die am schwierigsten zu verstehende und auch umstrittenste Form der Neuraltherapie. Hier werden Injektionen an Stellen gesetzt, die zunächst scheinbar nichts mit der eigentlichen Erkrankung zu tun haben – bei Endometriosepatientinnen beispielsweise im Bereich der Schilddrüse, der Nasennebenhöhlen oder im Zahn-Kiefer-Bereich. Störungen in diesen Arealen können erhebliche Fernwirkungen haben und zu chronischen Veränderungen auch im Rücken- und Unterleibsbereich führen.
- Bei der *systemischen Anwendung* bekommt die Patientin eine Injektion oder Infusion in die Blutbahn. Hier wird z. B. das Lokalanästhetikum Procain in mittlerer bis hoher Dosis als Infusion verabreicht. Diese Therapie vermindert die Schmerzempfindlichkeit und wirkt besonders gut bei chronischen und nicht mehr kontrollierbaren Schmerzzuständen.

Die Behandlung der Endometriose mit Neuraltherapie

Da bei der Endometriose entzündliche Vorgänge eine große Rolle spielen, sind bei ihrer Behandlung vor allem die entzündungshemmende Wirkung der örtlichen Betäubungsmittel, aber auch ihre beruhigende Wirkung auf das vegetative Nervensystem von Bedeutung. Der anti-entzündliche Effekt ist auf einen komplizierten Mechanismus direkt an der Zelle zurückzuführen und unterscheidet sich vollständig von der allgemein bekannten betäubenden Wirkung.

Therapie im Frühstadium

Es deutet vieles darauf hin, dass die Neuraltherapie im Stadium I und den Vorstadien sowie nach durchgeführter chirurgischer Therapie der Endometrioseherde (Laparoskopie) eine hemmende Wirkung auf die Entstehung der Endometriose ausübt: Sie vermindert die hier bestehende Übererregbarkeit der Gebärmutter und führt damit zu einem geringeren Ausschwemmen der für die Herdentstehung verantwortlichen Endometriumzellen. Therapieerfolge sind bislang in Einzelfällen beobachtet worden, jedoch noch nicht in größeren Studien untersucht. Diese sind schwierig, kostenaufwändig und langwierig. Zurzeit empfiehlt sich für betroffene Patientinnen ein individueller Behandlungsversuch mit der Neuraltherapie, der durchaus lohnend und oftmals erfolgreich ist.

Das Therapieziel richtet sich hier auf eine langfristige Ausheilung, das heißt ein Nicht-Wiederauftreten der Krankheitssymptome und Beschwerden. Dementsprechend wird Ihre Therapie sehr umfassend sein und alle Bereiche (Arten) der Neuraltherapie einschließlich Ganglientherapie, Störfeldsuche und -therapie beinhalten.

Therapie nach durchgeführter Operation

Ähnlich verhält es sich mit der vorbeugenden Neuraltherapie nach einer Endometrioseoperation. Wurden durch die Operation alle erkennbaren Endometrioseherde beseitigt, besteht prinzipiell die Möglichkeit einer Ausheilung. Aus Sicht der Neuraltherapie muss aber jetzt vor allem die Grundursache gesucht und beseitigt werden, um ein Wiederauftreten zu verhindern. Das neuraltherapeutische Vorgehen wird also auch hier entsprechend umfangreich sein. Dies wird Ihnen zunächst vielleicht seltsam vorkommen, da Sie doch zu diesem Zeitpunkt vielleicht gar keine Beschwerden mehr haben. Der Aufwand entspricht aber einem Ansatz, der auf die Behandlung der Ursache abzielt und eine dauerhafte Ausheilung anstrebt.

Therapie in weiterfortgeschrittenen Stadien

Bei Endometriose im fortgeschrittenen Stadium (Stadium II–IV) kommt der Neuraltherapie in der Regel die Aufgabe einer Beschwerdelinderung zu. Eine Ausheilung wie im vorherigen Fall kann in diesen Stadien von der Neuraltherapie alleine nicht mehr erwartet werden. Dennoch ist der Einsatz der Neuraltherapie auch hier lohnend. Besonders durch die entzündungshemmende und schmerzlindernde Wirkung der Lokalanästhetika kann betroffenen Patienten sehr geholfen werden.

Wie geht eine neuraltherapeutische Behandlung vor sich?

Der Neuraltherapeut wird zunächst eine exakte Diagnose und Stadienfestlegung Ihrer Erkrankung von vorherigen Behandlern anfordern oder eine solche herbeizuführen versuchen. Hierzu gehört neben der gynäkologischen Untersuchung, den Ergebnissen Ihrer letzten Bauchspiegelung und Ihrer Laborwerte auch die Frage nach Ihrer Vorgeschichte. Dazu kommt eine körperliche Untersuchung, die in der Regel über die übliche Untersuchung hinausgeht und charakteristisch für die neuraltherapeutische Behandlungsweise ist. Dabei werden unter anderem Ihr Rücken, Ihre Wirbelsäule, Ihre Zähne und eventuelle Narben untersucht und genau dokumentiert.

Ihr Arzt wird mit Ihnen dann überlegen, ob eine Hinzunahme der Neuraltherapie in das gesamte Behandlungskonzept notwendig und Erfolg versprechend ist. Der Therapieplan könnte dann z. B. wie folgt aussehen:

Die erste Behandlung wird in der Regel als Testbehandlung durchgeführt, bei der Ihre individuelle Reaktionsfähigkeit und die Verträglichkeit des Verfahrens geprüft werden. Die weiteren Behandlungen richten sich nach der weiteren Entwicklung Ihres Krankheitsbildes. In der Regel umfasst ein Behandlungszyklus bei chronischem Verlauf der Endometriose 10 bis 15 Behandlungen im Abstand von 1 bis 2 Wochen. Bei akuten Beschwerden können auch zwischendurch Behandlungen durchgeführt werden.

Sollte sich nach 6 bis 8 intensiven Behandlungen noch keinerlei Erfolg eingestellt haben, wird Ihr Arzt mit Ihnen über alternative Maßnahmen sprechen. Sind Sie mit dem Behandlungserfolg dagegen zufrieden und hält die Beschwerdefreiheit über zunehmend längere Zeiträume an, ist nach einem gewissen zeitlichen Abstand eine Auffrischungsbehandlung (z. B. nach einem halben Jahr und später in größeren Abständen) sinnvoll, um den Erfolg zu stabilisieren.

Internet

Erfahrene Ärzte (auch Frauenärzte), die entsprechend qualifiziert sind und ein Zertifikat in Neuraltherapie besitzen, finden Sie auf den Internetseiten der Neuraltherapie-Gesellschaften.

www.ignh.de (Internationale medizinische Gesellschaft für Neuraltherapie nach Huneke Regulationstherapie e. V.)

www.dgfan.de (Deutsche Gesellschaft für Akupunktur und Neuraltherapie e. V.)

www.neuraltherapieschweiz.ch (Schweizerische Ärztegesellschaft für Neuraltherapie nach Huneke SANTH)

www.neuraltherapie.at (Österreichische Medizinische Gesellschaft für Neuraltherapie und Regulationsforschung)

5 Physiotherapie: Heilsame Kräfte für den Körper

Dr. med. Ewald Becherer, Frauenarzt, Naturheilverfahren,
Homöopathie
Peter Ringeisen, Physiotherapeut, Osteopath und Heilpraktiker

Die Physiotherapie behandelt die Funktionen und Strukturen im menschlichen Körper. Zu ihren Behandlungselementen gehören statisch-mechanische Maßnahmen mit dynamischen Kräften, wie z. B. Massage und Krankengymnastik, und Anwendungen mit physikalischen Hilfsmitteln wie Wasser, Elektrizität, Kälte oder Wärme.

Physiotherapeutische Verfahren regen den Kreislauf an, fördern die Durchblutung und den Stoffwechsel, unterstützen die Wundheilung und wirken Spannungen in den Organen, zwischen einzelnen Organen sowie zwischen ihnen und dem Bewegungsapparat entgegen. Sie lindern Schmerzen. Die Verfahren können Beweglichkeit und Koordination der Muskeln und Gelenke gezielt fördern sowie Kraft, Ausdauer und allgemeine Vitalität stärken. Fehlhaltungen werden korrigiert und überbeanspruchte Strukturen entlastet.

Im Folgenden stellen wir Ihnen diejenigen Verfahren vor, die im ambulanten Bereich am häufigsten angewendet werden und auch zu Hause praktikabel sind. Klären Sie bitte vor der Behandlung ab, ob sie bei Ihnen möglicherweise wegen einer anderen Erkrankung nicht angewendet werden dürfen.

Tabelle 5.1: Möglichkeiten der Physiotherapie

Beschwerden	Physiotherapeutische Behandlung
schmerzhafte Regelblutung und Schmerzen im Unterbauch	Wärmeauflagen, Wärmepflaster, TENS, Heiße Rollen, Fangopackungen, Bindegewebsmassagen, Krankengymnastik
Blutungsstörungen	Bindegewebsmassagen
Blasen- und/oder Darmentleerungsstörungen	Klassische Massagen als Kolonmassagen, Bindegewebsmassagen
Narbenbeschwerden	Klassische Massagen als Narbenmassage, Ultraschalltherapie

Wärmeauflagen können auf den Unterbauch oder auf den Rücken aufgebracht werden und geben eine angenehme Wärme ab, welche Schmerzen lindert und die Muskeln entspannt. Neben der traditionellen Wärmflasche und dem Kirschkern-Säckchen können Sie Wärmeauflagen auch in der Apotheke oder im Sanitätshaus kaufen. Üblicherweise werden sie im Wasserbad oder in der Mikrowelle erwärmt. Sie können einige davon nur zu Hause auf dem Sofa oder im Bett anwenden und andere auch unter der Kleidung tragen, so dass Sie damit mobil sind. Wärmeauflagen dienen der Schmerzlinderung, zum Beispiel bei der schmerzhaften Periodenblutung.

Selbstwärmende *Wärmepflaster*, wie zum Beispiel HerbaChaud® Wärmepflaster, können ebenfalls unter der Kleidung getragen werden und geben eine angenehme Wärme ab, die mehrere Stunden anhält. Die Wärme erzeugenden Inhaltsstoffe sind unterschiedlich. Das beispielhaft erwähnte Wärmepflaster besteht aus einer altüberlieferten chinesischen Kräutermischung. Die Pflaster wirken schmerzlindernd und entspannend, teilweise auch entzündungshemmend. Sie erhalten Wärmepflaster in Drogerien und Apotheken. Alternativen können Wärme abgebende Salben und Öle sein, wie zum Beispiel Kupfersalbe rot® von Wala oder Oleum aethereum Melissae indicum® von Weleda.

Die »*Heiße Rolle*« besteht aus drei ineinander gewickelten Handtüchern, die mit kochendem Wasser getränkt und ca. 15 Minuten über die Haut des Rückens getupft werden. Diese Hautabschnitte werden stärker durchblutet, wodurch die mit ihnen über Nervenreflexe korrespondieren inneren Organe positiv beeinflusst werden. Die »Heiße Rolle« wirkt entspannend und dient als Vorbereitung auf weitere Therapien. Sie hilft bei akuten Schmerzen, Verstopfung und Menstruationsbeschwerden. Dieses Verfahren ist sehr einfach anzuwenden und kann zu Hause zum Beispiel vom Partner verabreicht werden.

Fangopackungen: Fango ist der Mineralschlamm der Vulkanerde. Er wird auf ca. 50 °C erhitzt und für 20 bis 30 Minuten direkt auf den Körper aufgebracht. Fangopackungen wirken entspannend und schmerzlindernd. Sie helfen bei schmerzhafter Regelblutung, Rückenschmerzen und diffusen Schmerzen im Unterleib. Für die Anwendung zu Hause gibt es in der Apotheke oder im Sanitätshaus wiederverwendbare Packungen, die im Backofen oder in der Mikrowelle erwärmt werden.

Bei der *Transkutanen Elektrischen Nervenstimulation (TENS)* wird ein schwacher Reizstrom niedriger Frequenz (bis zu 150 Hz) eingesetzt, der ab ca. 100 Hz schmerzlindernd wirkt. Die Geräte sind handlich klein und batteriebetrieben. Mit einem dünnen Kabel sind sie mit zwei Plättchen verbunden, die als Elektroden über den schmerzhaften Bereichen auf die Haut im Unterbauch oder im unteren Rücken geklebt werden. Sie können die Stromstärke ganz nach Ihrem individuellen Schmerzempfinden selbst regulieren. Die elektrischen Impulse werden durch die Haut (= transkutan) auf das Nervensystem übertragen und stimulieren die körpereigene Schmerzhemmung. Dieses Verfahren wirkt sofort muskelentspannend, durchblutungssteigernd und schmerzlindernd. TENS kann die Zeit bis zum Wirkungseintritt eingenommener Schmerzmittel überbrücken und mehrmals täglich bis zu mehrere Stunden eingesetzt werden. Sie können TENS-Geräte kaufen oder auf ärztliche Verordnung zu Lasten der Krankenkassen ausleihen. Es gibt große Preisunterschiede (ca. 25 bis 200 Euro). Lassen Sie sich im Sanitätshaus beraten.

Die *Bindegewebsmassage* ist eine spezielle Massagetechnik, bei der Druck- und Zugreize auf die Haut und darunter liegende Gewebeschichten ausgeübt werden. Sie gehört zu den Reflexzonenbehandlungen, weil die bearbeiteten Hautareale (sogenannte Bindegewebszonen) über Reflexbögen aus Nervenfasern mit den inneren Organen verbunden sind. Dadurch normalisiert sich der Spannungszustand von Muskulatur, Bindegewebe, Nerven und Gefäßen. Über die Reflexbögen werden die Funktionen der inneren Organe normalisiert. Die Bindegewebsmassage fördert die Durchblutung und lindert Schmerzen. Die gynäkologischen Organe korrespondieren mit Hautarealen über dem Kreuzbein. Die Bindegewebsmassage wird von Physiotherapeuten nach einem bestimmten Behandlungsaufbau zwei- bis dreimal wöchentlich durchgeführt. Sie kann bei der schmerzhaften Periodenblutung, bei Blutungsstörungen sowie bei Entleerungsstörungen von Blase und Darm hilfreich sein.

Bei der *Ultraschalltherapie* werden durch einen Schallkopf Schwingungen von rund 800 kHz in den Körper übertragen, wodurch es zu einer Mikrovibrationsmassage und dadurch zu einer Wärmeerzeugung im Körper kommt. Sie kann bei Verstopfungen, Verwachsungsbeschwerden, Schmerzzuständen, Durchblutungsstörungen und Muskelverspannungen sowie zur

Narbenbehandlung eingesetzt werden. Eine Behandlung dauert ca. zehn Minuten und kann einmal täglich durchgeführt werden.

Die *Kolonmassage* (Kolon = Teil des Dickdarms) regt die Beweglichkeit des Darms an und wird bei Verdauungsproblemen angewandt, z. B. Verstopfung, Darmträgheit und Blähungen. Bei der Therapie werden fünf spezielle Punkte auf der Bauchdecke jeweils fünf Minuten durch schiebende und ziehende Handgriffe kreisend massiert, und zwar vom oberen Bauch abwärts zum Analbereich. Dies geschieht im Gleichklang mit dem Atemrhythmus. Die Behandlung beginnt mit drei Anwendungen pro Woche und wird danach je nach Bedarf fortgesetzt. Eine einzelne Behandlung dauert ca. 15 Minuten. Bitte trinken Sie danach viel Wasser!

Klassische Massage: Bei vielen Patientinnen ist die Muskulatur im Lenden-Becken-Hüftbereich, manchmal auch im Schulter- und Nackenbereich stark verhärtet. Eine Massage entspannt verkrampfte und stärkt schlaffe Muskeln. Sie wirkt durchblutungsfördernd auch in tiefen Gewebsschichten, hat eine entstauende Wirkung auf die Zirkulationssysteme, lockert Vernarbungen sowie Gewebsverklebungen auf der Haut und wirkt schmerzlindernd. Eine Massage hat zudem eine ausgleichende Wirkung auf die Psyche.

Übung: Selbstmassage der Rückenstrecker
Rückenlage, Beine angestellt, Tennisball an schmerzende Stelle unter den Rücken legen, Becken vorsichtig in verschiedene Richtungen schieben, Beine hin und her bewegen und langsam nach rechts und links fallen lassen.

Brechen Sie die Übung bei Schmerzen ab!

Bei einer *Manuellen Therapie* wird die Funktionsfähigkeit der Gelenke, Muskeln und Nerven an Wirbelsäule, Armen und Beinen mit den Händen behandelt, wobei Blockaden, Bewegungseinschränkungen und Schmerzen gelöst werden. Durch Verwachsungen im Unterleib und schmerzbedingte Schonhaltungen verkürzen und verhärten sich die Bänder und Sehnen, mit denen Gebärmutter, Eierstöcke, Darm und Blase am unteren Teil der Wirbelsäule befestigt sind. Diese Zugkraft verursacht Rückenschmerzen und Bewegungseinschränkungen. Für zu Hause gibt es effektive Übungen:

Entlastungslagerungen für die Lendenwirbelsäule
Übung 1: Rückenlage, Beine sind in den Knie- und Hüftgelenken jeweils um neunzig Grad angewinkelt, Unterschenkel liegen auf einem Hocker, evtl. ein (warmes) Kissen unter die Lendenwirbelsäule legen.

Übung 2: Bauchlage, Kissen in Nabelhöhe unter den Bauch legen, Füße mit Kissen unterlagern, Arme liegen seitlich.

Übung 3: Seitenlage, unteres Bein maximal in Hüfte beugen, oberes Bein liegt gestreckt auf dem Boden, oberer Arm liegt gestreckt über dem Kopf.

Brechen Sie die Übungen bei Schmerzen ab!

Krankengymnastik: Bei vielen Patientinnen mit Endometriose befindet sich das Becken in einer zu starken vorderen Kippung, was sich als »Hohlkreuz« in der unteren Wirbelsäule zeigt. Oft handelt es sich dabei um eine schmerzbedingte Schonhaltung. Sie führt zu Verspannungen und Schmerzen im Beckenbereich, weil einige Muskeln, Bänder und Gelenke der Lendenwirbelsäule permanent überlastet werden. Auch in entfernt gelegenen Körperabschnitten (z. B. Brustkorb, Rippen, Brustwirbelsäule), die funktionell mit der unteren Wirbelsäule verbunden sind, können Schmerzen entstehen.
Durch krankengymnastische Übungen werden Muskelkraft und Ausdauer gezielt aufgebaut, überbeanspruchte Strukturen entlastet, die Beweglichkeit gefördert und die Körperhaltung geschult.
Endometriosepatientinnen profitieren insbesondere durch Übungen, die die Bauchmuskulatur kräftigen. Dadurch wird das Becken wieder stärker nach hinten gekippt, die Lendenwirbelsäule entlastet und der Schmerz gelindert. Sollte Ihnen Ihr Therapeut Eigenübungen gezeigt haben, können Sie den Behandlungserfolg vergrößern, wenn Sie diese zu Hause regelmäßig durchführen.

Übung: Schonendes Bauchmuskeltraining
Rückenlage, Beine angestellt. Den unteren Rücken in Richtung Boden drücken, wobei das Becken nach hinten kippt. Kopf anheben, um Bauchspannung zu erhöhen. Ihre Hand darf nicht mehr unter den Rücken passen! Position zehn Sekunden halten, dabei ruhig weiter atmen, dann kurz entspannen, fünf- bis zehnmal wiederholen.

Übung: Dehnung der Rückenstreckermuskulatur
Rückenlage, Beine angestellt. Mit den Händen an die Knie greifen, Beine möglichst dicht heranziehen, Kopf heben. Position zehn Sekunden halten.

Brechen Sie die Übungen bei Schmerzen ab!

6 Osteopathie: Heilen mit den Händen

Peter Ringeisen, Physiotherapeut, Heilpraktiker, Osteopath

Die Osteopathie wurde vor rund 130 Jahren vom amerikanischen Arzt Dr. Andrew Tayler Still begründet. Still stellte fest, dass geringfügige Bewegungseinschränkungen der Knochen, Gelenke, Bänder oder Muskeln den gesamten Organismus beeinflussen können. Die Osteopathie geht von einem ganzheitlichen Körperverständnis aus, wobei mit den Händen Bewegungseinschränkungen und Funktionsstörungen der Strukturen im Organismus diagnostiziert und behandelt werden.

Grundlagen der Osteopathie

Der Körper ist eine Einheit

Die verschiedenen Strukturen in unserem Körper werden durch das sogenannte Bindegewebe zu einer anatomischen und physiologischen Einheit zusammengeführt. Es umhüllt jedes Gewebe, Muskeln, Knochen, Nerven, Blut- und Lymphgefäße und innere Organe. Es bildet bindegewebige Formationen, wie zum Beispiel die Bänder, die benachbarte Strukturen elastisch verbinden. Eingebettet in das Bindegewebe, liegen die Nerven, Blut- und Lymphgefäße. Über das Bindegewebe wird die Zirkulation angeregt, der Stoffwechsel reguliert und Nervenerregungen weitergeleitet.

Alle Strukturen in unserem Körper, ob Muskelfasern, Bänder oder Organe, haben eine Eigenbewegung. Zusätzlich werden sie passiv bewegt: einerseits durch die natürliche Aktivität jedes Menschen, andererseits durch weitere Einflüsse wie beispielsweise Herzschlag, Atemrhythmus oder Darmkontraktionen. Bewegungseinschränkungen der Organe und Gewebe können deren Funktion beeinträchtigen. Eine solche Veränderung kann über das Bindegewebe auf andere Strukturen übertragen werden und dadurch zu Beschwerden in entfernt liegenden Körperregionen führen. Ein Osteopath kann ein Symptom über das Bindegewebe bis zu seiner auslösenden Ursache zurückverfolgen.

Der Körper hat Selbstheilungskräfte

Gesundheit ist kein statischer Zustand, sondern das Ergebnis unzähliger Selbstregulations- und Selbstheilungskräfte des Körpers, mit denen er auf schädigende Einflüsse reagiert. Dazu dienen z. B. die Blutgerinnung, die Arbeit des Immunsystems, die Vorgänge bei Entzündungsreaktionen oder die Regulation der Blutzirkulation und die Zellteilung. Diese Vorgänge bewirken, dass z. B. ein Knochenbruch verheilt oder eine Wunde zuwächst und eine Infektion überwunden wird. Ziel der Osteopathie ist es, die gesunde Funktionsweise jeder Struktur des Körpers und somit seine Selbstheilungskräfte zu aktivieren.

Die Osteopathie geht davon aus, dass sich die Lebensenergie des Individuums als rhythmische Bewegung im Körper zeigt, die vom Osteopathen als sehr sanfte Wellenbewegung wahrnehmbar ist. Dieser sogenannte »Primär Respiratorische Mechanismus« (PRM) ist überall spürbar, besonders aber am Kopf und am Kreuzbein.

Osteopathische Techniken können diese Bewegungen beeinflussen und dadurch die Selbstheilungskräfte aktivieren.

Die Struktur bestimmt die Funktion, die Funktion formt die Struktur

Ist eine bestimmte Struktur gestört, kann sie nicht mehr ihre volle Funktion ausüben. Nimmt die Funktion eines Organs zu, wächst auch dessen Struktur; nimmt sie dagegen ab, wird es kleiner. Was am Beispiel eines Muskels einleuchtend erscheint, gilt für alle Gewebe im menschlichen Organismus, also z. B. auch für innere Organe. Ziel der Osteopathie ist es, den Organen wieder zu ihrer ursprünglichen Beweglichkeit zurück zu verhelfen, so dass sie ihre natürliche Struktur zurückgewinnen und störungsfrei funktionieren können.

Die osteopathische Diagnose bei Endometriose

Ein Osteopath spürt mit seinen Händen den blockierten »Fluss« im Gewebe. Er nimmt Verwachsungen, Verhärtungen von Muskeln und Bändern, Stauchungen im Gewebe und Nervenblockaden ebenso wahr wie bestimmte

»Zugrichtungen« von Muskeln und Bändern, die auf eine falsche Lage oder auf Bewegungseinschränkungen von Organen hinweisen.

Er findet häufig Bewegungseinschränkungen am Kreuzbein und im Bereich der Darmbein-Kreuzbein-Gelenke. Während der Menstruation kann ein verstärkter Zug der Gebärmutter an ihren Bändern zu einer Bewegungseinschränkung dieser Gelenke und damit zu Schmerzen führen. Über den Rückenmarkskanal kann sich eine Bewegungseinschränkung im Kreuzbein bis hinauf in den Schädel auswirken und Kopfschmerzen auslösen.

Oft spürt ein Osteopath bei Endometriosepatientinnen auch Fehlfunktionen in Regionen, die mit dem hormonellen Kreislauf in Verbindung stehen. Gebärmutter, Eierstöcke und Schilddrüse ertastet er über den Bauch bzw. Hals der Patientin und spürt Verhärtungen, Organverlagerungen oder Bewegungseinschränkungen. Störungen im Bereich des Hypothalamus und der Hypophyse (Hirnanhangsdrüse) im Gehirn spürt er an der Schädelbasis, wahrnehmbar als leichte Zugkraft des Schädelknochens in eine Richtung.

Die osteopathische Behandlung der Endometriose

Eine osteopathische Behandlung wird auch als »sanftes Heilen mit den Händen« bezeichnet. Neben behutsamen Berührungen und sachtem Handauflegen kommen aber auch kräftige Griffe zum Einsatz, die starken Druck oder Zug ausüben.

Die Behandlung beginnt nicht immer mit den betroffenen Strukturen. Oft werden zunächst ausgleichende, sanfte Griffe am craniosacralen System ausgeführt, das heißt vom Schädel (Cranium) abwärts bis zum Kreuzbein (Os sacrum). Dies stimuliert auf sanfte Weise die Bewegungen des Nervenwassers (Liquor), die Hirn- und Rückenmarkshäute und das Nervensystem und damit auch Knochen, Muskeln und Bindegewebe. Die Osteopathie geht davon aus, dass der rhythmische Fluss des Liquors für das Wohlbefinden des Menschen von großer Bedeutung ist. Blockierungen dieses Flusses sollen erspürt und durch spezielle Drucktechniken aufgelöst werden. Das beruhigt und entspannt die Patientin und aktiviert gleichzeitig die Selbstheilungskräfte.

Die osteopathische Behandlung wirkt Verhärtungen entgegen und verhilft den Organen wieder zu ihrer ursprünglichen Beweglichkeit zurück. Auch die Gewebebeschaffenheit im Unterleib soll günstig beeinflusst werden: Durchblutung, Stoffwechsel und Wundheilung sollen unterstützt, die Organfunktionen normalisiert werden.

Hilfe auch bei Kinderwunsch

Etwa die Hälfte der Endometriosepatientinnen werden beim Osteopathen auch vaginal (über die Scheide) oder rektal (über den Enddarm) untersucht und behandelt. Das ist meist sehr effektiv, weil der Therapeut von dort mit seinen Händen und Fingern zu vielen Bindegewebsformationen und Muskeln des Beckenbodens direkten Zugang hat, die von außen nicht ertastet werden können. Ihr Osteopath bespricht das vorher ausführlich mit Ihnen und gibt Ihnen Bedenkzeit. Wenn Sie es wünschen, können Sie auch Ihren Partner zu dieser Behandlung mitbringen.

Ziel einer osteopathischen Behandlung bei Frauen mit Endometriose ist es zunächst, die verschiedenartigen Schmerzen zu lindern, darunter schmerzhafte Periodenblutungen, diffuse Unterbauchschmerzen, Rückenschmerzen und Schmerzen beim Geschlechtsverkehr. Außerdem können Verwachsungen gelöst, Blutungsstörungen reguliert und die Beweglichkeit der Funktionseinheit aus Gebärmutter, Eileitern und Eierstöcken gefördert werden. Dadurch erhöht sich die Chance auf eine natürliche Befruchtung bei Paaren mit Kinderwunsch.

Übung: Zirkulationsanregung des Bauches
Bequeme Rückenlage, Beine aufgestellt, ggf. Kissen unter Gesäß legen. Beide Hände zur Schale formen und an den Unterbauch modellieren. Die Fingerspitzen berühren sanft das knöcherne Schambein, die beiden Handrücken haben leichten Kontakt mit dem Beckenknochen. Geben Sie Druck nach unten in Richtung Rücken. Atmen Sie tief aus und schieben Sie Ihre Hände einige Millimeter in Richtung Nase. Beim Einatmen leisten Sie dem aufkommenden Druck des Gewebes sanft Widerstand. Beim nächsten Ausatmen schieben Sie das Gewebe wieder in Richtung Nase. Zehnmal wiederholen, kurz entspannen, Übung wiederholen.

Brechen Sie die Übung bei Schmerzen ab!

Internet

www.osteopathie.de (Verband der Osteopathen Deutschland e. V.)

www.osteopathie-akademie.de (Akademie für Osteopathie e. V.)

7 Reflexzonentherapie am Fuß: Sanfter Druck mit weitreichender Wirkung

Hanne Marquardt, Heilpraktikerin, Begründerin der RZF

Die Reflexzonentherapie am Fuß (RZF) hat sich aus alten einfachen Überlieferungen zu einem modernen, vielseitig einsetzbaren Therapeutikum entwickelt. Sie zählt zu den Regulationstherapien, die die im Menschen vorhandene Lebens- und Heilkraft fördern, unterstützen und harmonisieren. Das heißt, dass mit dieser Methode nicht allein das schmerzhafte Symptom einer Erkrankung, sondern auch die Hintergründe erfasst werden können, die zu seiner Entstehung geführt haben. Die Hände sind das Instrument, das gezielt und sensibel den therapeutischen Reiz im Fußgewebe der Behandelten setzt. Der Schmerz im Allgemeinen, auch der, der während der RZF ausgelöst wird, ist nicht allein der Feind, den es zu bekämpfen gilt, sondern vor allem ein »Wegweiser«, der zu den Zonen führt, die behandlungsbedürftig sind. Wie bei jeder Methode, die im Sinne einer Regulation arbeitet, gibt es auch bei der RZF in der Zeit zwischen zwei Behandlungen typische Reaktionen auf den gesetzten therapeutischen Reiz. Sie sind erwartet und erwünscht, selbst wenn sie manchmal vorübergehend etwas stören, denn durch sie lässt sich erkennen, dass der Organismus über genügend Lebenskraft verfügt, sich mit seinen Belastungen zu befassen. Die RZF ist primär ein Therapeutikum und kein Diagnostikum, da eine belastete Stelle am Fuß zunächst nichts über Ursache, Art und Dauer der Erkrankung aussagt. Sie führt jedoch zum Wesentlichen einer jeden Therapie: Zur Feststellung, welche Zonen wie lange und mit welcher Intensität behandelt werden sollten.

Die Behandlung von Endometriosepatientinnen

Die Behandlungsergebnisse sind überzeugend bei Frauen mit schmerzhafter Regelblutung, Unterleibskrämpfen, zu viel Blutverlust während der Regel, Schmerzen und Bewegungseinschränkungen im unteren Kreuz, venösen und lymphatischen Stauungen der Beine und des Beckens sowie bei Schmerzen, die durch Verwachsungen ausgelöst werden. Genauso können unerwünschte Wirkungen spezifischer Endometriosemedikamente behandelt werden. Es gibt zudem allgemein viele positive Erfahrungen mit RZF bei Beschwerden, die nach Operationen auftreten. Deshalb ist es naheliegend, dass auch Frauen, die wegen ihrer Endometriose operiert worden sind, gut ansprechen bei verzögerter Wundheilung, Narbenschmerzen, Verarbeitung von Narkosefolgen wie Kreislaufbeschwerden, Schwierigkeiten bei der Entleerung von Darm und Blase sowie bei Bewegungseinschränkungen, die durch langes Liegen verursacht werden. Zusätzlich lässt sich das Hormonsystem insgesamt erfassen, ebenso wie das Lymph- und vegetative Nervensystem.

Aufbau einer RZF-Behandlung

Patientinnen kommen üblicherweise mit einer ärztlichen Verordnung. Die Behandlungskosten werden von manchen Privatkassen nach Rückfrage übernommen; die gesetzlichen Kassen erstatten die RZF nur, wenn ärztlicherseits bestätigt wurde, dass andere Therapien nicht das gewünschte Resultat erbracht hatten. Zunächst wird ein Erstbefund erstellt, das heißt, alle Fußzonen werden mittels bestimmter Griffe überprüft und die belasteten Zonen in die Befundkarte eingetragen. Abnorme Zonen sind erkennbar an Schmerzen und Zeichen der Überreaktion des vegetativen Nervensystems, z. B. schnell auftretendem Handschweiß, einer Veränderung in der Atem- und Pulsfrequenz oder einer Verminderung des Speichelflusses. Die Stellen, die belastet gefunden wurden, beziehen sich sowohl auf die sogenannten Symptomzonen, z. B. bei Schmerzen vor und während der Menstruation auf die Zonen von Gebärmutter, Eierstöcken und Eileitern, als auch auf Hintergrundzonen. Bei Patientinnen mit Unterleibsbeschwerden könnten dies sein: Zonen von unterer Wirbelsäule, Darm, Blase, Hirnanhangsdrüse (Hypophyse), Sonnengeflecht und Magen. Da der Tastbefund jeweils den augenblicklichen Zustand und den persönlichen Entstehungshintergrund der Krankheit widerspiegelt, kann jede Behandlung auf die individuellen Bedürfnisse abgestimmt werden. Eine Behandlung dauert etwa 30 Minuten, die erste länger, da der Erstbefund mehr Zeit erfordert. Üblicherweise werden wöchentlich zwei bis drei Behandlungen angeboten. Die Intervalle können jedoch auch kürzer oder länger sein. In den dazwischen liegenden Tagen sollten die Reaktionen beobachtet werden, die die RZF ausgelöst hat, da die Veränderungen im Befinden für die nächste Behandlung die Auswahl der Zonen mitbestimmen. Die Länge einer Serie von RZF-Behandlungen lässt sich nicht im Vorhinein genau festlegen, denn jeder Mensch verfügt über sein persönliches Maß an Lebens- und Regenerationskraft, mit dem er sich individuell seiner Krankheit stellen kann. Somit hängt das Ergebnis einer Behandlung auch nicht primär vom Namen der Krankheit, sondern von der Vitalität und Heilkraft der einzelnen Person ab. Mittelwerte sind sechs bis zehn Sitzungen.

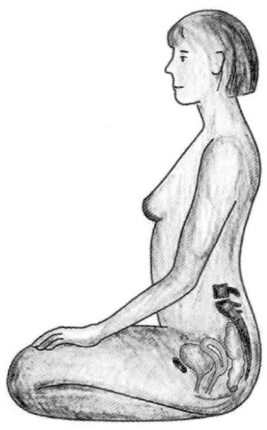 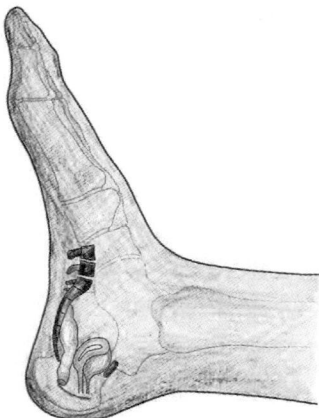

weibliche Beckenorgane in situ　　　　　weibliche Beckenorgane als Reflexzonen

Abbildung 7.1:　Darstellung der Kleinbeckenorgane sowohl bei der sitzenden Frau als auch in Form von Zonen am Fuß

8 Umwelt und Ernährung: Was Sie stärken und schwächen kann

Prof. Dr. med. Ingrid Gerhard, Frauenärztin, Naturheilverfahren, Umweltmedizin

Wie Sie aus den verschiedenen Kapiteln dieses Buches ersehen, tragen viele Faktoren zur Entstehung der Endometriose bei, so dass auch durch unterschiedliche Maßnahmen der Ausbruch der Erkrankung, ihr Fortschreiten und sogar ihre Heilung unterstützt werden können. Deshalb möchte ich Ihnen in diesem Kapitel aufzeigen, wie man sich den Einfluss von Umwelt- und Ernährungsfaktoren vorstellen kann.

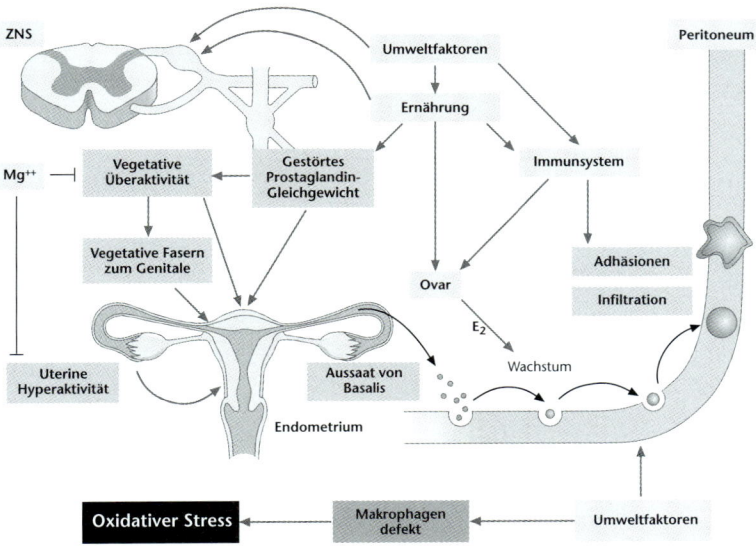

Abbildung 8.1: Entstehungsmechanismus der Endometriose

Durch Stress oder fehlerhafte Ernährung verkrampft sich die Gebärmutter während der Periode unregelmäßig oder zu heftig, so dass Blut mit Gebärmutterschleimhaut nicht nur nach außen über die Scheide fließt, sondern auch durch die Eileiter in den Bauchraum. Normalerweise können dort bestimmte Zellen der Immunabwehr, die sogenannten Fresszellen, mühelos

damit fertig werden. Wenn aber zu viel ausgeschwemmt wird oder die Fresszellen zu träge sind, wofür Umweltgifte oder eine falsche Ernährung verantwortlich sein können, setzen sich die Schleimhautzellen der Gebärmutter fest und fangen unter dem Einfluss der Hormone oder hormonähnlicher
Umweltgifte an zu wachsen. Bei der nächsten Periode blutet es jetzt nicht
nur aus der Gebärmutter in den Bauchraum, sondern die dort angesiedel-
ten Schleimhautzellen bluten selber, was zu vermehrten Schmerzen und
Verwachsungen führt. Das Immunsystem reagiert natürlich heftig auf die
Schleimhaut an der falschen Stelle. Es kann völlig durcheinander geraten,
besonders bei Umweltbelastungen oder Nährstoffmangel, und sogar Ab-
wehrstoffe gegen andere körpereigene Zellen produzieren, so dass eine
Autoimmunkrankheit entsteht. Manchmal richtet sich das Immunsystem
auch gegen Samenzellen, so dass es schwierig ist, schwanger zu werden.
Umweltfaktoren, Ernährung und Bewegung haben einen direkten Einfluss
auf die Hormone, den Zyklus und das Immunsystem, so dass zu jedem
Zeitpunkt und bei jedem Stadium der Endometriose an diesen »Schrau-
ben« gedreht werden kann.

Umweltfaktoren haben großen Einfluss auf die Gesundheit

Erste Hinweise auf den Einfluss von Umweltfaktoren fanden amerikanische Forscher eher zufällig, als sie Affen mit Dioxin behandelt hatten und
nach vielen Jahren feststellten, dass die Weibchen in Abhängigkeit von der
verabreichten Dosis Endometriose entwickelt hatten. Da der Dioxinnach-
weis schwierig und teuer ist, konnte beim Menschen diese Laboruntersu-
chung nicht routinemäßig gemacht werden. Aber nachdem beim Seveso-
Unfall in Italien eine große Anzahl von Frauen vorsorglich auf Dioxine
untersucht worden war, bestätigte sich, dass die Frauen mit den höheren
Dioxinwerten im Blut später häufiger eine Endometriose entwickelten als
die mit fehlender Belastung. Für die Entgiftung sind körpereigene Enzyme
nötig, mit denen Frauen, die an Endometriose leiden, offenbar von Geburt
an schlechter ausgestattet sind als Frauen, die gesund bleiben.

In den vergangenen Jahren fand man heraus, dass bei der Endometriose
wahrscheinlich besonders die Umweltgifte eine Rolle spielen, die eine
Hormonwirkung haben, die sogenannten Xenoöstrogene. Dazu gehören
Moschusverbindungen, die in Duftstoffen enthalten sein können, ebenso

Weichmacher (Phthalate, Bisphenol A), die sich in vielen Plastikmaterialien finden, aber auch Pestizide, Insektizide, Schwermetalle und viele mehr. Wir nehmen sie täglich über die Luft, das Wasser und die Nahrung auf. Sie müssen sich die Wirkung so vorstellen, dass diese Gifte an den Rezeptoren der Zelle andocken, wo eigentlich die Östrogene anbinden sollten. Entweder wird dann die Östrogenwirkung verstärkt oder aufgehoben. Und das muss nicht nur an der Gebärmutterschleimhaut passieren, das kann in allen Organen vorkommen, die Rezeptoren für Östrogene haben, beispielsweise die Brust, die Knochen oder die Haut. Das gilt auch für das Gehirn, das eigentlich durch die Blut-Hirn-Schranke, einer natürlichen Barriere zwischen Blutkreislauf und Zentralnervensystem, vor dem Eindringen dieser Gifte geschützt sein sollte. Aber eine andere Gruppe von »Giften« verändert diese Schranke, beispielsweise elektromagnetische Felder (EMF oder Elektrosmog). So haben es Gifte leichter, in das Gehirn einzudringen und dort die Schaltzentralen zu stören. Ein weiterer, bisher nicht berücksichtigter Umweltfaktor ist der blauwellige Lichtanteil aus Sparlampen, Computer- und Fernsehbildschirmen, der über die Augen die Hirnanhangsdrüse zur Ausschüttung von Stresshormonen und Melatonin anregt.

Freie Radikale können den Körper schädigen

Neben diesen spezifischen Wirkungen von Umweltgiften auf die Hormonsysteme spielt oxidativer Stress eine Rolle: Durch Rauchen, Luftverschmutzung, Fehlernährung, Konservierungsmittel und Zusatzstoffe in der Nahrung entstehen freie Radikale. Dabei handelt es sich um kurzlebige, aggressive, sauerstoffhaltige Verbindungen. Sie haben ein freies Elektron und sind daher sehr reaktionsfreudig. Bestimmte Vorgänge in den Zellen können dadurch gestört und Substanzen, Zellmembranen und die Zellkerne geschädigt werden. Nur wenn über die Nahrung, insbesondere viel Obst und Gemüse, genügend Gegenspieler, die Antioxidanzien, aufgenommen werden, kann der Organismus die Schäden verhindern oder reparieren.

Vorschläge zur Vorsorge und Unterstützung der Selbstheilungskräfte durch stressfreie Umweltbedingungen:

- Falls Sie rauchen, versuchen Sie, es sich ganz schnell abzugewöhnen. Schützen Sie sich vor Passivrauchen.
- Informieren Sie sich über Öko-Kontroll-Gütezeichen und Umweltsiegel.
- Wohnung: lösemittelarme Wandanstriche, unbehandelte Naturteppiche oder emissionsarme Teppichböden, unversiegeltes geöltes Parkett oder Fliesen, Schimmelbildung vorbeugen, Naturholzmöbel, Telefon und Computer möglichst über Kabel (andernfalls die neuen Eco+ Schnurlostelefone nutzen), Grünpflanzen für besseres Raumklima einsetzen, keine Biozide (z. B. Schädlingsbekämpfungsmittel, Desinfektionsmittel) benutzen.
- Schlafzimmer: dunkel, ruhig, angenehme Temperatur, gut belüftet. Kein Fernseher, Anrufbeantworter, Computer, Radiowecker, keine Basisstation von Schnurlostelefon nach DECT-Standard, Netzfreischalter für die Nacht einbauen.
- Küche: so wenig Plastikgeschirr wir möglich, Aufbewahrung in Glasbehältern, keine Mikrowelle, einen guten Wasserfilter für Trink- und Kochwasser aus der Leitung benutzen.
- Arbeitsplatz: wie Wohnung, außerdem Drucker und Fax nicht neben dem Schreibtisch, sondern in gut belüftetem Raum, kein WLAN, Computerschutzbrille, Vollspektrumlampen.
- Eventuell einen Baubiologen und Elektroingenieur zu Rate ziehen.

Schlechte Ernährung kann krank machen

Frauen mit Endometriose ernähren sich erwiesenermaßen deutlich schlechter als Frauen ohne diese Erkrankung: Sie essen zu wenig Obst und Gemüse, zu viele tierische Produkte und leere Kohlenhydrate (Zucker). Die gesättigten Fette aus den tierischen Nahrungsmitteln (Wurst, Fleisch, Milch, Käse) überschwemmen den Körper mit Arachidonsäure, aus denen Botenstoffe entstehen, die Entzündungen und Schmerzvorgänge auslösen. Die »guten« Fette aus Fisch und Pflanzen, die einfach ungesättigte Fettsäuren und Omega-3-Fettsäuren, werden in zu geringer Menge aufgenommen, fehlen also als Gegenspieler. Außerdem bewirken tierische Produkte eine Ansäuerung des Gewebes, was die Schmerzrezeptoren reizt, wenn nicht durch gleichzeitige Zufuhr von vielen Basen aus Obst und Gemüse ein Gleichgewicht eingestellt werden kann. Der Mangel an Antioxidanzien, Vitaminen und Spurenelementen aus pflanzlicher Nahrung schädigt die Körperzellen, so dass eine Heilung nicht eintreten kann. Chemische Zusatzstoffe, Konservierungsmittel, Farb- und Süßstoffe stellen zusätzliche Belastungen dar.

Bei jeder Endometrioseerkrankung lohnt sich eine Ernährungsumstellung. Es muss nicht gleich eine vollständig vegetarische Ernährung sein, aber je mehr auf Fleisch, Wurst und Käse verzichtet wird, desto besser. Fünf Portionen Obst und Gemüse am Tag wären ideal, wobei eine Portion die Menge ist, die in eine Hand passt. Statt Milch zu trinken, sollten Sie lieber 200 Gramm Joghurt essen. Der Eiweißbedarf kann über Hülsenfrüchte gedeckt werden. Vollkornprodukte liefern wichtige Mineralstoffe und Pflanzenhormone. Zwei Fischmahlzeiten in der Woche sind sinnvoll. Werten Sie Ihre Mahlzeiten auf, indem Sie frische Kräuter und Pflanzenöle großzügig einsetzen. Besonders günstig ist eine Mischung aus Oliven-, Lein-, Raps- und Walnussöl, aber Achtung: Nur Oliven- und Rapsöl dürfen leicht erhitzt werden. Meiden Sie Süßigkeiten, Limonaden, Kuchen und Fettgebackenes. Trinken Sie Alkohol und Kaffee nur in Maßen.
Achten Sie beim Einkauf mehr auf Qualität als auf Quantität und bevorzugen Sie Bio-Ware. Die ist meist nicht pestizidbelastet und enthält viele lebenswichtige Inhaltsstoffe, besonders dann, wenn sie nicht lange gelagert ist, sondern aus der Umgebung stammt. Auch wenn Sie wenig Zeit haben, meiden Sie Fertigprodukte, wählen Sie lieber Gemüse aus der Tiefkühltruhe. Achten Sie bei der Zubereitung darauf, dass Sie schonend garen, keine Mikrowelle benutzen und Reste möglichst nicht lange im Kühlschrank aufheben.

Als Einstieg in ein neues »Ernährungsleben« kann eine Fastenkur unter ärztlicher Leitung sinnvoll sein. Sie empfiehlt sich besonders dann, wenn Sie Übergewicht haben, wenn noch andere Erkrankungen bestehen oder wenn durch Medikamenteneinnahme Ihr Stoffwechsel stark beeinträchtigt ist. Eine Pancha-Karma-Kur der traditionellen indischen Heilkunst, der sogenannten Ayurveda, kann ebenfalls Wunder bewirken. Vielleicht haben Sie auch Freude an der Ernährung nach den fünf Elementen, die aus der traditionellen chinesischen Medizin stammt und individuelle Bedürfnisse besser berücksichtigt als die üblichen Vorgaben aus der westlichen Medizin.

Gehen Sie Verdauungsproblemen auf den Grund

Ganz gleich wie Sie vorgehen wollen, hören Sie auf Ihren Bauch. 80 % aller Endometriosepatientinnen haben Probleme mit der Verdauung: Blähungen, Sodbrennen, Verstopfung oder zu flüssiger Stuhl und zu häufige Entleerungen. Dabei spielt es keine Rolle, ob Sie Probleme mit dem Darm hatten, und die Endometriose dann entdeckt wurde, oder ob Sie Regelschmerzen und Endometriose hatten, und Ihr Darm seitdem nicht mehr wie früher funktioniert. Die Millionen von unterschiedlichen Bakterienvölkern, die friedlich in unserem Darm zusammenleben und gemeinsam für die normale Verdauung, die Reaktion unseres Immun- und Hormonsystems sorgen, werden durch unsere moderne Ernährung aus dem Gleichgewicht gebracht. Der Darm reagiert gereizt oder sogar allergisch, er kann die guten Nahrungsinhaltsstoffe nicht mehr richtig aufnehmen, was die Endometriose verschlechtert. Umgekehrt bewirkt die Endometriose im Bauchraum einen entzündlichen Reiz für den Darm. Die krankhaften Gase wirken sich ungünstig auf die Leber aus. Mit einer gezielten Stuhluntersuchung (Kyberstatus), lässt sich das Ausmaß der Störung feststellen und individuell behandeln. Wenn Sie gleich etwas Gutes für sich tun wollen, so trinken Sie milchsäurehaltige Getränke, beispielsweise Kanne-Brottrunk® (Kanne Brottrunk GmbH), oder benutzen sie mikrobiologische Nahrungsergänzungen (hypo-A, Symbiopharm). Entlasten Sie Ihre Leber mit Leberwickeln.

Feucht-warme Brottrunk-Leberwickel

Ein Leintuch mit Brottrunk tränken, auswringen und zu einem etwa 15 mal 30 cm langen Streifen falten. Auf den Rücken ins Bett legen und das kalte, nasse Tuch auf den nackten rechten Oberbauch (Leberregion) auflegen. Darüber eine Plastikfolie oder -tüte legen und mit einem Frotteehandtuch abdecken. Eine mit heißem Wasser gefüllte Wärmflasche seitlich und darüber legen. In kurzer Zeit erwärmt sich das Tuch und eine angenehme Wärme wird im gesamten Körper spürbar. Bei Kreislaufproblemen oder Hypertonie anfangs nicht länger als 20 Minuten liegen lassen, da es zu Herzklopfen kommen kann. Bei Gewöhnung kann der Wickel auch bis zu zwei Stunden liegen bleiben. Ein Leberwickel fördert die Durchblutung und Entgiftungsfunktion der Leber.

Gleichen Sie Nährstoffmängel aus

Durch veränderte Umwelt- und Landwirtschaftsbedingungen, Verarbeitung und Lagerung enthalten Getreide, Obst und Gemüse nicht mehr die Menge von Inhaltsstoffen, die der Organismus benötigt, um gesund zu bleiben. Auch wenn Sie sich bemühen, vollwertig zu essen und einen gesunden Lebensstil zu pflegen, ist die Endometriose ein Hinweis dafür, dass es Ihnen an wichtigen Nährstoffen mangelt, die durch Nahrungsergänzungen behoben werden können. Beim Kauf sollten Sie darauf achten, dass die Produkte ökologisch hergestellt wurden und keine künstlichen Farb-, Süß- und Konservierungsstoffe enthalten.

- Fischölkapseln enthalten die wichtigen Omega-3-Fettsäuren, die Entzündungen verhindern. Nehmen sie dreimal täglich eine Kapsel mit 500 mg ein. Da sich im Fett der Fische Umweltgifte konzentrieren, sollten die Öle von Herstellern stammen, die dafür garantieren, dass keine Schwermetalle und dem Dioxin ähnliche Gifte darin enthalten sind, z. B. Lachsölkapseln (hypo-A).
- Die Vitamine E (15 bis 30 Vitamin-E-Äquivalente) und C (200 bis 500 mg/ Tag) sind starke Antioxidanzien und ergänzen sich in ihrer Wirkung.
- Verschiedene Vitamine aus der B-Gruppe sind an der hormonellen Regulation und Entgiftung beteiligt. Besonders bei Ernährungsstörungen, Darmproblemen und Kinderwunsch müssen verschiedene B-Vitamine eingenommen werden.
- Selen ist ein Spurenelement, von dem Deutsche viel zu wenig über die Nahrung aufnehmen. Es ist ein Antioxidanz und Immunregulator und hilft bei der Entgiftung. 100 μg als Selenit, das sehr schnell wirkt, oder in organischer Form als Selenhefe, die vom Körper langsam aufgenommen wird, können pro Tag ohne Risiko ergänzt werden.
- Magnesium (Mg) spielt bei der Erregungsübertragung eine Rolle. Dem erhöhten Bedarf bei körperlichem und seelischem Stress kann mit etwa 400 mg pro Tag vorgebeugt werden. Am verträglichsten ist organisch gebundenes Magnesium (Citrat, Orotat, Aspartat), das über den Tag verteilt wird. Achtung beim Vergleich der Dosisangaben auf den Packungen: 24 mg Magnesium entsprechen 1 mmol (Millimol) oder 2 mval (Millival).

Dies sind nur einige Beispiele, welche Nährstoffe bei der Endometriose bevorzugt zum Einsatz kommen. Ausführlichere Angaben finden Sie in meinem Frauen-Gesundheitsbuch. Am günstigsten nimmt man Kombinationspräparate ein, mit denen schon Erfahrungen bei Endometriose vorliegen, beispielsweise von hypo-A. Nach dreimonatiger Therapie mit diesen Mitteln hatten sich die Beschwerden bei zwei Drittel der 100 Patientinnen deutlich gebessert, und es kam zu einer hohen spontanen Schwangerschaftsrate.

Was hilft bei welchen Beschwerden?

Dysmenorrhö (Regelschmerzen)

Auch wenn die Endometriose noch nicht durch eine Gewebeuntersuchung gesichert worden ist, muss eine Dysmenorrhö behandelt werden. Empfehlenswert sind:

- Omega-3-Fettsäuren und weitere »gute« Fettsäuren wie Lachsöl, Nachtkerzen-, Borretschsamen- und Leinöl.
- Vitamin B6: 50 bis 200 mg/Tag in der zweiten Zyklushälfte. Auch mit Vitamin B1 (100 mg/Tag) oder B3 (100 mg/Tag) über drei Monate können Besserungen erzielt werden. Ein Vitamin B-Komplex-Präparat, in dem auch 400 µg Folsäure enthalten ist, ist am einfachsten einzunehmen. Dann müssen die Konzentrationen der einzelnen Vitamine auch nicht so hoch sein.
- Magnesium: dreimal täglich 150 mg bei nachgewiesenem Mangel während des ganzen Zyklus, sonst nur in der zweiten Zyklushälfte; günstig in der Kombination mit Kalzium, das ebenfalls in die Erregungsübertragung eingreift.

Unerfüllter Kinderwunsch

Auch wenn nur ein Eileiter durchgängig ist, haben Sie gute Chancen, auf natürlichem Weg schwanger zu werden. Dafür ist es besonders wichtig, dass Sie mit einem gesunden Lebensstil und den richtigen Nahrungsergänzungen den Körper auf die Schwangerschaft vorbereiten.

- Rauchen und Kaffee setzen die Fruchtbarkeit herab, Alkohol schädigt schon in einem sehr frühen Stadium den Embryo, so dass diese Genussgifte für Sie tabu sein sollten.
- Ergänzen Sie Ihre Ernährung durch gute Kombinationsmittel aus Vitaminen, Mineralien und Fettsäuren. Besonders Folsäure sollten sie täglich mit 400 bis 800 µg ergänzen.
- Lassen Sie die Schilddrüse untersuchen. Falls nichts dagegen spricht, nehmen Sie täglich eine Jodtablette ein (100 µg).
- Enzyme verhindern Verwachsungen und schützen vor überschießenden Reaktionen des Immunsystems. Nehmen Sie z. B. dreimal zwei Dragees Phlogenzym® (Mucos) über mindestens vier Monate ein.

Zustand nach einer Operation

- Zur Vorbeugung von Verwachsungen nehmen Sie Enzympräparate ein, z. B. Wobenzym N® (Mucos) eine Woche dreimal vier Tabletten, dann reduzieren auf dreimal zwei Tabletten.
- Um der Darmträgheit nachzuhelfen, können Sie Flohsamen benutzen. Trinken Sie genug Wasser dazu!
- Zur Beschleunigung der Wundheilung und Normalisierung der Darmflora trinken Sie zweimal täglich ein Glas mit Wasser verdünnten Kanne-Brottrunk.

Hitzewallungen, Schlafstörungen, Depressionen, trockene Haut durch eine Hormontherapie (GnRH-Analoga)

- Leichter Ausdauersport in Verbindung mit einer an Obst und Gemüse reichen Kost, ergänzt durch Hülsenfrüchte mit einem hohen Anteil an Pflanzenhormonen, machen alle diese Beschwerden erträglich.
- Verzichten Sie auf Kaffee.
- 1 bis 2 Esslöffel geschroteter Leinsamen mit viel Flüssigkeit, in Joghurt oder Müsli zu sich genommen, enthält viele Pflanzenhormone und sorgt für einen gesunden Darm.
- Täglich 200 bis 500 ml mit Kalzium angereicherte Sojamilch trinken.
- Nahrungsergänzungen in Kapselform, die konzentrierte Pflanzenhormone enthalten, z. B. Delima Kapseln® (Pekana) aus dem Granatapfel,

Cranberola Phytosoja® (Arkopharma) aus Soja oder Remifemin® (Schaper und Brümmer) aus Traubensilberkerze.
- Omega-6-Fettsäuren (1 bis 3 g) aus Nachtkerzenöl im Wechsel mit Omega-3-Fettsäuren aus Fischöl.
- Vitamin-B-Komplex, Magnesium, Kalzium und Spurenelemente (hypo-A).

Trockene Scheide

Auch hier können Pflanzenhormone helfen, die die Scheide befeuchten, sie gleitfähig machen und das Scheidenmilieu normalisieren. Sie können die Zäpfchen oder das Gel mehrmals in der Woche in die Scheide einführen, z. B. »Phyto Soja Vaginalgel« (Arkopharma) aus Soja, »Delima feminin« (Pekana) aus dem Granatapfel, »4 Vag Vaginalzäpfchen« mit Scheidenbakterien und Vitaminen (hypo-A).

Vorbeugung von Knochenschwund

- Wenn Sie bisher keinen Sport getrieben haben, sollten Sie sich in dieser Therapiephase unbedingt mehr bewegen. Gezieltes Muskeltraining, z. B. mit Gewichten, kann den Knochenabbau aufhalten.
- Trinken Sie an Kalzium reiches Mineralwasser, und essen Sie viel Gemüse. Ergänzen Sie die Ernährung durch Vitamin-D-Tabletten (1.000 IE/Tag) und Kalzium (1.000 mg).
- Oder nehmen Sie ein auf den Knochen abgestimmtes Multivitamin- bzw. Multimineralpräparat, wie beispielsweise Osporowell® (biosyn), dreimal täglich eine Tablette.

Literatur

Gerhard, Ingrid (2009). Das Frauengesundheitsbuch. Symptome verstehen – Krankheiten behandeln. Wo Naturheilverfahren wirken, wann Schulmedizin nötig ist. Stuttgart: Haug Verlag.

Mutter, Joachim (2009). Gesund statt chronisch krank. Weil der Stadt: Fit fürs Leben Verlag.

Miller, Winfried (2007). Enzyme, Quelle des Lebens. München: W. Zuckschwerdt Verlag.

Volkmann, Peter-Hansen (2009). Ökosystem Mensch – Gesundheit ist möglich. Lübeck: VBN Verlag.

Internet

www.umweltinstitut.org (Umweltinstitut München e. V.)

www.geobiologie.de (Forschungskreis für Geobiologie Dr. Hartmann e. V.)

www.dugi-ev.de (Deutsche Umwelt- und Gesundheitsinitiative e. V.)

www.foodwatch.de (Foodwatch e. V.)

www.umwelterkrankte.de (Verein für Umwelterkrankte e. V.)

www.netzwerk-frauengesundheit.com

www.naturundmedizin.de (Natur und Medizin – Fördergemeinschaft der Karl und Veronica Carstens-Stiftung)

9 Phytotherapie: Die heilenden Kräfte der Pflanzen

Heide Fischer, Ärztin

Heutzutage kommen in der gynäkologischen Praxis, meist auf Verlangen der Patientinnen, immer häufiger Naturheilmittel zum Einsatz. Ihre Wirkung bei Beschwerden vor der Menstruation (prämenstruell) oder in den Wechseljahren ist bereits weit verbreitet und gut untersucht, während die naturheilkundliche Behandlung der Endometriose noch einen gewissen Pioniergeist erfordert, da es bislang nur wenige kontrollierte Studien gibt. Hinzu kommt, dass insbesondere Heilpflanzen sehr individuell wirken. Es gibt zwar gewisse Richtlinien, die ich im Folgenden aufzeigen werde, doch überprüfen Sie bitte immer im Einzelfall, ob eine Rezeptur binnen ein bis zwei Monatszyklen zu einer Verbesserung Ihrer Beschwerden führt. Man sollte sich auf eine langfristige Therapie mit wechselnden Schwerpunkten einstellen. Die Unterstützung durch eine erfahrene Phytotherapeutin ist in jedem Fall anzuraten.

Wichtigstes Ziel: Die Beschwerdefreiheit der Patientin

Endometriose ist eine für alle am Behandlungsprozess Beteiligten außerordentlich belastende Erkrankung. Zum einen für die Betroffenen, die mit Schmerzen geplagt sind und deren Kinderwunsch oft unerfüllt bleibt, zum anderen für die Behandler, die meist weder mit konservativer noch mit operativer Therapie eine langfristige Beschwerdefreiheit der Patientin erreichen können. Es muss mit Rezidivquoten von 50 % gerechnet werden. Da wir heute zwischen dem »Phänomen Endometriose«, dem bloßen Vorhandensein von Herden ohne Beschwerden, und der »Krankheit Endometriose« mit ihren typischen Symptomen unterscheiden, sollte aus ganzheitlicher Sicht nicht die Beseitigung der Endometrioseherde das Therapieziel sein, sondern die Beschwerdefreiheit der Patientin. Das Leben beeinträchtigende Schmerzen sollten gelindert und die Erfüllung des Kinderwunsches ermöglicht werden. Zu beidem kann die Phytotherapie mit Tees, Tinkturen, Wickeln und Auflagen, mit Bädern und Zäpfchen entscheidend beitragen.

Die Grenzen zur Ernährungstherapie sind fließend, wenn wir beachten, dass manche Nahrungsmittel, wie die meisten tierischen Produkte, Schmerzzustände verstärken, hochwertige Öle wie Nachtkerzen-, Lein- oder Borretschsamenöl dagegen ausgesprochen schmerzlindernd wirken.

Was ist bei der Anwendung von Heilpflanzen zu beachten?

Wir unterscheiden bei der Endometriosetherapie zwischen einer allgemein regulierenden und einer symptomlindernden Therapierichtung. Für erstere muss man sich etwas Zeit geben, vier bis sechs Wochen bis hin zu mehreren Monaten, bis der Körper auf die neue Botschaft reagiert. Entsprechend muss ein Tee oder ein Wickel über längere Zeit regelmäßig angewendet werden. Eine schmerzlindernde und blutstillende Wirkung sollten dagegen unmittelbar eintreten. Hohe Dosen einer Tinktur (zum Beispiel Bursae pastoris tinctura, Hirtentäscheltropfen) oder eines Fertigpräparates (z. B. Styptysat) werden punktuell, z. B. während der Menstruation eingenommen. Eine Dauertherapie ist hier selten notwendig.

Das heißt aber nicht, dass Tinkturen wirksamer sind als Heiltees oder feuchtwarme Teewickel. Im Gegenteil. Die regelmäßige Zubereitung eines Heiltees ist in sich schon eine heilsame Angelegenheit. Sich die Zeit zu nehmen, einen Wickel aufzulegen, damit zu ruhen und nachzuruhen, hat eine tiefe, nachhaltige Wirkung.

Dosierung und Zubereitung von Tees und Tinkturen

Es gibt viele gute Gründe, einen individuell zusammengestellten Heiltee einem Fertigpräparat vorzuziehen, auch wenn dieses vielleicht einfacher anzuwenden ist. Die Lösung der Pflanzenwirkstoffe in reichlich warmem Wasser fördert ihre Aufnahme in den Organismus, wirkt entsäuernd und hilft den Flüssigkeitsbedarf des Körpers zu decken. Das Teeritual stellt in Zeiten der Hektik einen Akt der Selbstfürsorge, des Innehaltens und der Hinwendung zum oft vernachlässigten Körper dar.

Eine *Teemischung* beinhaltet nie mehr als sieben Bestandteile, die sich sinnvoll ergänzen und die Gesamtbefindlichkeit einer Person fördern.

So enthält zum Beispiel ein *Endometriose-Tee* zur längerfristigen Behandlung eine hormonausgleichende Pflanze (Frauenmantelkraut), eine Leberpflanze (Löwenzahnwurzel), eine reizmindernde Pflanze (Ringelblumenblüten), eine wachstumshemmende Pflanze (Mistel), eine allgemein beruhigende Pflanze (Melissenblätter), eine durchwärmende Pflanze (Majorankraut) und eine krampflösende Pflanze (Gänsefingerkaut).

Eine *Teekur* dauert ein bis drei Monate, in denen der Tee, wenn nicht anders angegeben, dreimal täglich vor den Mahlzeiten warm, schluckweise und mit Bedacht getrunken wird.

Bei akuten Beschwerden kann z. B. eine schmerzstillende Pflanze (Weidenrinde als Tee oder Tinktur) mit blutstillendem Hirtentäschelkraut gemischt und bis zur Besserung der Beschwerden oder auch noch ein paar Tage länger eingenommen werden, und zwar täglich 3 bis 5 Tassen oder mehrmals 20 bis 40 Tropfen.

Die Dosierung für eine Tasse oder einen Becher Tee entspricht einer »Dreifingergabe«, das ist die Menge, die zwischen die drei ersten Finger einer Hand passt. Mit kochendem Wasser übergossen, muss der Tee, wenn nicht anders angegeben, 10 Minuten zugedeckt ziehen.

Es ist möglich, einen durchgehend getrunkenen Tee in der zweiten Zyklushälfte mit Tinkturen progesteronwirksamer Pflanzen zu ergänzen, oder nur Tinkturen zu verwenden, wenn im Alltag keine Gelegenheit zur Teebereitung besteht. Tinkturen sind über Apotheken fertig zu beziehen, wie z. B. Hirtentäscheltinktur (Bursae pastoris Tinctura), können aber auch selbst hergestellt werden. Hierbei werden getrocknete Kräuter im Verhältnis 1 : 10, Wurzeln und Samen im Verhältnis 1 : 5 mit mindestens 40-prozentigem Alkohol, einem guten Obstbrand oder Korn übergossen, luftdicht 2 bis 3 Wochen angesetzt, abgeseiht und in beschriftete Tropfflaschen abgefüllt. Die Dosierung einer Tinktur für die kurmäßige Verwendung lautet je nach Körpergewicht und Stoffwechselgeschwindigkeit dreimal 10 bis 20 Tropfen, im Akutfall mehrmals täglich 10 bis 40 Tropfen.

Wenn Ihnen die Verwendung standardisierter Fertigpräparate sympathischer ist, werden Sie auf den folgenden Seiten ebenfalls genügend Hinweise finden.

Zunächst wird der Körper entlastet

Es sollte in den meisten Fällen eine gewisse, individuell zu modifizierende Reihenfolge der Therapieschritte eingehalten werden, bei der Entgiftung und Unterstützung der Ausscheidungsorgane einschließlich Darmsanierung zusammen mit diätetischen Maßnahmen am Anfang stehen. Einer solchen vier- bis sechswöchigen Kur folgt ein konsequenter Hormonausgleich zusammen mit entspannenden, schleimhautberuhigenden, entzündungshemmenden Pflanzen. Wachstumshemmung mit Mistel kann parallel die ganze Zeit durchgeführt werden, ebenso wie die symptomatische Therapie. Im Einzelnen geschieht dies folgendermaßen:

Die *Ausleitung über den Darm* erreicht man mit Süßwasseralgen-Präparaten wie Chlorella (dreimal täglich 2 bis 4 Tabletten), der innerlichen Anwendung von Heilerde (zweimal täglich 1 Esslöffel in Saft oder Wasser) oder Bärlauch (Ceres Allium ursinum, dreimal täglich 3 Tropfen). Zur *Förderung des Hautstoffwechsels* empfehlen sich Trockenbürsten und Massagen, daneben Tee von Holunderblüten (Sambuci flos) und lymphabflussfördernden Pflanzen wie Gundelrebe (Glechomae herba). Die *Ausleitung über die Niere* fördern Brennnessel (Urticae folium oder herba), Löwenzahn (Taraxaci herba), Birkenblätter (Betulae folium), Goldrute (Solidaginis herba).

Zur *Verdauungs- und Leberförderung*, auch zum Abbau und der *Ausscheidung hoher Östrogenspiegel*, werden Bitterstoffpflanzen wie Artischocke (Cynarae folium), Löwenzahnwurzel (Taraxaci radix) oder Schafgarbenkraut (Millefolii herba) eingesetzt.

Zum *Schutz des Leberfunktionsgewebes* empfehlen sich Mariendistelsamen (Cardui mariae fructus) zum Beispiel als Ceres Carduus marianus Urtinktur, dreimal täglich 3 Tropfen.

Die ausleitenden Pflanzen können zu einem Stoffwechseltee gemischt werden, je eine für Haut, Lymphe, Niere und Leber. Von dieser Teemischung trinken Sie 4 bis 6 Wochen lang dreimal täglich eine Tasse mit einem Teelöffel oder einer Dreifingergabe Tee.

Allgemein regulierende Pflanzen

Eine *Wachstumshemmung* der Endometrioseherde und eine *Regulierung der körpereigenen Abwehr* bewirkt Mistel als Teedroge (Visci albi herba) besser noch als Injektionstherapie mit entweder standardisierten Mistellektinprä-

paraten (Lektinol) oder Auszügen der ganzen Pflanze, die nach anthropo-
sophischen Richtlinien aufbereitet wurden (Iscador, Helixor): Es wird empfohlen, mit einer geringen Dosierung zu beginnen und die Dosis zu steigern,
wenn diese bei 2 bis 3 Injektionen pro Woche in die Bauchhaut gut vertragen wird. Mistelpräparate sind verschreibungspflichtig, Patientinnen lernen
unter Anleitung eines erfahrenen Arztes, sich selbst zu spritzen. Ebenfalls
anregend für das Immunsystem wirken Bockshornkleesamen (Foenugraeci
semen), Engelwurz (Archangelicae radix), Wasserdostkraut (Eupatorii herba)
oder Sonnenhutwurzel (Echinacae purp. Radix). Alle vier Pflanzen könnten
Bestandteil einer immunstärkenden Tinktur sein, die über 4 bis 6 Wochen
mit dreimal täglich 20 Tropfen eingenommen wird.

Zur *Hormonregulation* werden progesteronwirksame Pflanzen in der zweiten Zyklushälfte als Tee, Tinktur oder Fertigpräparat empfohlen: Mönchs-
pfeffer (Agnolyt-Tropfen oder -Kapseln, ab Eisprung bis zur Menstruation
einmal täglich 40 Tropfen oder 1 Kapsel); Frauenmantel (Ceres Alchemilla,
dreimal täglich 3 Tropfen); Schafgarbe (Ceres Millefolium, dreimal täglich
3 Tropfen); Yamswurzel (Dioscoreae villosae Tinctura, dreimal täglich 10 bis
20 Tropfen) oder Yamswurzelcreme 10 % (täglich ein haselnussgroßes Stück
auf Bauch, Brust oder die Innenseite der Oberarme auftragen). Bewährt in
der Zyklusregulierung sind auch Menodoron-Tropfen (Hirtentäschel, Majoran, Schafgarbe, Eiche und Große Brennnessel) von Weleda. Sie werden
über mehrere Monate durchgehend mit dreimal täglich 15 bis 20 Tropfen
eingenommen.

Zur *Beruhigung der Gebärmutterschleimhaut* gibt es gute Erfolge mit Ringelblume (Calendulae flos) und Taubnessel (Lamii albi flos), die in einer En-
dometriose-Teemischung nicht fehlen dürfen. Auch geschroteter Leinsamen
empfiehlt sich, wobei ein Esslöffel täglich in 100 g Magerquark zu sich
genommen wird, ergänzt durch einen Esslöffel Leinöl, kalt gepresst und
aus biologischem Anbau. Dies kann als Budwig-Müsli mit Früchten ange-
reichert werden (nach Rezept der Chemikerin und Apothekerin Johanna
Budwig, 1908–2003). Leinöl mit seinen hoch ungesättigten Omega-3-Fett-
säuren vermag die Synthese von Prostaglandin, dem Schmerzbotenstoff,
herabzusetzen und wirkt schmerzlindernd, ähnlich wie Borretschsamen-
und Nachtkerzenöl. Pro Esslöffel Leinsamen ein großes Glas Tee oder
Wasser trinken.

Eine *Verbesserung der Beckendurchblutung* wird mit Beifußkraut (Artemisiae vulgaris herba) erreicht, ebenso mit Majoran (Majoranae herba) und Basilikum (Basilici herba). Mischen Sie eine dieser Pflanzen in ihren Endometriose-Tee oder verwendet Sie als bewährtes Fertigpräparat Melissa/Phosphorus Dil. von Weleda.

Beruhigende Pflanzen sind besonders wichtig zur seelischen Unterstützung und zur Schmerzbekämpfung. Hilfreich sind Johanniskraut (Hyperici herba), Melisse (Melissae folium), Passionsblume (Passiflorae herba), Weißdorn (Crataegi flolium cum flos). Auch ein oder zwei Pflanzen aus dieser Gruppe dürfen in der Teemischung nicht fehlen.

Kieselsäurehaltigen Pflanzen wie Ackerschachtelhalm wird eine *strukturierende, ordnende Wirkung* zugeschrieben. Dies scheint ein wichtiger Aspekt der Endometriose zu sein, sowohl um den »Wildwuchs« des Endometriosewachstums zu strukturieren als auch um die betroffenen Frauen in der Strukturierung ihres oft unregelmäßigen Alltags zu unterstützen.

Erschöpfung infolge von Blutarmut sollte immer mit blutbildenden Maßnahmen unterstützt werden. Man denke auch an allgemein stärkende Pflanzen wie Taigawurzel (Eleu-Curarina Tropfen, zweimal täglich 30 Tropfen über 4 bis 6 Wochen).

Neben der innerlichen Anwendung der Heilpflanzen können auch (Sitz-) Bäder mit Schafgarbe, Ringelblume und Ackerschachtelhalm hilfreich sein (eine kleine Handvoll der Teemischung mit einem Liter Wasser aufgießen, zehn Minuten ziehen lassen, abseihen und ins Badewasser geben). Empfehlenswert sind auch feuchtwarme Bauchwickel aus einem starken Tee derselben Mischung, für den ein Baumwolltuch mit dem Tee getränkt, ausgewrungen und so warm wie möglich auf den Unterbauch aufgelegt wird. Das Baumwolltuch wird mit einem Wolltuch (Schal) abgedeckt und das Ganze für eine halbe Stunde mit einer Wärmflasche so warm gehalten, wie es angenehm ist. Es sollte mindestens eine halbe Stunde nachgeruht werden, damit der Wickel seine Wirkung voll entfalten kann.

Die Behandlung der Symptome

Zur *Schmerzbekämpfung* empfiehlt sich Gänsefingerkraut (Anserinae herba oder Tinctura, mehrmals täglich eine Tasse Tee oder 10 bis 40 Tropfen); Pestwurz (Ceres Petasites D 6, mehrmals täglich 3 bis 5 Tropfen); Weidenrinde (Salix Tropfen Bürger, mehrmals täglich 40 Tropfen, oder Assalix-Tabletten); Mutterkraut (Tanaceti partenii herba als Tee oder Nemagran-Tropfen, bekannt als Migränemittel). Auch Khella (Ammi visnaga comp. Zäpfchen von Wala) ist in der Lage, Krämpfe zu lösen. Bewährt sind Phytodolor-Tropfen (Goldrutenkraut, Eschen- und Pappelblätter, mehrmals täglich bis zu 50 Tropfen). Eine neuere Untersuchung der Universitätsfrauenklinik Greifswald erbrachte eine deutliche Schmerzreduktion bei Endometriose durch die Anwendung eines Teufelskrallenextraktes (z. B. Teufelskralle Stada, dreimal täglich 480 mg). Die helle, rheuma-ähnliche Schmerzqualität der Endometrioseschmerzen lassen auch an andere Rheumamittel denken, wie z. B. Weihrauch. Die oben erwähnten Bauchwickel mit diesen Mitteln wirken ebenso schmerzlindernd wie eine Massage des unteren Rückens mit Johanniskrautöl (Hyperici oleum) oder das Auflegen eines Heublumensäckchens. Zur Schmerzreduktion sollte immer auf eine geregelte Verdauung geachtet und diese gegebenenfalls mit milden Bittermitteln (Amara-Tropfen von Weleda), Lein- oder Flohsamen unterstützt werden. Auch sanfte Bauchmassagen mit Johanniskrautöl helfen dem Darm bei seiner Arbeit und erleichtern den Stuhltransport trotz Verklebungen oder Verwachsungen im Bauchraum.

Zur *Blutstillung* bei sehr starker Menstruation (Hypermenorrhoe) ist zu empfehlen: Blutwurz (Tormentilla comp. Globuli von Wala oder Tormentillae tinctura, mehrmals täglich 5 bis 10 Globuli bzw. 10 bis 40 Tropfen); Hirtentäschelkraut (Bursae pastoris herba als Tee, mehrmals täglich eine Tasse oder Bursae pastoris Tinctura, mehrmals täglich 10 bis 40 Tropfen).

Die *Blutbildung* wird unterstützt mit Brennnesselblättern, am besten als Frischgemüse oder Frischpflanzensaft (Florarix Kräuterblutsaft oder -dragées, Anaemodoron-Tropfen von Weleda).

Vor und nach Operationen verbessert das homöopathische Mittel Arnica C 30 die *Wundheilung* (vorher einmal, danach mehrere Tage täglich einmal 3 Globuli täglich auf der Zunge zergehen lassen). Narbenpflege ist möglich mit Johanniskrautöl oder Veilchensalbe nach Hildegard von Bingen. Schlecht heilende Wunden können mit verdünnter Calendula-Essenz von Weleda zur Abheilung gebracht werden. Der Einsatz von Enzymen (Bromelain POS, dreimal täglich 3 Dragées) vermindert die Wahrscheinlichkeit von erneuten Verklebungen.

Häufige *Nebenwirkung einer Hormontherapie* mit GnRH-Analoga, die die Eierstockfunktion vorübergehend ruhig stellen, sind Wechseljahrsbeschwerden wie Hitzewallungen, Schlafstörungen oder Depressionen. Traubensilberkerzenwurzel (Cimicifugae rhizoma) als Fertigpräparat schafft Linderung, ohne die Wirkung der Therapie aufzuheben, z. B. Remifemin zweimal täglich eine Tablette. Auch schlaffördernde Pflanzen wie Baldrian, Saathafer oder Californischen Goldmohn (Kytta-Sedativum, Sedariston) können helfen.

Literatur

Feministisches Frauen Gesundheitszentrum Berlin e. V. (2006). Endometriose – Verstehen und Verändern. Eine Informationsbroschüre des Feministischen Frauen Gesundheitszentrums Berlin e. V.

Fischer, Heide (2004). Frauenheilbuch. München: Nymphenburger Verlag.

Fischer, Heide (2006). Frauenheilpflanzen. München: Nymphenburger Verlag.

Fischer, Heide (2009). Körperweisheit – Was Frauenkrankheiten uns sagen. München: Nymphenburger Verlag.

Nissim, Rina (2007). Naturheilkunde in der Gynäkologie – Ein Handbuch für Frauen. Berlin: Orlanda Frauenverlag.

Northrup, Christiane (2007). Frauenkörper – Frauenweisheit. Wie Frauen ihre ursprüngliche Fähigkeit zur Selbstheilung wiederentdecken können. München: Zabert Sandmann.

Internet

www.frauen-naturheilkunde.de (Homepage der Autorin)

www.phytotherapie-komitee.de (Komitee Forschung Naturmedizin; hier finden Sie aktuelle Forschungsergebnisse)

www.heilpflanzenschule.de (Freiburger Heilpflanzenschule Ursel Bühring)

www.smgp.ch (Schweizer Medizinische Gesellschaft für Phytotherapie)

Bezugsquellen der Präparate

Vaginalzäpfchen, Teemischungen nach H. Fischer: Bromberg-Apotheke, Freiburg, Tel. 0761-700 000

Tees und Tinkturen, auch aus biologischem Anbau: Zieten-Apotheke, Berlin, Tel. 030-2165026, www.ZietenApotheke.de

Aromamischungen und andere Produkte nach Ingeborg Stadelmann: Bahnhof-Apotheke, Kempten/Allgäu, www.bahnhof-apotheke.de

Tees und Teemischungen in Demeter-Qualität: La Luna Kräutermanufaktur, Friesenheim, Tel. 07821-99 77 61, www.lalunakraeuter.de

Tees und Tinkturen, z. T. aus kontrolliert biologischem Anbau: Kräuter-Schulte, Gernsbach, Tel. 07224-3876, www.kraeuterschulte.de

Ätherische Öle und deren Zubereitungen:

www.primavera-life.de

www.larome.de

10 Traditionelle Chinesische Medizin (TCM): Ein Erfahrungsschatz von Jahrtausenden

Dr. med. Annemarie Schweizer-Arau, Fachärztin für Psychotherapeutische Medizin, Traditionell Chinesische Medizin, Homöopathie

Während ihrer dreitausendjährigen Geschichte wurde die chinesische Medizin stark von philosophischen und religiösen Einflüssen geprägt. Erfahrungen und genaue Beobachtungen von vielen Generationen flossen in diese Heilkunst ein.

Dabei haben sich chinesische Ärzte stets auch mit dem beschäftigt, was man mit allen Sinnen wahrnehmen kann und was man fühlt, also auch mit dem subjektiven Empfinden.

Die Grundbegriffe *Qi* (Lebensenergie, sprich: »Tschi«) und *Xue* (Lebensblut, sprich: Hsiö), die Polaritäten *Yin* als weibliches Prinzip und *Yang* als männliches Prinzip, sowie die fünf Wandlungsphasen sind nur vor diesem Hintergrund zu verstehen.

Die Traditionelle Chinesische Medizin (TCM) beschäftigte sich vor allem mit der Gesunderhaltung und der Lebensverlängerung, dem »anti-aging«, und weniger mit dem Kampf gegen Krankheiten, der in unserer Kultur der medizinische Schwerpunkt ist. Gesundheit wurde als freier, harmonischer Fluss der Lebensenergie Qi verstanden, vergleichbar dem altdeutschen Odem, Xue war das Blut, der Lebensfluss. Nach dieser Vorstellung ist beispielsweise bei einer schmerzhaften Regelblutung der freie Fluss von Qi und Xue gestört.

Die fünf Wandlungsphasen und ihre Entsprechungen

In der TCM wurden zusammenhängende Funktionen und Kreisprozesse in der umgebenden Natur und im Menschen beobachtet und zur Lehre der fünf Wandlungsphasen entwickelt, die fünf verschiedenen Elemente zugeordnet wurden. Den fünf Grundelementen Wasser, Feuer, Erde, Holz und Luft entsprechen in diesem System vielfältige Erscheinungen, wie z. B. Jahreszeitenkreislauf, Farben, innere Organe, Gefühle, Lebensalter, Schwangerschaftsphasen. Die Wechselwirkungen zwischen diesen fünf Wandlungsphasen (oder fünf Elementen) sind zahlreich und bilden Hervorbringungszyklen bzw. Mutter-Kind-Beziehungen sowie Kontrollzyklen. Der Wandlungsphase Wasser bzw. dem Funktionskreis Niere entspricht z. B. der Winter, die Farbe schwarz, der Geschmack salzig, das Gefühl Angst, der Wille, die Ohren, die Knochen, Zähne und Kopfhaare, die Fortpflanzungsorgane, Niere und Blase, der letzte Schwangerschaftsabschnitt und der Lebensabend.

Diese Sichtweise, in zyklischen Wandlungsphasen oder Kreisprozessen und in Gegensatzpaaren wie Yin und Yang zu denken und Materie als verdichtete Energie aufzufassen, wurde in unserem Kulturkreis von der modernen Physik wieder entdeckt, ausgedrückt in der berühmten Formel von Einstein $E = mc^2$.

Die Praxis der chinesischen Medizin

Symptome wie Schmerzen oder Fruchtbarkeitsstörungen stellen nach der chinesischen Medizin Zeichen von Blockaden, Ungleichgewichten oder Unordnungen dar. Zur Diagnose werden alle Sinne (hören, sehen, riechen, fühlen) benutzt, um den Gesamtzustand einer Person zu erfassen und Disharmoniemuster festzustellen. Dabei wird z. B. eine Patientin nach der Art der Regelschmerzen gefragt (stechend, krampfend, ziehend), der Beschaffenheit des Regelblutes (Farbe, Menge, Klumpen), aber auch nach Rücken-, Schulter- oder Kopfschmerzen, nach Leistungsfähigkeit und Schlafgewohnheiten sowie nach Art und Zeitpunkt des Stuhlganges. Zudem wird der Puls getastet, die Zunge betrachtet und die Persönlichkeit als Ganzes wahrgenommen. Zahlreiche Behandlungsverfahren, alleine oder kombiniert, werden benutzt, um das Gleichgewicht in einem Organismus wieder herzustellen. Dazu gehören:

- Akupunktur und Moxibustion
- Ernährung
- Akupressur und Tuina-Massage
- Chinesische Arzneimittelkunde
- Qi Gong
- Schröpfen
- Lebensstil, Lebenspflege

Durch entsprechende Ernährung, Qi Gong, Akupressur und die Lebenspflege kann die Patientin gemeinsam mit ihrem Partner aktiv werden und zur Genesung beitragen.

Akupunktur und Moxibustion

Der chinesische Begriff für Akupunktur »zhen jiu« beinhaltet »Stechen und Brennen«. Unter Akupunkturtherapie (lat. Acus = Nadel, punctio = stechen) wird bei uns häufig nur das Stechen verstanden. Dabei werden feine, sterile Stahlnadel an bestimmten »Körperöffnungen«, den Akupunkturpunkten, eingeführt, um den Qi-Fluss und damit den Selbstheilungsprozess des Körpers anzuregen. Die Energie fließt nach chinesischer Vorstellung in Energieleitbahnen, den Meridianen, die verschiedene Körperbereiche und Organe miteinander verbinden. Während der Akupunktur kann der Meridianverlauf häufig von der Patientin empfunden werden, z. B. als Druck, Kribbeln oder Wärme, dem sogenannten De-Qi-Gefühl.
Neben der Körperakupunktur werden Ohr-, Hand- oder Schädelakupunktur angewandt. Bei der Ohrakupunktur können kleine Dauernadeln über ein bis zwei Wochen belassen werden. Bei der Laserakupunktur werden die Punkte völlig schmerzfrei mit Laser stimuliert, bei der Elektroakupunktur mit kleinen Stromimpulsen. Die Moxibustion, das gezielte Erwärmen der Akupunkturpunkte mit getrocknetem, glimmendem Beifußkraut, ist eine ebenso wichtige, ergänzende Therapieform.
Während einer Akupunktursitzung sollte die Patientin möglichst bequem und warm ca. 20 bis 30 Minuten liegen. Störungen im Regelverlauf sollten am besten eine Woche vor der Menstruation zweimal pro Woche behandelt werden, Endometriose als chronische Störung einmal pro Woche über einen längeren Zeitraum.

Ernährung

Der Weg der Gesundheit führt nach der chinesischen Medizin über die Küche. Viele Nahrungsmittel wie beispielsweise chinesische Engelswurzel, Zimt, Ingwer oder Bohnen stellen gleichzeitig Nahrungs- und Heilmittel dar.

Auch bei der Ernährung bleibt das Prinzip der Harmonisierung auf der Grundlage einer individuellen Diagnose erhalten. So wird z. B. einer Patientin mit deutlichen Kältezeichen empfohlen, eher warme Speisen mit Zimt und Ingwer zu sich zu nehmen. Für eine andere Endometriosepatientin mit starken Hitzezeichen wäre eine solche Empfehlung durchaus falsch. Ist die Energie erst einmal ausgeglichen, wandelt sich auch die Ernährungsempfehlung. Es gibt also keine Diät, die dauerhaft für alle sinnvoll bleibt.

Akupressur und Tuina

Die Begriffe Akupressur und Tuina-Massage stehen für spezielle Massage- und chiropraktische Techniken, bei denen der energetische Haushalt gezielt mit den Händen bearbeitet wird. Verschiedene Techniken wie Stoßen (*Tui*), Kneifen, Anheben (*Na*), Reiben, Drücken, Drehen, Dehnen und Schütteln kommen dabei zur Anwendung. Akupressur kann auch von der Patientin oder dem Partner in den Grundzügen erlernt und zu Hause praktiziert werden. Bei Unfruchtbarkeit werden vor allem der Unterleib, Rücken und die Füße massiert.

Chinesische Arzneimittelkunde

Die »inneren« Heilmittel stellen im Gegensatz zur »äußeren« Akupunktur die wichtigste Therapieform der chinesischen Medizin dar. Ähnlich der Akupunktur wird auch hier eine Harmonisierung der Energien angestrebt. Dazu werden entsprechend dem Disharmoniemuster verschiedene Arzneimittel (in China neben Kräutern auch tierische Produkte oder Mineralien) zu einer Rezeptur gemischt. Selten wird nur ein Heilkraut verordnet. Meist wird eine Rezeptur aus mehreren Kräutern speziell zusammengestellt. So können Patientinnen mit Endometriose je nach Energiemuster oft ganz unterschiedliche Kräuterzusammenstellungen erhalten, es gibt also nicht die eine gleiche Pille für alle Endometriosepatientinnen. Die Kräuter gibt es mittlerweile auch in Granulatform und als wasserlösliche Konzentrate. Daneben werden auch Kräuterweine, Kräuterbäder, Packungen, Lotionen, Cremes, Zäpfchen und Einläufe verordnet.

Eine einmal verordnete Kräutermischung wird im Laufe der Behandlung den veränderten Symptomen und auch dem Zyklusverlauf angepasst. Die Behandlung der Endometriose sollte nur von sowohl in Akupunktur als auch in Kräuterkunde ausgebildeten Ärzten durchgeführt werden.

Qi Gong

Durch sanfte fließende Bewegungen im Einklang mit dem Atem werden beim Qi Gong (Arbeit am Qi) die Körperenergie und der Geist beeinflusst. Dabei gibt es ganz spezielle Übungen, durch die, regelmäßiges Üben vorausgesetzt, das Qi bewegt, der Körper entspannt und innere Harmonie erreicht werden kann. Auch Störungen und Blockaden im Fluss des Qi können so aufgelöst werden. Viele Übungen imitieren Tierbewegungen und sind auch nach ihnen benannt. Die Übungen sind schnell erlernbar und können leicht zu Hause geübt werden, um die Energiebahnen in Schwung zu bringen. Qi Gong stärkt vor allem die Funktionskreise Milz, Leber und Nieren. Während der Menstruation sollte Qi Gong nicht geübt werden, da hierdurch das Yang zu sehr angehoben wird. Es gibt verschiedene Qi Gong-Formen, neben religiösen (stilles Qi Gong) auch kämpferische (hartes Qi Gong) und medizinische (weiches Qi Gong).

Schröpfen

Hierbei werden spezielle Schröpfgläser auf die Akupunkturpunkte gesetzt, wobei ein Unterdruck mechanisch oder durch Erhitzen erzeugt wird. Dadurch wird das Bindegewebe gereizt und die Durchblutung angeregt. Auch muskuläre Verspannungen werden gelöst. Nach der TCM wird Schröpfen vor allem zur Ausleitung von eingedrungenen Störungen wie Wind, Hitze und Feuchtigkeit verwendet und, um Stauungen im Xue-Fluss zu lösen. Auch die abendländische Natruheilkunde besitzt eine lange Schröpf-Tradition.

Endometriose aus Sicht der TCM

Der Begriff Endometriose wird in den Klassikern der chinesischen Medizin selbstverständlich nicht erwähnt, da er moderne Diagnostik (Ultraschall, Bauchspiegelung) voraussetzt. Beschrieben werden jedoch die klinischen Symptome wie starke Regelschmerzen als »schmerzhafter Mondfluss«, tastbare Wucherungen als »abdominale Massen« oder unerfüllter Kinderwunsch als »Suche nach dem Kind«.

Nach Vorstellung der TCM geht Endometriose ähnlich wie in der westlichen Medizin auf einen behinderten Blutfluss zurück, der die Meridiane und die sogenannten Luo-Gefäße, die kleinen Netzgefäße, erreicht hat. Dieser Xue-Stau bringt »das Blut dazu, die Leitbahnen zu verlassen«. Blutfluss und Blutstau ist dabei eher im Sinne unserer Dichter zu verstehen, wenn sie »vom Stocken des Blutes in den Adern« sprechen. Bei Endometriosepatientinnen können Fülle- und Mangelzustände gefunden werden, häufig auch gemischt. Meist findet sich zugleich ein Nieren-Yang-Mangel und ein Qi- und Xue-Stau. Die Ursachen für den Xue-Stau können z. B. Kälte, ein mangelnder Qi-Fluss oder Schleimbelastung sein.

Nieren-Mangel

Meist liegt bei Endometriose auch eine Schwäche des Funktionskreises Niere vor, erkennbar an erhöhter Ängstlichkeit, Rückenschmerzen und Neigung zum Frieren.

Häufig sind die Disharmoniemuster Mischformen, das heißt, ein kombinierter Xue- und Qi-Stau (Füllemuster) mit Nieren-Yang-Mangel oder Milz-Qi-Mangel. Ein innerer Schaden des Yang kann bedeuten, dass von Menschen, die man liebt und um die man besorgt ist, eine latente Bedrohung in Form von Abwertungen oder (sexuellem) Missbrauch ausgeht, das heißt, vor denen man ständig Angst oder übergroßen Respekt hatte und in deren Gegenwart man sich »blockiert« fühlte. Wind-Kälte kann von außen eindringen, während ungeschützten offenen Zuständen, z. B. während einer Geburt (kalte, hektische, ärgerliche Umgebung) oder der Menstruation (intensive sexuelle Betätigung, Baden in kaltem Wasser).

Qi-Stau kann verursacht werden durch lang andauernde unterdrückte Wut oder unterdrückte eigene Bedürfnisse und Enttäuschungen, die das Leber-Qi verknoten und das Blut gegenläufig fließen lassen. Das Blut sammelt und staut sich im Bauchraum. Ist das Nieren-Yang schwach, wird das Blut nicht absorbiert. Bei einer Operation können diese Blutaustritte beobachtet werden.

Innerlich fühlen sich Patientinnen mit Endometriose oft wie in einem Gefängnis, hilflos und ausgeliefert oder haben das Gefühl vor einem großen Berg zu stehen.

Xue-Stau bedeutet eine Blockade des Blutflusses oder der inneren Lebendigkeit. Dieses Störungsmuster entwickelt sich häufig als Folge anderer Disharmoniemuster, wie z. B. Kälte im Unterleib, Hitze und Nässe oder auch aufgrund eines chronischen Xue-Mangels sowie durch einen Yin- oder Yang-Mangel. Es kann aber auch nach Operationen, Unfällen und großen Blutverlusten auftreten. Bei längerem Bestehen führt ein Xue-Stau meist zu ernsthaften Erkrankungen. Schleimbelastung kann durch Fehlernährung entstehen. Neben den üblichen schleimfördernden Nahrungsmitteln (Fette), kann auch träge machende, geistige Nahrung dazu beitragen.

Tabelle 10.1: Hauptsächliche Disharmoniemuster bei Endometriose

Muster	Blutung	Schmerztyp	Symptome	Therapie
Füllemuster				
Xue- und Qi-Stau und Hitze	stark, schwallartig, überlaufend, kräftig, hellrot oder dunkelrot, große, Klumpen, oft kürzerer Zyklus (< als 26 Tage)	Sehr starke Schmerzen vor oder während der Regel, ortsständig, wie mit einem Messer stechend, krampfend, Kälte und Abgang von Koagel bessert Beschwerden	Kopfschmerzen, roter Kopf, Hitzegefühle, Durst, Verstopfung, eingesperrtes Gefühl, Schulterschmerzen, Brustspannen, Schmerzen beim GV, dunkler Urin	Xue- und Qi-Stau lösen, Hitze kühlen, Blutungen stillen
Xue- und Qi-Stau mit Feuchtigkeit und Schleim	Schleimiges, klebriges Regelblut	stechende, ziehende, zerrende Schmerzen, Gefühl des Eingesperrtseins	Ausfluss, Ödeme, Zysten, Gewichtszunahme, Brustspannen, Schweregefühl	Qi- und Xue-Stau lösen, Feuchtigkeit ausleiten, Schleimblockaden aufbrechen

Muster	Blutung	Schmerztyp	Symptome	Therapie
Mangelmuster				
Xue- und Qi-Stau und Kälte bei Nieren-Yang-Mangel	Wenig rotes Blut mit vielen, dunklen Klümpchen, oft kein gleichmäßiger Blutfluss	Stechende Schmerzen vor oder während der Regel, Verlangen nach Wärme, Wärme bessert	Rückenschmerzen, Knieschmerzen Kältegefühl, kalte Füße, Schüttelfrost	erwärmen, Niere stärken Qi- und Xue-Stau lösen, Meridiane durchgängig machen
Xue- und Qi-Stau und Milz-Qi-Schwäche und Xue-Mangel	klar und wässrig, trüb, spärliches Regelblut	Leeregefühl, ziehen nach unten, Druck und Massage bessert, schwächere Schmerzen gegen Regelende	Appetitlosigkeit, Durchfall bei Regelbeginn, häufiges Wasserlassen, Müdigkeit, Schwindelgefühl	Xue- und Qi-Stau lösen, Milz-Qi stärken

Diese Disharmoniemuster können auch in Mischformen auftreten.

Therapieempfehlungen für eine Endometriosebehandlung mit TCM

Alle therapeutischen Maßnahmen zielen darauf ab, Qi und Xue wieder zu bewegen, den Funktionskreis Niere zu stärken, eingedrungene Störungen auszuleiten und das innere Gleichgewicht wieder herzustellen. Konventionelle Medikamente wie GnRH-Analoga verhindern die Menstruation und wollen so den Schmerzen beikommen, verstärken nach der TCM aber den Blutstau und führen zu einem Yin-Mangel mit leerer Hitze (Hitzewallungen, Schweißausbrüche). Daher stellen sich nach dem Absetzen der Medikamente oft die gleichen oder schlimmere Beschwerden wie vorher wieder ein. Bei einem gleichzeitigen Xue-Mangel bleiben Nebenwirkungen, wie z. B. Schwindel und Schwäche, oft auch nach Absetzen der Medikamente bestehen. Andere Medikamente, progesteronähnliche Substanzen, wie Utrogest oder Duphaston, wirken erwärmend und heben das Nieren-Yang an. Ebenso wirken Testosteronderivate wie Danazol. Sie verstärken aber einen vorbestehenden Milz-Qi-Mangel und einen Nieren-Yin-Mangel und fördern so eine Blut-Schwäche. Dadurch sind die Symptome des Blutstaus vordergründig nicht mehr so offensichtlich. Eine Pille wie Valette® oder ähnlich wirkende Pillen geben ein inneres Hormongleichgewicht vor und wirken Nieren-Yang stärkend, bringen den Körper in eine gewisse Stabilität und können so zu einer Beruhigung beitragen. Bei Nieren-Yin-Mangel jedoch kann sich dieser verstärken, es kommt zu leerer Hitze und häufig trotz Pille zu Blutungen. Besteht Kinderwunsch, wird die Pille auch als belastend empfunden, da sie dem sehnlichen Wunsch, wenn auch nur vorübergehend, im Wege steht.

Innere und äußere Harmonie suchen

Die Behandlung kann von jeder Patientin selbst aktiv unterstützt werden. In der Vorstellung der chinesischen Medizin ist der menschliche Körper ein kleiner Kosmos, in dem sich der große, äußere Kosmos widerspiegelt. Der Mensch soll sich idealerweise im Gleichklang mit der Natur und ihren Rhythmen befinden. Die Lebenspflege (*yangsheng*) im Sinne einer »inneren« und »äußeren« Harmonisierung zielt auf die Förderung der Gesundheit und auf die Vermeidung von Stagnationszuständen ab.

Phasen von Aktivität mit folgenden Phasen der Erholung und regelmäßige Ruhe-, Arbeits- und Essenszeiten, angepasst an den Rhythmus des äußeren Kosmos, also an Tag und Nacht und den Wechsel der Jahreszeiten, und den inneren Biorhythmus sind anzustreben. Die Ernährung nach den Gesichtspunkten der TCM kann sehr zum Heilungsprozess beitragen.

Eine bekömmliche Ernährung wählen

Nahrungsmittel sollten entsprechend der Disharmoniemuster ausgewählt werden, meist tun dies die Patientinnen schon von Natur aus. Die Beratung durch ausgebildete und entsprechend erfahrene TCM-Diätetik-Therapeuten ist empfehlenswert.

Die Nahrungsmittel sollten leicht gedünstet oder blanchiert und warm gegessen werden. Hauptsächlich sollen die Speisen aus Getreide, Mais, Hülsenfrüchten (Bohnen, Erbsen) und Gemüse zusammengesetzt sein.

Nahrungsmittel, die bei Endometriose zu empfehlen sind:

- *Um das Immunsystem zu beruhigen und die Entzündung zu reduzieren*: Fischöl mit Omega-3-Fettsäuren, z. B. Wildlachs, Makrele, Hering, Lebertran, Nachtkerzen-, Sonnenblumen-, Sesam- und Borretschsamenöl, Leinsamen-, schwarzes Johannisbeerenkern- und Traubenkernöl, Broccoli, Speisechrysanthemenblüten, Ananas, Andenbeeren, Vitamine B6, E, C, A, Selen, Magnesium, Kalzium
- *Östrogensenkend wirken*: Sojabohnen (gekocht, als Misopaste oder Tofu, Sojasprossen), Brokkoli, Rosenkohl, Kohl, Yamswurzel, Leinsamen, Maracuja, Hülsenfrüchte
- *Einen Xue-Stau lösen*: Stangensellerie, Auberginen, Pfirsiche (vor allem die Kerne), Brokkoli, Färberdistelöl, Safran
- *Einen Qi-Stau lösen*: Zitrusfrüchte, chinesischer Lauch, Koriander, Liebstöckel, Löwenzahn, Chinakohl, Chicoree, Artischocke, Rosmarin, Thymian, Bärlauch, Grüntee, Rettich
- *Zur Stärkung der Abwehr*: Astragaluswurzel, Ginseng, Süßholzwurzel, Gerstenmalz, Blütenpollen
- *Bei innerer Kälte*: Zimt, Ingwer, Beifuss, Sternanis, Anis, Nelken, Bockhornkleesamen, Walnüsse
- *Zur Verbesserung der Verdauung*: indischer Flohsamen, Leinsamen, Rhabarber, Pflaumensaft, Topinambur, getrocknete Pflaumen und Feigen, Sauerkrautsaft, Spargel
- *Bei Blähungen*: Kümmel, Fenchel, Anissamen, Petersilie
- *Bei Übelkeit*: Ingwer, Dillsamen, Galgant
- *Zur Stärkung des Nieren-Qi*: Schalentiere, Walnüsse, Datteln, Dattelsirup, Fenchel, frische Sprossen, Weizengrassaft, Haferflocken, Algen
- *Bei Neigung zu Blaseninfektionen*: Cranberries, Preiselbeeren, Wassermelonenkerne

Auf den Lebensstil achten

Das Essen sollte in kleinen Mengen, regelmäßig und ohne Zeitdruck eingenommen werden. Möglichst vermieden werden sollte:

- hastiges Essen in angespannter Umgebung
- raffinierten Zucker, künstliche Süßstoffe (Saccharin, Isomalt, Cyclamat, Aspartam)

- Weizenmehl, östrogenhaltiges Fleisch (Massentierhaltung) und Nahrungsmittel mit konservierenden und künstlichen Zusätzen und Farbstoffen
- Kaffee, Alkohol in großen Mengen, Tiefkühlkost (schwächt das Nieren Yang)
- Fast food

Daneben können Tuina-Massage, Akupressur und Qi Gong leicht erlernt und zu Hause unterstützend durchgeführt werden. Auch Räucherungen mit Weihrauch, Myrrhe, Adlerholz (Oud) wirken Blutstau und Qi lösend und haben sich bei Endometriose bewährt.
Weitere Informationen zu einem gesunden Lebensstil finden Sie im Kapitel 17 *Lebenspflege*.

Schulmedizin oder TCM?

Beide Medizinsysteme können sehr gut komplementär, also ergänzend angewendet werden, so dass es heute keine Entweder/Oder-Frage mehr ist. Wünschenswert ist eine enge Zusammenarbeit von Schulmedizin und TCM im einzelnen Fall. Zudem kann die TCM erfolgreich eine schulmedizinische Therapie, z. B. eine Kinderwunschbehandlung, unterstützen, aber auch Nebenwirkungen lindern oder beseitigen, wie medikamentenbedingte Kopfund Brustschmerzen, klimakterische Symptome (Hitzewallungen und Schweißausbrüche) sowie Schlaf- und Befindlichkeitsstörungen.

Literatur

Schweizer-Arau, Annemarie (2009). Hoffnung bei unerfülltem Kinderwunsch – Die Fruchtbarkeit fördern mit chinesischer Medizin. Wiggensbach: Stadelmann Verlag.

Kaffka, Andrea (2007). Zu den Quellen weiblicher Kraft: Frauenheilkunde im Spiegel der Fünf Elemente – Wie Sie Botschaften Ihres Körpers besser verstehen können. Oy-Mittelberg: Joy-Verlag.

Internet

www.tcm.edu (Homepage der ältesten TCM-Ärztegesellschaft in Deutschland mit umfangreichen Hinweisen zur chinesischen Medizin)

www.agtcm.de (Homepage einer berufsübergreifenden Organisation für chinesische Medizin, mit Suchfunktion zu Ärzten und Heilpraktikern)

www.giovanni-maciocia.com (englischsprachige Homepage des bekannten TCM-Therapeuten Giovanni Maccica mit ausführlichen Informationen zu gynäkologischen Problemen und Angaben zu von ihm zusammengestellten TCM-Kräutermischungen Women Treasure)

Adressliste von TCM-Apotheken

www.tcm-apo.de (Homepage der Arbeitsgemeinschaft von TCM-Apotheken in Deutschland mit einer Adressenliste der angeschlossenen Apotheken und Hinweisen zu chinesischen Kräutern)

11 Homöopathie: Die Kraft der Potenzierung

Dr. med. Ute Bullemer, Frauenärztin, Homöopathie

Die klassische Homöopathie erfüllt den Wunsch vieler Frauen nach einer ganzheitlichen Behandlung. Für Frauen mit Endometriose ist eine homöopathische Behandlung oft sehr lohnend und hilfreich. Es ist möglich, dass Sie durch eine homöopathische Behandlung schmerzfrei werden, Endometrioseherde können sich zurückbilden, die Bildung neuer Endometrioseherde kann verhindert werden, und ein Kinderwunsch kann in Erfüllung gehen. Dafür gibt es natürlich keine Garantie, aber die Erfahrung zeigt, dass dies unter einer homöopathischen Behandlung häufiger geschieht. Sie können die Homöopathie alleine anwenden oder aber mit anderen Therapien, z. B. einer Operation oder einer Hormontherapie, kombinieren. Ich möchte Ihnen in diesem Kapitel die Homöopathie erläutern und Beispiele homöopathischer Behandlungen geben. Sie werden zwei homöopathische Arzneimittel kennenlernen, die bei der Behandlung endometriosebedingter Beschwerden hilfreich sind.

Samuel Hahnemann legte den Grundstein

Begründet wurde die Homöopathie vor rund 250 Jahren vom deutschen Arzt, Chemiker und Pharmazeuten Samuel Hahnemann. Er stellte im Selbstversuch fest, dass die Einnahme von Chinarinde bei einem gesunden Menschen die gleichen Symptome hervorruft, unter denen Malariakranke leiden. Daraufhin setzte er Chinarinde bei Malariakranken ein und konnte sie heilen. Daraus leitete er das Grundprinzip der Homöopathie ab: »Ähnliches werde durch Ähnliches geheilt«. Das bedeutet, dass der Homöopath ein Arzneimittel auswählt, dessen Arzneimittelbild dem Krankheitszustand des Patienten möglichst ähnlich ist.
Wie aber lernt man nun die Arzneimittelbilder der einzelnen Arzneien kennen? Samuel Hahnemann, seine Schüler und Nachfolger haben mehrere Tausend Arzneimittel aus dem Mineralreich, dem Pflanzenreich und dem Tierreich (z. B. Schwefel, Tollkirsche, Schlangengift) an gesunden Men-

schen erprobt und Erfahrungen mit der Behandlung Kranker gesammelt. Auch heute noch wird dieses Wissen ständig erweitert. Hahnemann setzte in der Therapie auch giftige Stoffe ein, z. B. Quecksilber. Dabei stand er vor dem Dilemma, dass die Stoffe unverdünnt zwar wirksam waren, aber auch unerwünschte Giftwirkungen hatten. Wenn er sie zur Abschwächung der Giftwirkung verdünnte, wurden sie zu schwach und verloren ihre Heilwirkung. Da entdeckte er den Vorgang der Potenzierung: Durch kräftiges Schütteln oder Verreiben bei jedem Verdünnungsschritt werden die schädlichen Wirkungen des Mittels verringert, seine Heilwirkung jedoch wird vermehrt. Mit der Potenzierung gelang Hahnemann etwas Geniales: Er verschob die therapeutische Wirkung von der materiellen auf die energetische Ebene. Durch die Potenzierung verliert die Ursprungssubstanz ihre stofflich-chemische Wirkung sowie ihre Nebenwirkungen. Die arzneiliche und heilsame Information dieser Substanz bleibt aber erhalten und wird sogar mit zunehmender Potenzierung kräftiger. Unser Organismus, der ebenso als energetisches Wesen aufgefasst werden kann, kann diese Information aufnehmen und verstehen, so dass er sein inneres, gesundes Gleichgewicht wieder herstellen kann.

Die Dosis homöopathischer Mittel wird nach den Verdünnungsreihen benannt: In Zehnerschritten verdünnte Mittel werden D-Potenzen genannt; in Hunderterschritten verdünnte Mittel werden C-Potenzen genannt; in 50.000er-Schritten verdünnte Mittel werden LM- oder Q-Potenzen genannt.

Ein Homöopath will es genau wissen

Die Homöopathie lebt von der Zusammenarbeit zwischen Patient und Behandler. Gespräche haben einen sehr hohen Stellenwert. Sollten Sie sich zu einer homöopathischen Behandlung entschließen, sollten Sie die Bereitschaft mitbringen, Ihrem Homöopathen mehr von sich zu erzählen, als Sie dies von der schulmedizinischen Behandlung normalerweise gewohnt sind. An dieser Stelle müssen wir zwei Wege der homöopathischen Therapie unterscheiden: Es gibt einmal die Möglichkeit, ein Akutmittel für akute Beschwerden, wie z. B. Periodenschmerzen, zu finden. Dies geht meist relativ schnell, dauert in etwa 20 bis 30 Minuten. Dazu müssen Sie so genau wie möglich beschreiben, wie sich Ihre Schmerzen anfühlen. Sind sie stechend, brennend, krampfartig oder kolikartig? Wo spüren Sie den Schmerz genau? Beginnt der Schmerz schon vor Einsetzen der Blutung oder erst mit deren

Einsetzen? Was macht die Schmerzen besser erträglich oder was verschlechtert sie? Gibt es Begleitbeschwerden wie Kopfschmerzen, Übelkeit oder Durchfall? Wie ist Ihre Stimmung? Je genauer und detaillierter Ihre Beschreibung ausfällt, umso besser, denn jedes Detail kann wichtig sein, um ein gutes Heilmittel zu finden.

Die zweite Möglichkeit der homöopathischen Behandlung ist die chronische oder konstitutionelle Behandlung. Schon Hahnemann hatte beobachtet, dass er bei akuten Beschwerden sehr erfolgreich therapieren konnte, die Beschwerden aber immer wieder kamen. Er schloss daraus, dass es für chronische Krankheiten tiefer wirkende Mittel geben müsse, um auch die Krankheitsanlage zu beeinflussen. Diese Krankheitsanlage nannte er Miasma.

Homöopathie hilft bei Endometriose

Es kann also sein, dass Sie ein gutes Akutmittel für Periodenschmerzen finden, welches Ihnen immer wieder in der akuten Schmerzsituation hilft. Dieses Akutmittel ist aber nicht in der Lage, die Endometriose an sich zu beeinflussen. Eventuell bilden sich trotzdem neue Endometrioseherde oder die Verwachsungen nehmen zu. In dieser Situation brauchen wir ein tiefwirkendes Mittel, das in der Lage ist, die Krankheitsanlage der Endometriose zu beeinflussen. Die Erfahrung zeigt, dass es solche tiefwirkenden homöopathischen Mittel bei Endometriose gibt.

Wie findet man nun ein solches Arzneimittel? Auch hier bedarf es wieder der guten Zusammenarbeit zwischen Patientin und Behandler. Beide führen ein langes Gespräch, meist ein bis zwei Stunden, in dem es sowohl um die körperlichen Beschwerden, als auch um das sonstige Befinden der Patientin geht. In dieser Anamnese benötigt der Homöopath zunächst all die Informationen, die der schulmedizinisch behandelnde Arzt auch wissen muss: Die Symptome, die Vorgeschichte, alle Untersuchungen und deren Befunde sowie die bisherigen Therapien.

Zusätzlich wird er Sie aber auch genau über die Umstände der Erkrankung befragen, z. B. ob es einen zeitlichen Zusammenhang mit dem Auftreten der ersten Krankheitssymptome und Ihrer Lebenssituation zu dieser Zeit gab. Auch Allgemeinsymptome werden hinterfragt, wie Schlaf, Appetit, Schweiß, Sexualität, Vorlieben oder Abneigungen gegenüber Nahrungsmitteln, Wärme- und Kälteempfindlichkeit und vieles mehr.

Auch Ihre Lebens- und Familiengeschichte ist wichtig. Große Bedeutung kommt Ihrer Gemütsverfassung zu. Gab es Schicksalsschläge? Für die homöopathische Behandlung gilt grundsätzlich: Je genauer der Behandler Sie in Ihrer Einzigartigkeit und Unverwechselbarkeit als Mensch erkennen und verstehen kann, umso leichter kann er für Sie ein passendes Arzneimittel finden.

Jedes Mittel wird individuell ausgewählt

Aus der Vielzahl der Informationen, die der Homöopath bei der Anamnese erhalten hat, muss er nun das Wichtigste und Charakteristischste heraussuchen. Er wird das herausfiltern, das Sie als einzigartigen Menschen auszeichnet und den besonderen Verlauf Ihrer Erkrankung zeigt. Passend zu dem Bild, das er von Ihnen und Ihrer Erkrankung gewonnen hat, muss er nun versuchen, das richtige Mittel für Sie zu finden – vergleichbar einem Schlüssel für das dazugehörige Schloss. Dies geschieht nach dem oben beschriebenen Ähnlichkeitsgesetz. Er benutzt dazu Hilfsmittel wie das sogenannte Repertorium. In diesem Buch sind alle Symptome, die bei Arzneimittelprüfungen aufgetreten sind, nach einem bestimmten System geordnet. Sie werden ein Mittel verordnet bekommen, das Sie entweder in Form von Tropfen oder in Form von Globuli, das sind stecknadelkopfgroße Kügelchen, einnehmen. Es kann sein, dass Sie das Mittel täglich einnehmen müssen oder in langen zeitlichen Abständen.

Jetzt ist es wichtig, dass Sie genau beobachten, wie es Ihnen geht und ob sich Ihre Symptome verändern. Wie entwickelt sich Ihre Stimmung? Tauchen neue Symptome auf oder beobachten Sie alte Symptome, die Sie von früher kennen, aber lange nicht mehr hatten? All dies ist wichtig und kommt im Folgegespräch zur Sprache, das etwa zwei bis acht Wochen nach der ersten Mittelgabe stattfindet. Je nach Verlauf folgen dann weitere Gespräche in längeren zeitlichen Abständen.

Oftmals ist es nicht einfach, auf Anhieb das passende Arzneimittel zu finden. Manchmal benötigt man mehrere Mittel, wenn sich die Symptomatik ändert. Es ist also etwas Geduld nötig und die Bereitschaft sich genau zu beobachten. Mit einer konstitutionellen homöopathischen Behandlung lässt sich das Fortschreiten der Endometriose oft aufhalten. Möglicherweise bilden sich Endometrioseherde und Verwachsungen auch zurück. Oft können die endometriosebedingten Beschwerden, wie Unterbauchschmerzen oder Zwischenblutungen, deutlich verbessert werden. Auch die Möglichkeit, schwanger zu werden, verbessert sich unter einer homöopathischen Therapie. Dies wird eindrucksvoll durch eine Studie an der Universitäts-Frauenklinik Heidelberg bestätigt. Der Arzt Martin Schantz zeigt in einer Verlaufsstudie an 22 Frauen mit Endometriose, dass sich unter einer homöopathischen Behandlung über ein Jahr Schmerzzustände deutlich besserten, sich tastbare Endometrioseherde zurückbildeten und mehr Frauen schwanger wurden als unter alleiniger schulmedizinischer Therapie.

Beispielhafte, homöopathische Behandlungen von Endometriosepatientinnen

Frau A., Lektorin, 30 Jahre alt

Frau A. ist groß, sehr schlank und sportlich. Hier ist ihr Bericht bei der Anamnese: »Vor jeder Periode falle ich in ein Stimmungsloch, bin ohne Grund traurig und weine über Dinge, die mir sonst nichts ausmachen. In dieser Zeit bin ich auch gereizt, fange mit meinen Kolleginnen im Verlag an zu streiten und fahre meinen Freund wegen Kleinigkeiten an. Ich habe herausgefunden, dass es mir hilft, mich in dieser Zeit abzulenken, z. B. putze ich dann oft die ganze Wohnung, was ich sonst überhaupt nicht gern tue. Was mir auch hilft, ist Sport. Ich gehe dann 15 km joggen oder power mich mit dem Rennrad aus. Wenn die Blutung dann kommt, wird die Stimmung zwar besser, ich habe aber ganz furchtbare Bauchschmerzen. Ich nehme starke Schmerzmittel, aber die will ich ja auch nicht mein Leben lang nehmen. Ich war erst 16, als meine erste Periode kam. Meine Mutter hatte auch so heftige Periodenschmerzen, so dass ich als Mädchen immer gehofft habe, nie eine Periode zu bekommen. Als vor zwei Jahren bei einer Bauchspiegelung die Endometriose entdeckt wurde, hat man mir die Pille verordnet, die ich aber nicht vertragen habe. Als ich den ersten Freund hatte – da war ich 22 – bekam ich ständig Blasenentzündungen. Sex ist für mich schwierig, weil ich Schmerzen dabei habe und immer wieder Blasenentzündungen bekomme. Ich bin ein sehr verfrorener Typ, habe oft kalte Füße. Ich mag's gerne warm, liebe Sonne, Sauna und ein warmes Bad. Ich bin ein richtiger Bewegungsmensch und habe immer schon viel Sport gemacht. Tanzen ist auch eine Leidenschaft von mir. Wenn ich keine Zeit für Sport habe, sind meine Schmerzen schlimmer. Am besten geht es mir, wenn ich mich so richtig auspowern kann.«

Wenn wir diesen Bericht betrachten, fallen uns einige wichtige Aspekte auf:
- hormonelle Veränderungen machen Probleme
- Sexualität macht Probleme
- großes Bedürfnis nach Bewegung und Besserung durch körperliche Bewegung
- Kälteempfindlichkeit und Bedürfnis nach Wärme.

Diese Symptomkombination hat große Ähnlichkeit mit dem Arzneimittelbild von *Sepia*. Frau A. bekam daher *Sepia* C200, *Sepia* C1000 und *Sepia* C10.000 nacheinander in großen zeitlichen Abständen über drei Jahre. Hier ist ihr Bericht nach drei Jahren:»Ich habe kaum noch Schmerzen bei der Regel. Auch diese schlechte Stimmung vor der Periode ist weg. Ich habe jetzt eine neue Partnerschaft und kann mir sogar vorstellen, schwanger zu werden. Früher wollte ich keine Kinder. Ich hatte keine Blasenentzündungen mehr und kann Sexualität jetzt genießen. Ich muss mich nicht mehr fürchten, wenn die Periode kommt, denn es geht mir gut dabei.«

Das Arzneimittelbild von Sepia (Tinte des Tintenfisches)

An dieser Stelle kann ich Ihnen nur ein vereinfachtes Bild der Arzneimittel geben. Nicht alle Aspekte können berücksichtigt werden. Wenn Sie sich aber für die homöopathische Arzneimittellehre interessieren, finden Sie am Kapitelende Buchempfehlungen zum Weiterlesen.

Für Frauen, die *Sepia* brauchen, ist das»Frauwerden« schwierig: Oft kommt die erste Periode spät, und die Figur bleibt eher jungenhaft. Sie lieben Sport, vor allem solchen, bei dem sie sich so richtig austoben können. Sexualität kann schwierig sein, z. B. können sie wenig Lust haben oder Schmerzen beim Sex. Für Frauen, die *Sepia* brauchen, ist die klassische Frauenrolle oft nicht attraktiv. Sie haben ihren Lebensmittelpunkt meist außerhalb der Familie, z. B. im Beruf. Es gibt viele hormonelle Probleme, wie Zyklusunregelmäßigkeiten oder prämenstruelles Syndrom. Andere häufige Probleme im gynäkologischen Bereich sind: Herpes genitalis, wiederkehrende Pilzinfektionen, Bakterieninfektionen, Eierstockszysten oder das Syndrom der polyzystischen Eierstöcke. *Sepia* ist auch ein wichtiges Mittel bei unerfülltem Kinderwunsch, wobei der Kinderwunsch oft ambivalent ist. Es besteht die Sorge, dass Kinder sie abhängig machen und ihre Eigenständigkeit gefährden. Eigenständigkeit und Freiheit sind sehr wichtig für Frauen, die *Sepia* brauchen.

Frau N., Anästhesistin, 38 Jahre alt, verheiratet

»Vor fünf Jahren wurde bei mir eine Eierstockszyste links festgestellt und operiert. Dabei kam heraus, dass es sich um eine Endometriose handelt. Es war ein Zufallsbefund, denn ich hatte nie Schmerzen oder Zwischenblutungen. Ein Jahr später bekam ich eine Ausschabung, weil in der Gebärmutter Polypen waren. Ich habe noch ein Myom in der Gebärmutter, was aber keine Probleme macht. Seit drei Jahren bin ich verheiratet und möchte schwanger werden. Letztes Jahr war ich es auch, aber ich hatte eine Eileiterschwangerschaft, und man musste den rechten Eileiter entfernen. Seit vielen Jahren habe ich ein eigenartiges Schwindelgefühl. Es ist kein richtiger Schwindel, sondern so ein Gefühl, als wenn meine beiden Körperhälften nicht zusammenpassen würden. Ich fühle mich dann wie in zwei Teile geteilt, und dieses Gefühl ist sehr unangenehm. Ich habe alles untersuchen lassen, aber man findet keine Ursache dafür. Früher hatte ich ganz viele Warzen an den Händen und Füßen, die wegoperiert wurden. Ich hatte schon immer häufig Nasennebenhöhlenentzündungen. Auch im gynäkologischen Bereich habe ich immer wieder Infektionen, meistens Pilze. Meine Frauenärztin hat auch eine Infektion mit HPV (Human Papillom Virus) festgestellt. Jeden Morgen nach dem Frühstück habe ich Durchfall und muss oft auf die Toilette. Ich schwitze viel, vor allem unter den Armen, aber auch an Händen und Füßen. Früher hatte ich schlimme Akne.«

Soweit der Bericht von Frau N. Was fällt uns daran auf? Sie hat viele körperliche Zeichen, die mit einer vermehrten Gewebebildung zu tun haben, wie z. B. die Zyste, das Myom, die Polypen und auch die Warzen. Außerdem hat sie eine vermehrte Produktion von körperlichen Ausscheidungen, wie Durchfall, Schweiß oder Ausfluss bei den gynäkologischen Infektionen. Am auffälligsten ist die eigenartige Körperwahrnehmung des »Geteilt-Seins«. All diese Aspekte zusammen führen zum Arzneimittel *Thuja*. Sie bekam eine einzige Gabe (5 Globuli) *Thuja* C200. Vier Monate später habe ich von einer Freundin der Patientin erfahren, dass sie schwanger ist.

Nach einem Jahr bekam ich eine Geburtsanzeige über die Geburt eines gesunden Mädchens.

Das Arzneimittelbild von Thuja (Lebensbaum)

Bei Menschen, die *Thuja* brauchen sehen wir oft äußerlich sichtbare Zeichen der Haut, wie Warzen, Leberflecke, Akne, fettige Haut oder Haare. Dies kann ein Problem für sie sein, weil sie ein eher geringes Selbstwertgefühl haben. *Thuja* ist ein wichtiges Mittel für Frauen, die viele Probleme im Uro-Genitalbereich haben: Häufige vaginale Infektionen, Feigwarzen, Chlamydieninfektionen, Herpes genitalis, Zysten, Polypen oder Myome. Sie können aber auch an anderen wiederkehrenden Infektionen leiden, wie Augenentzündungen oder Nebenhöhlenentzündungen. Sie schwitzen viel; manchmal riecht der Schweiß unangenehm oder macht Ränder in der Wäsche. Bei *Thuja* gibt es eigentümliche Körperempfindungen, wie das Gefühl, der Körper sei geteilt oder würde in Stücke zerfallen oder sei zerbrechlich. Menschen, die *Thuja* brauchen, haben oft Angst, andere könnten sie nicht mögen und versuchen viel dafür zu tun, dass sie gemocht werden.

Soweit die beiden Beispiele. Natürlich gibt es noch viele andere Arzneimittel, die bei der Behandlung der Endometriose eine Rolle spielen. Voraussetzung für eine gute Heilwirkung ist immer, dass das Mittel nach der Ähnlichkeitsregel gut zu Ihren Symptomen und Ihrer individuellen Reaktionsweise passt. Meiner Erfahrung nach kann man eine chronische homöopathische Behandlung nicht selbst machen. Dazu brauchen Sie die Begleitung eines erfahrenen Behandlers.

Literatur

Graf, Friedrich (1994). Ganzheitliches Wohlbefinden – Homöopathie für Frauen. Freiburg: Herder Verlag.

Risch, Gerhard (1994). Der sanfte Weg. München: Verlag Müller und Steinicke.

Risch, Gerhard (1994). Homöopathie ist (k)eine Kunst. München: Verlag Müller und Steinicke.

Müller, Karl-Josef (2005). Klassische Homöopathie – Wieso? Weshalb? Warum? Kleine Praxiseinführung für Patienten. Zweibrücken: Verlag K.-J. Müller.

Internet

www.welt-der-homoeopathie.de (Deutscher Zentralverein homöopathischer Ärzte e. V.)

www.vkhd.de (Berufsverband für klassisch homöopathisch therapierende Heilpraktiker, VKHD Verband klassischer Homöopathen Deutschlands e. V.)

www.bph-online.de (Bundesverband Patienten für Homöopathie e. V.)

12 Psychosomatik und Psychotherapie: Kommunikation mit sich selbst

Prof. Dr. med. Dr. rer. nat. Mechthild Neises, Frauenärztin, Psychotherapie

Das psychosomatische Verstehen und Behandeln jeder Erkrankung, insbesondere der Endometriose, bedeutet immer, neben den körperlichen Aspekten auch die seelischen und sozialen Aspekte mit zu berücksichtigen. Für die Patientin entstehen aufgrund ihrer Erkrankung psychosoziale Belastungen, sowohl bei der Diagnosestellung, als auch im weiteren Krankheitsverlauf. Besondere Belastungen entstehen häufig durch eine lange Vorgeschichte, ohne dass es zu einer Diagnosestellung kommt. In dieser Phase fühlen sich die Patientinnen alleingelassen und nicht verstanden. Eine Patientin sagte einmal: »*Das größte Problem war, nach Jahren die Diagnose zu bekommen. Offensichtlich hatte ich die Erkrankung schon mit Anfang 20, jetzt bin ich Ende 30. Es hat neun Jahre gedauert, bis ich die richtige Diagnose bekommen habe.*«

In dieser Phase haben Patientinnen oft die Sorge, dass man ihre körperliche Erkrankung nicht ernst nimmt und stattdessen voreilig an eine seelische Erkrankung denkt. Diese Erfahrungen können zu einer misstrauischen Haltung gegenüber Ärzten führen. Eine Patientin formulierte dies so: »*Ich frage mich immer wieder mal, warum ich das gekriegt habe und warum die Ärzte nicht wirklich was dagegen machen können. Jedes Mal, wenn ich wieder ins Krankenhaus muss, frage ich mich, warum ich es wieder bekommen habe, und jedes Mal bin ich frustriert, weil ich von den Ärzten keine Antwort bekomme.*« Dieses Beispiel zeigt auch die besondere Belastung, die im chronischen Verlauf der Erkrankung liegt. Die Erkrankung kann auch nach vollständiger Operation immer wieder auftreten.

Die Wechselwirkungen zwischen Körper und Seele und ihre Diagnostik

Die Psychosomatik befasst sich mit den Wechselwirkungen von Körper und Seele. Dabei geht es um den seelischen Einfluss auf körperliche Beschwerden, aber auch um die Auswirkungen körperlicher Beschwerden auf das seelische Befinden, was insbesondere bei Endometriose eine Rolle spielt. Die psychosomatisch orientierte Diagnostik hat das Ziel, die verschiedenen Symptome und Belastungen wie z. B. Unterbauchschmerz, Sexualstörungen, insbesondere Schmerzen beim Geschlechtsverkehr, und unerfüllter Kinderwunsch in ein Gesamtbild der Beschwerden und der Persönlichkeit einzuordnen. Die psychosomatisch orientierte Diagnostik erfordert die gleichzeitige Abklärung der körperlichen und der psychosozialen Einflussfaktoren und deren Einbeziehung in die Behandlungsstrategie. Dabei geht es um die Verhaltens- und Erlebensebene der Patientin und auch um ihre Sozialstressoren. Vor dem Hintergrund der Persönlichkeit der Patientin und ihrer Konflikte wird abgeklärt, ob eine depressive Erkrankung oder eine Angststörung bei ihr eine Rolle spielen, wann die Patientin Stress erlebt und welche Möglichkeiten der Stressbewältigung es gibt. Schließlich sind die sogenannten Stressoren im Beruf und in der Familie zu erfassen. Zu den Belastungen im Beruf beschreibt eine Patientin: »*Wenn meine Schmerzen stark sind, bin ich gar nicht in der Lage zu arbeiten. Ich muss dann den Tag im Bett bleiben. Aber das kommt nicht oft vor. Der Chef ist wirklich verständnisvoll, aber ich fühle mich dann den Kollegen gegenüber schlecht, so dass ich immer versuche, trotzdem zu arbeiten, oder ich hole die Stunden an guten Tagen nach.*«

Psychosoziale Belastungen durch die Endometriose

Die Endometriose mit ihren oft ausgeprägten Symptomen und dem damit verbundenen Leidensdruck führt für die betroffene Patientin nicht selten zu einer Notlage und Krise mit Auswirkung auf die Paarbeziehung, insbesondere wenn es zu Schmerzen beim Geschlechtsverkehr kommt, was häufig der Fall ist. Die Sexualität wird dann nicht selten ganz vermieden aus der Angst heraus, wieder Schmerzen zu erleben und den Geschlechtsverkehr abbrechen zu müssen, was die Frau häufig für sich, aber auch für den Partner als beschämend erlebt. Stellt sich dann eine generelle Lustlosigkeit ein, kann dies Konflikte in der Partnerschaft verstärken, zumal die Endometriose bei der geschlechtsreifen Frau, also in der fruchtbaren Lebensphase, häufig chronisch verläuft, d. h. immer wieder auftritt. Wie die einzelne Frau die Krankheitssymptome erlebt und bewältigt, ist sehr unterschiedlich. So können leichte Organbefunde zu chronischen, belastenden Unterbauchschmerzen führen, es können aber bei einer Bauchspiegelung auch ausgedehnte körperliche Befunde festgestellt werden, ohne dass vorher Schmerzen bestanden haben.

Die Medizin liefert in der Regel keine eindeutige Erklärung, warum die Endometriose entsteht. Dies führt zu zusätzlichem Stress, wie alles Unbekannte und nicht Erklärbare. Häufig gibt es Assoziationen zu Krebs und etwas sehr Bedrohlichem, wie eine Patientin dies formulierte: »*Manchmal habe ich auch nachts intensive Schmerzen, dann kann ich mich nicht rühren. Manchmal denke ich, das kann nicht die Endometriose sein, das muss was Ernsteres sein...*«

Endometriose kann seelische Erkrankungen verursachen

Aus diesen Sorgen und Belastungen können sich im Laufe der Erkrankung Angststörungen entwickeln, auch bei Frauen, die bisher noch nie darunter gelitten haben. Häufig sind diese auch mit depressiven Verstimmungen verbunden.

Das Krankheitsbild, das vielen Menschen unbekannt ist, kann auch im sozialen Umfeld und in der Familie zu Belastungen führen, wenn es an Verständnis für die Patientin fehlt. Die Erkrankung hat auch Auswirkungen auf den Freundeskreis, insbesondere wenn soziale Kontakte eingeschränkt werden müssen. Eine Patientin formulierte dies so: »*Das sind dann so 10 Tage, da kann ich gar nichts planen, manchmal kann ich nicht mal rausgehen. Inzwischen weiß ich, dass ich dann meine Pläne ändern oder Verabredungen absagen muss. Meine Freunde wissen das auch. Man muss immer überlegen, bevor man plant, das ist Teil meines Lebens.*«

Die Belastungen einer chronischen Erkrankung sind immer schwerwiegend, weil sie dem Grundbedürfnis nach Heilung widersprechen. Die Krankheit bringt häufige Arztbesuche mit sich und fordert in hohem Maße die Mitarbeit der Patientin. Dies kann zu Abhängigkeitsgefühlen gegenüber Ärzten und der medizinischen Behandlung führen.

Die Betroffenen brauchen immer wieder Mut und Kraft, sich diesen Aufgaben und Beeinträchtigungen zu stellen, die Krankheit und deren Folgen in ihren Lebensalltag zu integrieren und dabei manchmal täglich um die eigene Lebensqualität zu kämpfen.

Junge Frauen sind oft besonders belastet

Die Belastungen junger Frauen sind oft besonders groß, da sie mit ihrem eigenen Anspruch an Leistungsfähigkeit und Funktion in Konflikt kommen. Beeinträchtigungen werden als Stigmatisierung erlebt und können zu Neid und Enttäuschung führen, so dass gerade chronisch kranke, junge Frauen ins soziale Abseits geraten können. Auch sind sie besonders belastet durch den unerfüllten Kinderwunsch. Eine solche »Fruchtbarkeitskrise« kann depressive Reaktionen mit Beeinträchtigung des Selbstwertgefühls nach sich ziehen, da der ursprüngliche Lebensentwurf zerstört wird. Dies kann weitere psychosomatische Erkrankungen zur Folge haben, wie z. B. Zwangsstörungen oder Somatisierungsstörungen (körperliche Beschwerden mit seelischer Verursachung). Für Patientinnen kann es manchmal schwierig sein zu akzeptieren, dass psychosoziale Aspekte bei einer körperlichen Erkrankung wie der Endometriose überhaupt eine Rolle spielen. Um solche persönlichen Aspekte herauszuarbeiten, die im seelischen Bereich liegen und die Lebenssituation betreffen, braucht es eine vertrauensvolle Beziehung zum Arzt. Die Patientin benötigt unter Umständen längere Zeit, um sich darauf einzulassen und auf solche Überlegungen mit Offenheit zu antworten. Auch ist Interesse an der eigenen Person notwendig, um darauf eingehen zu können.

Das Erleben und die Bewältigung von Schmerzen

Für das Schmerzerleben haben seelische Faktoren generell eine große Bedeutung, insbesondere bei chronischen Schmerzzuständen. Schmerzwahrnehmung und Stimmungsregulation werden durch sogenannte »Neurotransmitter« beeinflusst, Botenstoffe im Gehirn und der Nervenzellen. Daher spielen sowohl körperliche als auch seelische Faktoren bei der Schmerzwahrnehmung eine Rolle, was erklärt, dass das Empfinden von Schmerz immer ein höchst subjektives Geschehen ist. Aus der psychosomatischen Perspektive weiß man, dass Depressionen auf die Schmerzwahrnehmung einen verstärkenden Einfluss haben.
Es ist wichtig, die psychischen Einflussmöglichkeiten auf das Schmerzerleben zu kennen, damit nicht unterschieden wird zwischen körperlichem als »wirklichem« Schmerz und psychischem als »eingebildetem« Schmerz. Starke Schmerzreize können bei unzureichender Behandlung Spuren im

Nervensystem hinterlassen im Sinne eines »Schmerzgedächtnisses«. Solche Veränderungen machen die Nervenzellen empfindlicher für weitere Schmerzreize, was sich als gesteigerte Schmerzempfindsamkeit zeigen kann. Dies spricht dafür, dass bei Schmerz eine möglichst frühzeitige, umfassende Behandlung durch Schmerztherapeuten stattfinden sollte, möglichst in Zusammenarbeit mit weiteren Berufsgruppen – darunter Physiotherapeuten sowie Psychologische und Ärztliche Psychotherapeuten. Unter ihrer Anleitung lassen sich körperorientierte Entspannungsverfahren (z. B. das Jacobson-Training) erfolgreich erlernen, und körperorientierte Psychotherapieverfahren unterstützen die Körperwahrnehmung und damit den Umgang mit Schmerzen und den schmerzbedingten Einschränkungen.

Schmerzen machen Angst

Durch das ständige Erleben von Schmerzen sind Frauen mit Endometriose in besonderer Weise belastet: *»Ich sitze jetzt hier und kann es schon spüren, dass meine Regel eine Woche her ist, und dann wird es langsam schlechter. Und am Ende vom Zyklus ist es richtig schlecht, das nagt an mir die ganze Zeit. Manchmal wünsche ich mir, ich könnte mit der Hand da hineingreifen und rausreißen, was da so weh tut. Für mich ist das ganzkörperlich...«*
Das Erleben von chronischen Schmerzen kann auch zu der anhaltenden Überzeugung führen, an einer schweren, fortschreitenden körperlichen Erkrankung zu leiden, die bisher nicht diagnostiziert wurde. Manche Patientinnen, insbesondere wenn sie in der eigenen Familie schon Krebserkrankungen erlebt haben, glauben an einer bisher nicht erkannten Krebserkrankung zu leiden. In solchen Fällen sollte die Betroffene nicht zögern, psychosomatisch-psychotherapeutische Unterstützung in Anspruch zu nehmen, und darin sollte sie auch von ihrem Arzt motiviert werden.

Schmerzwahrnehmung: Geprägt durch Herkunft und Erziehung

Es gibt auch wichtige Erfahrungen in der Lebensgeschichte, die das Schmerzerleben im Erwachsenenalter ungünstig beeinflussen können. Dazu gehören emotionale Ablehnung in der Herkunftsfamilie und körperliche Misshandlung durch die Eltern, aber auch das Erleben ständiger Auseinandersetzungen zwischen den Elternteilen, frühe Trennungserlebnisse durch elterliche Scheidung oder Tod eines Elternteils, Übernahme früher Verantwortung, die Übernahme einer Sündenbock- oder Vermittlerrolle in der Familie und eine ausgeprägte Leistungsorientierung. Solche Erfahrungen können generell die Bewältigungsmöglichkeiten, insbesondere bei chronischen Belastungen im Erwachsenenleben, beeinträchtigen. Sie können zusätzlich ein Hinweis sein, wann psychotherapeutische Hilfe angezeigt ist.

Unentbehrlich: Die Psychosomatische Grundversorgung

Das Einbeziehen seelischer und sozialer Aspekte bei der Endometriose wird innerhalb der Gynäkologie durch die Psychosomatische Grundversorgung gewährleistet. Der Arzt sollte Erfahrung damit haben und sie der Patientin anbieten können. Andernfalls sollte die Patientin sie einfordern. An erster Stelle der psychosomatischen Versorgung steht eine vertrauensvolle Arzt-Patientin-Beziehung. Im Erstgespräch muss sich der Frauenarzt umfassend über die persönliche Befindlichkeit der Patientin, ihre familiäre und berufliche Lebenssituation, den bisherigen Krankheitsverlauf und die lebensgeschichtlich wichtigen Ereignisse und Erfahrungen informieren. In diesem Gespräch macht sich der Frauenarzt ein Bild von der Schwere der körperlichen Erkrankung und der Schwere der damit verbundenen seelischen Belastungen, sei es aufgrund der Erkrankung, der Behandlungsfolgen (Verlust von Organen, wie z. B. der Eierstöcke und Eileiter) und der Krankheitsfolgen (unerfüllter Kinderwunsch). Arzt und Patientin müssen gemeinsam beraten, was durch den Frauenarzt im Sinne einer stützenden Begleitung und Beratung zu klären und zu behandeln ist, oder ob eine Psychotherapie nötig ist und gewünscht wird. Depressionen und Angststörungen sollten immer in einer Psychotherapie durch einen fachkompetenten Arzt oder Psychologen behandelt werden. Für die Behandlung der Endometriose ist fast immer die Behandlung durch ein Team notwendig, das neben Gynäkologen häufig auch Physiotherapeuten, Schmerztherapeuten und Psychotherapeuten umfasst. Innerhalb dieses Teams ist eine wichtige Bezugsperson notwendig.

Hilfen zur Krankheitsbewältigung

Wichtig ist es, dem chronischen Verlauf der Erkrankung schon frühzeitig vorzubeugen und Hilfen zu geben, die die Krankheitsbewältigung fördern. Dazu gehören die Entscheidungsbeteiligung im Behandlungsprozess, die Wissensvermittlung, die Anleitung zu Entspannungsübungen, die Stärkung der Eigenverantwortung der Patientin und die Rückgewinnung von Kontrolle über die Krankheit. Dies kann vermittelt werden durch Gruppenangebote und Gesprächskreise für Betroffene, geleitet durch Ärzte und Psychologen, sowie durch Informationsveranstaltungen, wie sie von Selbsthilfegruppen organisiert werden. Darüber hinaus gibt es Spezialsprechstunden, z. B. eine Schmerzsprechstunde, die psychosomatische Betreuung bei einer Kinderwunschbehandlung, eine Sexualberatung oder -therapie bei Problemen mit der Sexualität. Erwähnt werden soll auch die berufliche Rehabilitation mit Abklärung der Möglichkeiten einer individuellen Arbeitsplatzgestaltung.

Eine psychotherapeutische Behandlung kann empfehlenswert sein

Bei der psychotherapeutischen Behandlung chronisch Schmerzkranker ist zunächst wichtig, dass sich eine stabile und tragende Arzt-Patientin-Beziehung aufgebaut hat. Die Abklärung der körperlichen Befunde bei einer Endometriose ist wichtig, jedoch sollte man bei jeder weiteren und vor allem invasiven Diagnostik bedenken, mit welchem Ziel sie durchgeführt wird, und für welche Behandlungsmöglichkeiten sie zwingend Voraussetzung ist. Wichtig ist, inwieweit die Patientin davon ausgeht, dass ausschließlich körperliche Ursachen bei ihr eine Rolle spielen, und inwieweit sie wünscht, psychosoziale Aspekte mit in die Behandlung einzubeziehen. Für die psychosomatisch-psychotherapeutische Arbeit ist das Akzeptieren seelischer und sozialer Bedingungen und Erlebensweisen eine wichtige Voraussetzung.

Für die psychotherapeutische Behandlung gibt es keine generelle Empfehlung. In Betracht kommen sowohl die verhaltenstherapeutischen Behandlungsangebote, wie auch die psychodynamischen Behandlungsangebote, die im weiteren Verlauf vorgestellt werden.

Welche Psychotherapeuten gibt es?

Fachärzte für Psychosomatische Medizin und Psychotherapie

Der Facharzt für Psychosomatische Medizin und Psychotherapie hat sich auf die Diagnostik, Therapie, Prävention und Rehabilitation von Krankheiten und Leidenszuständen spezialisiert, die maßgeblich von psychosozialen und psychosomatischen Faktoren einschließlich dadurch bedingter psychosomatischer Wechselwirkungen mit verursacht werden. Hierzu gehören auch psychische Begleitsymptome körperlicher Erkrankungen, z. B. Ängste und Depressionen.

Ärztliche Psychotherapeuten – fachgebunden

Ärzte können neben ihrem Facharzt durch eine Weiterbildung die Zusatzbezeichnung »Psychotherapie – fachgebunden« erwerben. Der Schwerpunkt in der Arbeit dieser Ärzte liegt in der Behandlung körperlich Kranker. Darüber hinaus haben sie die Kompetenz erworben, psychotherapeutisch zu arbeiten. Sie sind mit den psychosozialen Fragestellungen ihres Faches vertraut und können Patientinnen oder Patienten selbst psychotherapeutisch behandeln.

Psychologische Psychotherapeuten

Einen Psychologen oder eine Psychologin, die zusätzlich eine Psychotherapie-Ausbildung abgeschlossen haben, nennt man Psychologische Psychotherapeuten. Ein Psychologiestudium alleine sagt nichts über eine psychotherapeutische Kompetenz aus. Psychologische Psychotherapeuten erhalten eine Approbation und können eine Psychotherapie wie Ärzte über die Kassenärztliche Vereinigung abrechnen, d. h. die Kosten werden durch die jeweilige Krankenkasse der Patientin übernommen.

Was Sie bei der Wahl der Therapie bedenken sollten

Bei Psychologen und Ärzten ist darauf zu achten, in welchem psychotherapeutischen Verfahren sie ausgebildet sind: Verhaltenstherapie oder psychodynamische Verfahren (dazu gehören die Psychoanalyse und die tiefenpsychologisch fundierte Psychotherapie). Außerdem ist eine *Familientherapie* möglich, z. B. wenn sich durch die Erkrankung der Frau schon vorher bestehende Konflikte in der Familie zuspitzen. Eine *Paartherapie* ist empfehlenswert, wenn die Belastungen durch die Erkrankung der Frau zu schwerwiegenden Konflikten in der Paarbeziehung führen. Liegt der Schwerpunkt dabei in einer gestörten oder vermiedenen Sexualität, empfiehlt sich für das Paar eine *Sexualtherapie*, die auf verhaltenstherapeutischen Techniken basiert. Sollte die betroffene Frau in einer besonderen Belastungssituation bzw. Krise sein, ist es ratsam, zunächst im Einzelsetting eine *Krisenintervention* durchzuführen und nach einer Stabilisierungsphase neu zu entscheiden, wo der Schwerpunkt der weiteren Psychotherapie liegen soll. Derzeit werden von den Krankenkassen die Kosten für folgende Psychotherapieverfahren übernommen: Für die Verhaltenstherapie und die psychodynamischen Therapien, dazu gehören die Psychoanalyse und die tiefenpsychologisch fundierte Psychotherapie.

Welche Psychotherapieverfahren gibt es?

Verhaltenstherapie

Die Verhaltenstherapie geht zurück auf die sogenannte Lerntheorie und die Annahme, dass im Laufe einer Lebenslerngeschichte bestimmte Erfahrungen und Situationen das Verhalten beeinflusst und maßgeblich geprägt haben. Die Verhaltenstherapie zielt darauf ab, ein bestimmtes Verhalten, das aktuell als störend oder belastend erlebt wird, wie z. B. das Vermeidungsverhalten bei Angststörungen, aufzugeben bzw. zu verändern. Das Ziel ist es, neue Einstellungen und Verhaltensmuster zu erarbeiten und zu festigen, mit denen letztlich die Lebensqualität gebessert wird. In der Arbeit mit körperlich kranken Menschen muss es das Ziel sein, die Krankheitsbewältigung zu unterstützen und zu verbessern und beim Umgang mit Ängsten und Schmerzen zu helfen.

Häufig sind es nicht die Ereignisse selbst, auf die ein Mensch reagiert, sondern seine speziellen Wahrnehmungen und die Interpretationen, mit denen er diesen Ereignissen spezielle Bedeutungen zuschreibt und dann gefühlsmäßig darauf reagiert.

Als sogenannter »Denkfehler« lässt sich das »polarisierte Denken« beschreiben. Hierunter wird die Neigung zum Denken in Extremen verstanden, wie zum Beispiel gut/böse und niemals/immer. Dabei mangelt es der Patientin an Differenzierungsmöglichkeiten. Auch die »selektive Abstraktion« soll erwähnt werden, bei der bestimmte Aspekte von Ereignissen oder Situationen herausgegriffen und überbewertet werden und dann auf Kosten anderer bestimmend für das eigene Befinden und für weitere Handlungen sind. Bei der Therapie lernt die Patientin, sich selbst zu beobachten und z. B. ihre automatisch aufkommenden Gedanken zu notieren. Anhand dieser Aufzeichnungen werden die Bewertungen auch im Hinblick auf ihre destruktiven Tendenzen analysiert, und im Verlauf lernt die Patientin anhand ihrer automatischen Gedanken und den damit verbundenen Hypothesen über sich und die Umwelt diese differenzierter wahrzunehmen und »auf ihren Wahrheitsgehalt hin zu überprüfen«. Der Patientin wird bewusst, dass ihre Bewertungen und Schlussfolgerungen nicht immer unbedingt zwingend sind, und sie erkennt zunehmend differenzierter ihren Anteil an der Gestaltung ihrer Lebenswelt. Mit dem Therapeuten zusammen werden alternative Gedankenkonzepte und Bewertungen erprobt.

Psychodynamische Therapieverfahren

Bei den psychodynamischen Therapieverfahren wird die Entstehung psychosomatischer Symptome in Bezug gesetzt zur lebensgeschichtlichen Entwicklung und den daraus verinnerlichten Konflikten. Bei der tiefenpsychologisch fundierten Psychotherapie wird in einem Zeitrahmen von 50 Stunden (eine Verlängerung ist möglich) an einem aktuellen Problem, einer aktuellen Belastung gearbeitet und der Bezug zur Biografie hergestellt, soweit die Patientin dies einbringt. Ansonsten ist der Fokus im Hier und Jetzt. Die Psychoanalyse arbeitet in einem umfangreicheren Zeitrahmen mit 150 Stunden (Verlängerung ist möglich). Dieser Ansatz und Zeitrahmen ist wichtig, wenn es das Ziel ist, Veränderungen in der Persönlichkeitsstruktur zu erreichen. Stehen die körperlichen Beschwerden im Vordergrund, bietet sich die tiefenpsychologisch fundierte Psychotherapie an mit einem stützenden Ansatz und der Zielsetzung, die Krankheitsbewältigung und die Lebensqualität zu verbessern. Die regelmäßig über einen längeren Zeitraum durchgeführte stützende Therapie fokussiert die Auswirkungen der Krankheit. Im Vordergrund steht dabei, die gesunden Anteile der Persönlichkeit zu stärken im Sinne einer Ressourcenorientierung. Die therapeutische Arbeit orientiert sich zur Unterstützung des Selbstwertgefühls an diesen Stärken. Eine konfliktzentrierte Psychotherapie schließt das Beziehungsgeschehen in der Vergangenheit und in der Gegenwart ein und hat zum Ziel, seelische Kräfte, die an unzeitgemäße Konfliktlösungsversuche gebunden sind, zu mobilisieren und letztlich für eine Lösung anstehender Probleme und Entscheidungen verfügbar zu machen. Das Angebot einer tiefenpsychologisch fundierten Psychotherapie sollte Frauen zur Verfügung stehen, die im Verlaufe ihrer Erkrankung ein stärkeres Bedürfnis nach Selbsterfahrung und Klärung ihrer persönlichen Konflikte verspüren. Insbesondere in der Arbeit mit Frauen nach Organverlust und Verlust ihrer Fruchtbarkeit, ist ein häufiger Fokus das reduzierte Selbstwertgefühl als Frau und unter Umständen die damit verbundene Identitätskrise.

Ergänzende Therapien zur Krankheitsbewältigung

Entspannungstechniken

Neben diesen etablierten Psychotherapieverfahren sollten Entspannungstechniken zur Anwendung kommen. Nicht selten bringen Patientinnen schon positive Erfahrungen mit Autogenem Training, mit Progressiver Muskelentspannung nach Jacobson mit oder auch mit fernöstlichen Techniken wie Yoga und Meditation. Generell sind Entspannungstechniken geeignet, in schwierigen Lebenssituationen zur Entlastung beizutragen, z. B. im Sinne eines besseren Umganges mit Stresssituationen.

Kreative Therapien

Es gibt ein breites Angebot an Gestaltungs-, Bewegungs-, Musik- und Maltherapie. Sie werden mit dem Ziel eingesetzt, Zugang zu sich zu finden. Die kreative Beschäftigung soll der Patientin ermöglichen, ihre Gefühle in einer sicheren und für sie nicht bedrohlichen Weise auszudrücken und neue Fähigkeit an sich zu entdecken. Insbesondere Kunsttherapien unterstützen so die Bewältigungen von oft sehr belastend erlebten körperlichen Veränderungen. Kreative Therapieangebote, wie z. B. die Gestaltungstherapie, schaffen Raum, Durchlittenes in seiner Bedeutung in sehr persönlicher Art und Weise zu verarbeiten und einzuordnen.

Prävention

Alle Angebote sowohl im Rahmen der psychosomatischen Basisversorgung, als auch die Entspannungsverfahren und die speziellen Psychotherapieverfahren haben einen wichtigen Stellenwert im Krankheitsverlauf. Ziel ist es stets, einen chronischen Verlauf zu verhindern bzw. abzumildern. Darüber hinaus müssen psychische Belastungen und Erkrankungen angemessen behandelt werden.

Internet

www.dgpfg.de (Deutsche Gesellschaft für Psychosomatische Frauenheilkunde und Geburtshilfe, DGPFG e. V.)

www.dgpm.de (Deutsche Gesellschaft für Psychosomatische Medizin und Ärztliche Psychotherapie, DGPM e. V.)

13 Kinesiologie und energetische Psychologie: Die Sprache der Seele verstehen lernen

Marion Börsing, Heilpraktikerin

Das seelische Befinden hat großen Einfluss auf den Gesundheitszustand des Körpers. Wenn uns die täglichen Anforderungen über den Kopf wachsen, fühlen wir uns überfordert, erschöpft, ausgelaugt. Es gibt vieles, was uns Lebenskraft und Lebensfreude rauben kann, z. B. eine chronische Erkrankung wie die Endometriose. Oft kommen aber noch weitere Einflüsse hinzu: Beruflicher Ärger, Beziehungen, die uns nicht gut tun, ungelöste Konflikte, unverarbeitete seelische Verletzungen, Ängste und Sorgen des Alltags, die uns täglich belasten. Solche seelisch-emotionalen Faktoren können eine Krankheit mit verursachen oder aber die Symptome deutlich verschlimmern. Ein Teufelskreis entsteht: Geht es Ihnen körperlich schlechter, leidet auch die Seele mehr. Sind Sie z. B. traurig, wütend, ärgerlich oder voller Angst, weil sich Ihr Körper schon wieder schmerzhaft bemerkbar macht, so unterhalten die Traurigkeit, die Wut, der Ärger und die Angst das Krankheitsgeschehen und stehen Ihrer Heilung im Wege.

Der Blick nach innen ist wichtig

Heutzutage fehlt vielen Menschen die Zeit, um inne zu halten und »zu sich« zu kommen. Sie verlieren sich selbst in der Hektik des Alltags. Doch der Blick nach innen ist wichtig. Körperliche Beschwerden haben einen Sinn: Sie sind ein Hinweis der Seele, dass wir besser auf uns acht geben und einen kritischen Blick auf unser Leben richten sollen. Was belastet mich? Was muss ich verändern, damit es mir besser geht? Versuchen Sie zu ergründen, was Sie »krank macht«. Das ist nicht einfach. Holen Sie sich auf diesem heilsamen Weg der Selbstfindung ruhig professionelle Hilfe. Es gibt seit ein paar Jahren sehr lösungsorientierte, psychologische Therapien, die schnell und nachhaltig wirken und die Sie teilweise auch selbst erlernen und allein anwenden können: die Kinesiologie und die energetische Psychologie. Diese Verfahren arbeiten auch mit Ihrem Unterbewusstsein, denn es weiß am besten, was Ihnen fehlt.

Die Kinesiologie wurzelt im alten China

Die Kinesiologie ist ein sehr einfaches und präzises Rückmeldesystem des Körpers, das vom amerikanischen Chiropraktiker George Goodheart (1919–2008) in den 60er Jahren des letzten Jahrhunderts entdeckt und als diagnostisches und therapeutisches Verfahren etabliert wurde. Er stellte fest, dass sich körperliche und seelische Vorgänge im Menschen in seiner Muskelkraft widerspiegeln.

Die Kinesiologie hat ihre Wurzeln in der Energielehre der Traditionellen Chinesischen Medizin (TCM). Vor ca. 5.000 Jahren entdeckten die Chinesen, dass es im Körper unsichtbare »Energiekanäle« gibt, sogenannte Meridiane, in denen die Lebensenergie des Menschen fließt. Sie verlaufen wie ein Liniennetz dicht unter der Haut. Jeder Meridian steht in Beziehung zu bestimmten Muskeln und Organen. Sind wir gesund, so durchströmt die Lebensenergie ungehindert den Körper. Die Muskeln sind stark, die Organe gesund. Haben wir dagegen körperliche oder seelische Beschwerden, entstehen Energieblockaden. Die TCM geht davon aus, dass ein auf Dauer gestörter Energiefluss in den Meridianen der Nährboden für Beschwerden und Krankheiten des ihm zugeordneten Organs ist. Es wurden daraufhin zahlreiche Methoden entwickelt, mit denen die Meridiane stimuliert werden, um den freien Fluss der Lebensenergie anzuregen und Krankheiten zu lindern. Am bekanntesten sind Akupunktur und Akupressur.

Einflüsse der Chiropraktik

Die Kinesiologie wurde vor allem auch durch die Chiropraktik geprägt. Aus der Chiropraktik wissen wir, dass durch das sanfte Massieren bestimmter Reflexpunkte vorwiegend am Kopf das Nervensystem stimuliert und die Durchblutung des Gehirns und verschiedener Organe angeregt wird. Reflexpunkte neben dem Brustbein und entlang der Wirbelsäule korrespondieren mit dem Lymphsystem und fördern die Entschlackung des Körpers. George Goodheart, der Begründer der Kinesiologie, schlug eine Brücke zwischen Chiropraktik und Traditioneller Chinesischer Medizin: Er entdeckte, dass es einen unmittelbaren Zusammenhang zwischen den Reflexpunkten der Chiropraktik und den Meridianen der chinesischen Energie- und Akupunkturlehre gibt und über die Reflexpunkte demzufolge auch Muskeln und Organe positiv beeinflusst werden können. Er erkannte, dass durch Drücken, Klopfen oder Halten bestimmter Akupunkturpunkte und durch Entlangstreichen an den Meridianen Energieblockaden gelöst und körperliche wie seelische Beschwerden, auch starke Schmerzen, gelindert oder geheilt werden können.

Der kinesiologische Muskeltest

Goodheart entwickelte das wichtigste Instrument der diagnostischen Kinesiologie: den »Muskeltest«. Dabei hält der Patient seinen Arm im 90°-Winkel seitlich ausgestreckt, während der Therapeut einen sanften Druck auf den Arm nach unten ausübt.

Alles, was einem Menschen körperlich oder seelisch nicht gut tut – sei es beispielsweise ein falsches Medikament, ein unverträgliches Nahrungsmittel oder eine als belastend empfundene Lebenssituation – raubt ihm Energie und schwächt folglich auch die Muskelkraft, sagt die Kinesiologie. Dann reicht schon ein sanfter Druck des Therapeuten, und der Arm des Patienten weicht nach unten. Wir alle kennen Redewendungen wie »der Schreck ist mir in die Glieder gefahren« oder »mir wurde ganz weich in den Knien«, die den Zusammenhang zwischen Belastung und Schwächegefühl sehr schön veranschaulichen.

Bleibt der Testmuskel des Patienten dagegen stark und hält dem Druck stand, gibt es kein Problem. Wissenschaftlich bewiesen ist die Wirksamkeit der Kinesiologie bisher nicht, doch die vielen Jahre erfolgreicher praktischer Anwendung dieses Verfahrens sprechen für sich. Mit dem Muskeltest lässt sich auch prüfen, in welchem Körpermeridian der Energiefluss gestört ist, ob z. B. im Magen-, Gallenblasen- oder Dickdarmmeridian. Daraus kann ein Kinesiologe Rückschlüsse ziehen auf den Gesundheitszustand des Menschen. Durch verschiedene Übungen lassen sich diese Energieblockaden lösen und die Beschwerden der entsprechenden Organe vorbeugen, lindern oder beheben.

Psychokinesiologie: »Im Gespräch« mit dem Unterbewusstsein

Der amerikanische Psychiater John Diamond baute in den 1970er Jahren auf Goodhearts Erkenntnisse auf und fand heraus, dass der Muskeltest auch bei psychischem Stress funktioniert und Auskunft darüber gibt, welche Gedanken, Gefühle oder Lebensumstände bei einem Menschen seelischen Schmerz auslösen. Er entdeckte die Beziehung zwischen Gefühlen und den Meridianen. So ist bei Kummer und Traurigkeit der Dünndarmmeridian betroffen, bei Ärger und Frustration der Lebermeridian und bei Traumata der Blasenmeridian. Diamond konnte zeigen, dass sich durch Lösen der Blockaden in den jeweiligen Meridianen der psychische Zustand seiner Patienten besserte.

Durch Einflüsse aus der Psychiatrie entwickelte sich der Zweig der Psychokinesiologie. Sie geht davon aus, dass einer Erkrankung – insbesondere wenn sie wie die Endometriose chronisch verläuft – unbewältigte seelische Verletzungen zugrunde liegen, die das Krankheitsgeschehen unterstützen und den Heilungsprozess behindern. Das auslösende Erlebnis liegt bei vielen Menschen oftmals Jahre zurück. Sie haben es meist längst vergessen und verdrängt. Doch das Unterbewusstsein speichert unterdrückte Gefühle und »meldet« sich irgendwann über den Körper, chronische Beschwerden und Schmerzzustände aller Art können entstehen. In der Psychokinesiologie dient der Muskeltest als Schlüssel zu Ihrem Unterbewusstsein, wenn er von erfahrenen Therapeuten angewendet wird. Er hilft, verdrängten Kummer ins Bewusstsein zu holen, so dass er aufgearbeitet werden kann.

Kinesiologische Richtungen

Im Laufe der letzten Jahrzehnte haben sich durch vielfältige Einflüsse aus Psychologie und Neurologie, aus Hirn- und Stressforschung und dem breiten Spektrum der Entspannungsverfahren über 20 verschiedene Richtungen innerhalb der Kinesiologie herausgebildet, die einem stetigen Wandel unterzogen sind und dem Laien eine Orientierung schwer machen. Stets werden verschiedene Bewegungsübungen und manuelle Techniken angewendet, die schmerzlindernd, beruhigend, entspannend, seelisch befreiend oder Stress abbauend wirken und sehr effektiv helfen können, das innere Gleichgewicht wieder zu finden. Empfehlenswert für Anfänger ist »Touch for health«, das die wichtigsten Grundlagen vermittelt und Tipps zur Selbsthilfe gibt. Diese Techniken können aber nur helfen, die Symptome der Endometriose zu lindern. Mit ihnen dringt man nicht in die Tiefe des Unterbewusstseins vor. Wenn Sie diesen Weg für sich ausprobieren möchten, bietet sich die energetische Psychologie an.

Die energetische Psychologie hilft schnell und effektiv

Seit Anfang der 1990er Jahre gewinnt eine von den USA nach Europa einziehende neue Richtung der Psychotherapie immer größere öffentliche Aufmerksamkeit: die sogenannte »energetische Psychologie«. Dazu gehören verschiedene Behandlungsverfahren, die auch unter den Namen »Meridiantherapie« oder »Klopfakupressur« zusammengefasst werden und deren Ursprünge im chinesischen Meridian- und Akupunktursystem und in der Kinesiologie liegen. Es gibt viele verschiedene Verfahren, die alle sehr ähnlich arbeiten: Durch eine spezielle Gesprächsführung und durch Klopfen oder Berühren von Akupunkturpunkten auf den Meridianen werden Energieblockaden gelöst, die für ein seelisches Problem verantwortlich sind. Die Verfahren sind verblüffend wirksam. Oft reichen wenige Behandlungen aus, um Probleme für immer auszulöschen. Die wichtigsten Verfahren der energetischen Psychologie sind:

- EFT (Emotional Freedom Technique von Gary Craig)
- M.E.T. (Meridian-Energie-Techniken von Rainer Franke)
- EDxTM (Energy Diagnostic and Treatment Methods von Fred Gallo)
- NAEM (Negative Affect Erasing Method von Fred Gallo)
- TFT (Thought Field Therapie von Roger Callahan)
- TAT (Tapas Acupressure Technique von Tapas Fleming)

Belastende Gefühle (z. B. Angst oder Schuld) und negative Glaubenssätze ziehen falsche Verhaltensmuster nach sich (z. B. »nur wenn ich brav bin, werde ich geliebt« oder »wenn ich Konflikte vermeide, geht es mir besser«), die sich durch Energieblockaden in den Meridianen manifestieren. Es gibt viele solcher negativen Glaubenssätze, die wir aufgrund unangenehmer Lebenserfahrungen verinnerlicht haben. Sie blockieren uns und sind für unsere emotionalen Probleme verantwortlich.
An dieser Stelle soll über die positiven Erfahrungen mit EFT berichten werden. EFT (Emotional Freedom Techniques, dt.: Technik der emotionalen Freiheit) gehört zu den am weitesten verbreiteten Verfahren, weil es besonders einfach zu erlernen ist und bei leichteren Beschwerden auch allein angewendet werden kann. Es wurde in den 1990er Jahren vom US-amerikanischen Ingenieur und Personal Coach Gary H. Craig entwickelt. Mit EFT nehmen Sie Kontakt zu Ihren Gefühlen und körperlichen Beschwerden auf und erreichen auf verblüffend einfache Weise eine Befreiung von jeder Art negativer Gefühle und Gedanken. Viele noch so schmerz-

hafte oder angstbesetzte Erlebnis, sei es ein Kindheitstrauma oder eine unbewältigte seelische Verletzung, lässt sich schnell, sanft und dauerhaft auslöschen. Dies geht oft einher mit lebhaften inneren Bildern, die Ihr Unterbewusstsein freilässt.

Es werden längst »vergessene« Erinnerungen wach, zu denen Sie vorher keinen bewussten Zugang mehr hatten, die aber oftmals Ursache innerer Konflikte, Blockaden oder Traumata sind und das Krankheitsgeschehen unterhalten. Diese Erinnerungen mit all ihren einhergehenden Gefühlen sind oft zugedeckt, weil sie zu schmerzhaft oder angstbesetzt sind. Doch Ihr Unterbewusstsein vergisst nichts.

Schicht für Schicht ins Innerste vordringen

Einmal aufgespürt, lässt sich jede Erinnerung, und sei sie noch so schlimm, »entstressen« und positiv umkehren. Das heißt, die unangenehmen Gefühle, werden vom zugrunde liegenden Ereignis der Vergangenheit abgekoppelt und ausgelöscht, Sie erinnern sich zwar noch an das Ereignis, aber empfinden es nicht mehr als belastend.

Mit EFT werden Sie ähnlich wie eine Zwiebel, Schicht für Schicht Ihrem Innenleben näher kommen und sich dabei von belastenden Gefühlen befreien. Eine spannende Reise in Ihr Innerstes. Sie werden verblüfft sein, wie lebendig Ihr Innenleben ist, und wie viel mehr Sie über sich selbst in Erfahrung bringen werden. Oft wird spontan ein unbeschreibliches Gefühl der Erleichterung empfunden. Viele Patientinnen sehen klarer, fühlen sich entspannter und friedlicher. EFT erleichtert nicht nur den Umgang mit Erkrankungen, es macht den Weg zur Heilung frei. Es ist wissenschaftlich dokumentiert, dass die Verfahren der energetischen Psychologie außerordentlich wirksam sind, auch wenn der Wirkmechanismus bis heute nicht genau verstanden wird.

Mit den Verfahren der energetischen Psychologie werden bei vielen bei körperlichen Beschwerden gute Erfolge erzielt. Dazu zählen:

- chronische und akute Schmerzen, auch Schmerzen durch die Endometriose
- Verspannungen
- Schlafstörungen

- Migräne
- Allergien

Weitere Anwendungsgebiete der energetischen Psychologie sind:

- traumatische Erlebnisse, seelische Verletzungen
- negative Emotionen aller Art (z. B. Ärger, Traurigkeit, Wut, Schuld, Sorgen)
- Ängste, depressive Verstimmungen
- Zwänge
- Süchte (Zigaretten, Nikotin)
- Essstörungen/Über- und Untergewicht

Will eine Frau mit Endometriose versuchen, die Hintergründe zu entdecken, die evtl. mit ihrer Erkrankung zu tun haben könnten, dann können die Techniken der Psychokinesiologie und der energetischen Psychologie dabei eine Hilfe sein. Bei vielen Frauen mit Endometriose tauchen Missbrauchs- und Gewalterlebnisse auf, und andere berichten, dass sie als Mädchen oder Frau abgelehnt wurden. Wieder andere mussten erleben, wie die natürlichen Vorgänge im weiblichen Körper negativ bewertet oder tabuisiert wurden und das Frausein an sich abschreckend vorgelebt wurde.
Das Vorgehen in der Behandlung muss jedoch immer ergebnisoffen und individuell sein, da es für die Endometriose (wie auch für alle anderen Erkrankungen) keine fixen Zuordnungen zu bestimmten Konflikten gibt.

Ablauf einer Behandlung mit EFT

Zu Beginn der Behandlung wird gemeinsam mit der Patientin eine Aussage formuliert, die ihr Problem und das dazugehörige belastende Gefühl so treffend und ehrlich wie möglich beschreibt, z. B. »meine Endometriose macht mir Schmerzen« oder »die Endometriose macht mich hilflos«. Dann werden 14 Akupunkturpunkte auf den Meridianen an Kopf, Oberkörper und Hand in einer festgelegten Reihenfolge beklopft. Während des Klopfens jedes Punktes wiederholt die Patientin ständig diesen Satz und konzentriert sich dabei emotional ganz auf das negative Gefühl. Auf diese Weise wird mental eine Verbindung zur Energieblockade aufgebaut, die sich dann durch das Beklopfen auflöst. Um die Wirkung der Behandlung zu verankern, werden weitere Gehirnbereiche in die Behandlung mit einbezogen und eine

Balance zwischen linker und rechter Gehirnhälfte hergestellt. Dazu muss die Patientin mit den Augen rollen, eine Melodie summen und rückwärts von 5 bis 1 zählen. Nach dem Klopfdurchgang zeigen sich vielleicht neue Gefühle oder Erinnerungen, die ebenfalls beklopft werden müssen. Dies geschieht so lange bis das Belastungsgefühl »auf Null« ist. Es ist sinnvoll, EFT bei einem geschulten Therapeuten zu erlernen, das erleichtert Ihnen den Einstieg in die Selbstbehandlung. Für eine Reise ins Unterbewusstsein und die Aufarbeitung tiefer liegender Probleme brauchen Sie die Hilfe eines erfahrenen Therapeuten. Eine Behandlung dauert ein bis zwei Stunden.

Fallbeispiel: Behandlung einer Endometriosepatientin mit EFT

Vor drei Jahren wurde bei der Patientin Endometriose diagnostiziert. Trotz zweimaliger Operation zeigte sich keine wesentliche Besserung der Symptomatik. Vor drei Monaten wurden neue Endometrioseherde gefunden. Entsprechend deprimiert und verzweifelt kam sie in die Praxis.

Nach dem ersten Klopfdurchgang, bei dem alle mit ihrer Erkrankung einhergehenden Gefühlen wie Wut, Verzweiflung und Hilflosigkeit behandelt wurden, war sie an dem Punkt angelangt, sich ihre Gebärmutter mental »anzuschauen«. Dies löste heftige Stressgefühle, Wut und Ärger aus, was sich aber verflüchtigte, weil durchgehend geklopft wurde. Die Patientin stellte sich ihre Gebärmutter mit einem dicken Schutzwall umgeben vor, so dass sie keinen ungehinderten Zugang hatte. Außerdem sei alles dunkel und sie fühle sich einfach unwohl, meinte sie. Auf die Frage, ob ihr dieses Gefühl bekannt vorkäme, kamen ihr zwei ehemalige Partner in den Sinn, durch die sie sich seinerzeit sehr verletzt gefühlt hatte. Die letzte Trennung lag drei Jahre zurück, was dem Zeitpunkt der Diagnose entsprach. Auch spüre sie eine diffuse Angst, sich von ihren Wucherungen zu trennen, sagte die Patientin, denn sie brauche sie als Schutz.

Nachdem wir die Partnerschaftsdramen mit allen dazugehörenden Gefühlen beklopft, und die beiden Männer entlassen und endgültig verabschiedet hatten, war sie schließlich auch bereit, sich von ihrem inneren Schutzwall zu trennen. Die ursprüngliche Verzweiflung und Depression waren verschwunden. Der gesamte Bauchraum fühle sich nunmehr entspannt, warm und wohlig an, sagte die Patientin. Dass sie innerlich immer noch die Konflikte mit ihren Expartnern herumtrug, sei ihr nicht bewusst gewesen. Schon gar nicht hätte sie ihre Unterleibsbeschwerden damit in Verbindung gebracht. Sie sehen, die Ursachen für körperliche Probleme sind so vielfältig wie die Lebensgeschichten der Betroffenen.

Literatur

Reiland, Christian (2006). EFT – Klopfakupressur für Körper, Seele und Geist (mit DVD). München: Goldmann Arkana.

Franke, Rainer; Schlieske, Ingrid (2008). Klopfen Sie sich frei! M.E.T. – Meridian-Energie-Techniken. Reinbek: rororo, Rowohlt Verlag.

Gensler, Petra (2008). Kinesiologie. München: GU Ratgeber.

Internet

www.dgak.de (Deutsche Gesellschaft für Angewandte Kinesiologie)

www.iak-freiburg.de (Institut für Angewandte Kinesiologie)

www.emofree.com EFT (Emotional Freedom Technique), Gary Craig

www.emofree.de EFT (Emotional Freedom Technique), Maya de Vries

www.met2.de M.E.T. (Meridian-Energie-Techniken von Rainer Franke)

14 Achtsamkeitsbasierte Stressreduktion: Mit Schmerzen gelassener umgehen

Dr. med. Kai Born, Arzt für Psychosomatische Medizin und Psychotherapie
Heike Born, Diplom-Psychologin

Langanhaltender Stress kann eine ganze Reihe von körperlichen und psychischen Beschwerden auslösen und zu chronischen Krankheiten führen. Chronische Krankheiten können wiederum selbst Stress bewirken. So entwickelt sich rasch ein Teufelskreis, der die Symptome aufrechterhält und verschlimmert: Stress führt zu körperlichen Beschwerden, die körperlichen Beschwerden führen zu noch mehr Stress und der größere Stress wiederum zu mehr körperlichen Beschwerden und so weiter. Deshalb ist es sinnvoll, Fertigkeiten zur Stressregulation zu erlernen und die Prozesse zu verändern, die zur Aufschaukelung der Stressreaktionen beitragen. Das Programm Achtsamkeitsbasierte Stressreduktion (Mindfulness Based Stress Reduction, kurz MBSR) wurde in den 1980er Jahren von Jon Kabat-Zinn in den USA entwickelt. Er ist Gründer der »Stress Reduction Clinic« und des Instituts für Achtsamkeit in Medizin, Gesundheitsvorsorge und Gesellschaft an der Universität von Massachusetts. MBSR wurde zunächst an chronisch kranken Menschen, insbesondere Schmerzpatienten, erprobt, denen die Organmedizin nur wenig oder gar nicht helfen konnte. Vor dem Hintergrund eigener Erfahrungen mit Meditation und Yoga konzipierte Kabat-Zinn ein achtwöchiges Programm, das den Betroffenen hilft, einen neuen Umgang mit dem eigenen Leid und dem damit verbundenen Stress zu entwickeln. Schwerpunkt sind dabei die Prinzipien Achtsamkeit und Akzeptanz.

Leben in der Gegenwart

Unter Achtsamkeit wird eine besondere Form der Aufmerksamkeitslenkung verstanden. Die Aufmerksamkeit ist absichtsvoll auf den gegenwärtigen Moment gerichtet. Die Gegenwart wird dabei nicht-wertend wahrgenommen und grundlegend bereitwillig akzeptiert. Dies ist keineswegs leicht, da unsere Aufmerksamkeit sprunghaft ist und unser Verstand alles sofort bewertet und die Dinge häufig anders haben will, als sie gerade sind. Oft sind wir nicht im Kontakt mit unserem gegenwärtigen Erleben, sondern sind mit Erinnerungen und Zukunftsplanungen beschäftigt. Wir vergleichen dabei die Gegenwart mit der Vergangenheit oder einer möglichen Zukunft. Die Gegenwart schneidet in unserer Bewertung meist schlecht ab, vor allem, wenn wir gerade körperliches oder emotionales Leid erleben. Diese Vergleichs- und Bewertungsprozesse geschehen weitgehend automatisch. Kabat-Zinn spricht deshalb von einem »Autopiloten«-Modus, in dem wir uns normalerweise befinden. Dieser Automatismus geht mit unflexiblen und häufig Stress erzeugenden Reaktionsweisen einher. Es bedarf regelmäßiger Übung, um dieser Automatik nicht die Führung über das eigene (Innen-)Leben zu überlassen. Durch die Schulung der Achtsamkeit in vielfältigen Übungen und den Austausch mit den Kursteilnehmern werden diese ungünstigen Stressmuster bewusst und können durchbrochen werden.

Das MBSR-Kursprogramm

Die grundlegenden Prinzipien stammen aus der buddhistischen Tradition, jedoch wurde das Programm von jeglichen religiösen oder esoterisch anmutenden Themen befreit und basiert auf den Ergebnissen der wissenschaftlichen Stress- und Psychologieforschung. Der Kurs besteht aus acht zweieinhalbstündigen wöchentlichen Sitzungen, einem Achtsamkeitstag und täglichen Übungen von circa 45-minütiger Dauer. Das tägliche Üben in diesen acht Wochen bedeutet zwar eine hohe zeitliche Verpflichtung, ist jedoch die Voraussetzung für gute Ergebnisse. Neben der praktischen Erfahrung wird Wissen aus der Stressforschung vermittelt: Stressentstehung und Stressfolgen, sinnvoller Umgang mit Stress, Achtsamkeit und Akzeptanz als Alternative zu automatischen Reaktionsweisen und zum anstrengenden Kampf gegen unangenehme Symptome, wertschätzendes Verhalten sich selbst und anderen gegenüber, achtsame Kommunikation und Umgang mit unangenehmen Gefühlen und Zuständen. Zu den praktischen Übungen gehören:

- Der Bodyscan – Eine achtsame Körperwahrnehmungsübung, bei der die einzelnen Regionen des Körpers nicht-wertend wahrgenommen werden, ohne Veränderungen bewirken zu wollen.

- Die Sitzmeditation – Eine Übung, in der der Teilnehmer lernt, seine innere Erfahrung in verschiedenen Bereichen aus einer neutralen Beobachterperspektive wahrzunehmen.
- Bewusstes Ausführen von Yogaübungen aus dem Hatha-Yoga.
- Achtsamkeit im Alltag – Alltagsaufgaben wie Abwaschen, Zähneputzen, Essen, Teetrinken mit voller Präsenz und Bewusstsein ausführen

Positive Wirkungen bei chronischen Schmerzzuständen

Am Achtsamkeitstag werden alle Übungen im Wechsel vertieft durchgeführt, was zu einer intensiven und schönen Erfahrung führen kann. Jeder Teilnehmer erhält für seine Übungen zu Hause eine CD, auf der die Übungen angeleitet werden.

Ein MBSR-Kurs ist intensiv und herausfordernd, besonders durch die täglichen Praxisübungen, kann aber nachweislich positive Ergebnisse bewirken. Wissenschaftlich konnten positive Wirkungen bei chronischen Schmerzsyndromen, Schuppenflechte (Psoriasis), Ängsten, stressbedingten Erschöpfungssyndromen und psychosomatischen Beschwerden nachgewiesen werden. Zur Rückfallvorsorge bei Depressionen wurde ein spezielles Programm entwickelt, das sich stärker auf den Umgang mit negativen Denkmustern und depressiven Zuständen konzentriert. Die Kurse werden erst seit kurzer Zeit in Deutschland angeboten, aber die Zahl der Angebote wächst. Das Vorgehen ist als zusätzliche Strategie zu einer sinnvollen medizinischen Behandlung gedacht, nicht als Alternative. Deshalb sollte das Vorhaben mit dem behandelnden Arzt besprochen und von diesem weiterhin begleitet werden.

Literatur

Kabat-Zinn, Jon (2006). Gesund durch Meditation. Frankfurt: Fischer Verlag.

Kabat-Zinn, Jon (2008). Zur Besinnung kommen. Freiburg: Arbor Verlag.

CDs

Kabat-Zinn, Jon; Born, Heike (2007). Achtsamkeit und Meditation im täglichen Leben. Freiburg: Arbor Verlag.

Kabat-Zinn, Jon; Born, Heike (2008). Bei sich selbst zu Hause sein. Freiburg: Arbor Verlag.

Internet

Unter www.mbsr-verband.org kann nach regionalen Kursen recherchiert werden.

15 Systemische Autoregulationstherapie: Hypnose trifft Chinesische Medizin

Dr. med. Annemarie Schweizer-Arau, Fachärztin für Psychotherapeutische Medizin, TCM, Homöopathie, Entwicklung von SART

Die Systemische Autoregulationstherapie (SART) stellt eine körperorientierte Kombinationsbehandlung aus Traditioneller Chinesischer Medizin (TCM) und Hypnotherapie dar. Seit 20 Jahren entwickele ich dieses Verfahren in meiner Praxis zur Behandlung von Schmerzen bei Endometriosepatientinnen. »Systemisch« bedeutet, dass die ganze Persönlichkeit einer Frau, ihre Lebenssituation und ihre Auseinandersetzung mit ihrem sozialen Umfeld während der Therapie berücksichtigt werden. »Autoregulation« heißt, dass der Arzt der Patientin dabei hilft, ihre Selbstheilungskräfte zu aktivieren, gemäß Paracelsus (1493–1541), der einst sagte: »Der Patient ist der Arzt und der Arzt ist sein Gehilfe.«

Konfliktbearbeitung in Trance

Bei einer SART wird die Patientin zunächst in eine leichte Trance versetzt, einen halbschlafähnlichen Zustand, während dem sie ihre momentanen körperlichen Empfindungen schildern soll, z. B. Schmerzen, Druck- oder Schweregefühle. Diese Symptome werden als »somatische (körperliche) Marker« bezeichnet, weil sich in ihnen seelische Empfindungen der Patientin über den Körper ausdrücken. Oft findet die Frau in der Behandlung Zugang zu längst vergessenen, schmerzhaften Erinnerungen und Lebenserfahrungen, die mit diesen Symptomen in Verbindung gebracht werden können. Die Patientinnen sehen z. B. Bilder aus ihrer Vergangenheit vor ihrem inneren Auge, oder sie reagieren körperlich, sie zittern, weinen oder empfinden sogar ganz plötzlich Schmerzen. Gleichzeitig auftretende Gefühle von z. B. Trauer, Angst, Wut oder Sorge werden dadurch reaktiviert und können nun therapeutisch bearbeitet werden. Im Gespräch werden neue Lösungswege für alte, als hilflos oder aussichtslos erlebte Konfliktsituationen erarbeitet. Hat eine Patientin z. B. als Kind gelernt, »immer wenn ich weine, werde ich ausgescholten oder ausgelacht oder belaste ich meine Umgebung«, lernte sie, ihre Tränen stets zu unterdrücken. In Trance kann sie dies nun ganz anders erleben. Erstaunlich ist dabei, wie Weinen nun als entspannend und befreiend erlebt werden kann, ohne Gefühle von Schwäche oder Scham.

Gleichzeitig kommen Methoden der Traditionellen Chinesischen Medizin (TCM) zum Einsatz, um die während der Therapie aufkommenden somatischen Marker aufzulösen. Neben der klassischen Akupunktur mit Nadeln wird auch die Moxibustion angewendet, bei der Akupunkturpunkte durch glimmende Stäbchen aus Beifußkraut erwärmt werden, sowie das Schröpfen, bei dem sie durch Schröpfgläser auf der Haut stimuliert werden. Auch die Tuina-Massage, eine spezielle chinesische Massagetechnik, kommt zum Einsatz. Individuell zusammengestellte Kräutertees können zu Hause zubereitet werden und fördern ebenfalls den Selbstheilungsprozess. Auch Ernährungsempfehlungen und Qi Gong-Übungen kann die Patientin zu Hause umsetzen.

Auf die innere Stimme hören lernen

Ziel des Wiedererlebens ist es, den inneren Selbstorganisationsprozess zu fördern. Das heißt, die Patientin soll lernen, ihr Verhalten zuerst an der eigenen Wahrnehmung, der inneren Stimme und individuellen körperlichen Bedürfnissen zu orientieren. Sie soll lernen, wieder auf die eigenen Gefühle vertrauen zu können. Die Therapiesitzung wird beendet, wenn die Patientin Entspannung, innere Ruhe und Wohlbefinden wahrnimmt. Sie kehrt dann spontan in die Realität des Wachzustandes zurück. Ziel der Therapie ist es, innere Geborgenheit, Zuversicht, Selbstwert und Selbstsicherheit zu stärken.

Die Hypnotherapie, die bei der SART praktiziert wird, wurde von den Psychotherapeuten Milton Erickson und Ernest Rossi aus der traditionellen Hypnose entwickelt. Im Gegensatz zur klassischen Hypnose werden bei der SART keine Suggestionen gegeben, das heißt, es wird der Patientin nichts ein- oder ausgeredet. Ziel ist es vielmehr, die Selbstregulation und Selbstbestimmung zu fördern und zu bewahren und dabei die Ressourcen, die inneren Quellen und Fähigkeiten eines Menschen, zur Problemlösung zu nutzen.

Die Grundidee der somatischen Marker stammt aus den Arbeiten des Neurologen Antonio Damasio. Seine Haupttheorie besagt, dass die Außenwelt in Form »somatischer Marker« repräsentiert wird, die sie im Körper hervorgerufen hat und stetig hervorruft. Somatische Marker werden durch individuelle Erfahrungen erworben. In einer neuen Situation greift das innere System auf diese Erinnerungsmarker zurück, z. B. wenn für einen Menschen eine Entscheidung ansteht, wie auf einen Reiz von außen, etwa einen Konflikt, am erfolgreichsten reagiert werden kann.

Zudem floss die Neuromatrix-Theorie von Ronald Melzack in die Entwicklung der SART ein, die besagt, dass die Schmerzwahrnehmung verschiedenen Einflüssen unterliegt und stets den Organismus als Ganzes betrifft. Sie wird von Erfahrungen der Hilflosigkeit gegenüber Aggressoren genauso beeinflusst wie von immunologischen Erinnerungen. Wenn beispielsweise eine Frau von ihrem Chef ungerecht kritisiert wird und sie nach einiger Zeit Bauch- oder Rückenschmerzen bekommt, können die Schmerzen später allein dadurch ausgelöst werden, dass sie den Chef wieder sieht. Noch später vielleicht schon, wenn sie bloß seinen Namen hört, sein Rasierwasser riecht oder daran denkt, dass sie wieder zur Arbeit muss.

Gutes Ansprechen bei Endometriosepatientinnen

Eine SART-Sitzung dauert etwa eine Stunde und wird meist ein- bis zweimal pro Monat durchgeführt. Seit 1995 habe ich über 100 Endometriosepatientinnen mit dieser Therapie behandelt, überwiegend mit Endometriose 3. und 4. Grades, meist nach mehrfachen Operationen. Dabei zeigte sich, dass bei zwei Drittel der Patientinnen die Menstruationsschmerzen deutlich zurückgingen, aber auch Kopf- und Rückenschmerzen, und sich die Stärke der Regelblutung normalisierte. Erstaunlich viele Patientinnen wurden nach der SART oft nach jahrelangen erfolglosen Versuchen schwanger, entweder spontan oder nach einer künstlichen Befruchtung.

Ich habe erst wenige Ärzte in der Systemischen Autoregulationstherapie ausgebildet. Interessierte Patientinnen haben aber die Möglichkeit, sich wohnortnah zeitgleich von einem Hypnotherapeuten und einem Arzt für Traditionelle Chinesische Medizin behandeln zu lassen.

Ärzte, die eine SART anwenden

Dr. med. Annemarie Schweizer-Arau (Ärztin für Psychotherapie), 86911 Dießen am Ammersee, www.sart.de

Dr. med. Hans-Dieter Moser (Arzt für Neurologie, Psychotherapie, Homöopathie), 78126 Königsfeld im Schwarzwald

16 Entspannung, Hypnose und Yoga: Körper und Seele ins Gleichgewicht bringen

Christina Rautert, Diplom-Psychologin, Hypnosetherapie, Yoga-Lehrerin

In diesem Kapitel werden Techniken beschrieben, die über die schulmedizinische Behandlung hinaus zu einer ganzheitlichen Schmerzbewältigung beitragen. Sie verbessern den Umgang mit der Erkrankung und erhöhen die Lebensqualität, die einen großen Einfluss auf die Schmerzwahrnehmung hat. So führen die genannten Verfahren zu einer sensibleren Körperwahrnehmung und helfen uns dabei, die eigenen Bedürfnisse besser zu erkennen. Wir lernen Gelassenheit, wodurch die Stressresistenz steigt.

Entspannungsverfahren helfen bei chronischem Schmerz

Mithilfe von Entspannungsverfahren kann der Teufelskreislauf aus Schmerz, muskulärer Anspannung, Unwohlsein und sich verstärkendem Schmerzempfinden durchbrochen werden. Häufige Folgen von chronischen Schmerzen sind depressive Verstimmungen, das Gefühl von Hilflosigkeit und Kontrollverlust über den eigenen Körper. Daraus können Angstgefühle erwachsen. Diesen Folgen können Sie auf wirkungsvolle Weise mit Entspannungsverfahren begegnen, die zu einem achtsameren Umgang mit sich selbst führen. Der Schmerz bekommt eine weniger zentrale Bedeutung in Ihrem Leben und wird bei regelmäßiger Anwendung nicht mehr als übermächtig erlebt, sondern eher als Begleiter, der mal näher kommt und mal weiter in die Ferne rückt. Die schmerzlindernde Wirkung dieser Verfahren beruht auf vier Ursachen: Die muskuläre Spannungskomponente des Schmerzes wird reduziert und die gefühlsmäßige Anspannung, wie z. B. Angst, geht zurück. Auch die Wachheit nimmt ab, das heißt, einige Gehirnanteile »gehen schlafen«, wodurch die Schmerzimpulse abgeschirmt werden. Gleichzeitig hat die Konzentration auf die Entspannungsübungen eine ablenkende Wirkung, so dass die Schmerzwahrnehmung in den Hintergrund rückt.

Progressive Muskelentspannung: Ideal für Einsteiger

Die Progressive Muskelentspannung, auch Progressive Muskelrelaxation (PMR) genannt, wurde in den 20er Jahren des letzten Jahrhunderts von Edmund Jacobson in den USA entwickelt. Er beschäftigte sich als Wissenschaftler vor allem mit verschiedenen Spannungszuständen der Muskulatur. Ihm fiel auf, dass innere Unruhe, Stress und Angst mit einer erhöhten Muskelanspannung einhergehen, und umgekehrt eine Lockerung der Muskulatur ein Ruhegefühl mit sich bringt. Aus dieser Beobachtung heraus entwickelte er ein Entspannungsverfahren, das an der Muskulatur ansetzt. Es beruht auf dem Prinzip, dass ein Muskel der mindestens fünf Sekunden lang angespannt wird, im Anschluss entspannter ist als vorher, was sich wiederum auch positiv auf die Psyche auswirkt. So werden bei der PMR nach und nach verschiedene Muskelgruppen angespannt, wobei nach jeder Anspannung die Aufmerksamkeit der Übenden auf die anschließende Entspannung gelenkt wird. Aufgrund des »handfesten« Charakters dieses Verfahrens spüren die meisten Patientinnen schon sehr schnell einen Erfolg. Daher ist PMR insbesondere für Einsteiger empfehlenswert. Auf eine leicht zu erlernende Art wird eine körperlich-psychische Entspannung erreicht, die sich auf Begleiterscheinungen der Endometriose, wie z. B. Schmerzen und Schlafstörungen, und auf mögliche Nebenwirkungen einer medikamentösen Endometriosebehandlung, wie z. B. Hitzewallungen, Kopf- und Gelenkschmerzen oder Müdigkeit, lindernd auswirkt.

Autogenes Training ist mentale Selbstbeeinflussung

Das Autogene Training (AT) wurde etwa zeitgleich mit der PMR vom deutschen Neurologen Johannes Heinrich Schultz entwickelt. Anders als bei der PMR, bei der die Entspannung über die Muskulatur vermittelt wird, handelt es sich beim AT um eine rein mentale Selbstbeeinflussung. Mithilfe bestimmter, eigens dafür entwickelter Formeln wird ein Entspannungsreflex trainiert. In der Grundstufe des AT lernen die Patientinnen den Körper intensiver wahrzunehmen, z. B. die Schwere in Armen und Beinen zu spüren oder ein Wärmegefühl. Gleichzeitig wird eine tiefe, gleichmäßige Atmung erlernt. Dies alles sind Begleiterscheinungen eines entspannten Körperzustandes. Denn ein entspannter Muskel fühlt sich schwerer an als ein Muskel in Aktion, die Blutgefäße weiten sich, so dass die Haut besser durchblutet wird, und die Atmung ist tiefer. So kommt es zu einer willentlichen Beeinflussung des vegetativen Nervensystems, das automatisch ablaufende körperliche Regulationsprozesse steuert, wie z. B. Herzschlag, Atmung oder Blutdruck. Ein Zustand von Ruhe und Gelassenheit wird erreicht. Weiterführende Übungen der sogenannten Oberstufe des AT fördern einen gleichmäßigen, ruhigen Herzschlag, die Wahrnehmung des sogenannten Sonnengeflechts, eines Nervengeflechts im Bauchraum, was oft mit einem Wohlgefühl und Wärmeerleben einhergeht. Es besteht die Möglichkeit, in der Entspannungsphase positive selbst gewählte Glaubenssätze zu formulieren und geistig auszusprechen, die ihre Wirkung bei regelmäßiger Übung entfalten, z. B. »Es geht mir von Tag zu Tag in jeder Hinsicht besser und besser« oder »Mein Bauch fühlt sich wohl«. In den ersten Wochen sollte bis zu dreimal täglich fünf bis zehn Minuten geübt werden. Ist der Entspannungsreflex erst einmal erlernt, kann das AT bei Bedarf eingesetzt werden. Um aber einen insgesamt gelasseneren Umgang mit dem eigenen Leben und der Erkrankung zu gewinnen, sind zwei bis dreimal pro Woche 20 Minuten angemessen.

Hypnosetherapie: Der kritische Verstand wird reduziert

Bei einer hypnosetherapeutischen Behandlung kann die Kontrolle durch den Verstand leichter umgangen werden, so dass die Betroffene auf einer tiefen inneren Ebene abgeholt wird, die das Gefühl berührt. Die Hypnose bietet vielfältige und Erfolg versprechende Möglichkeiten, den Schmerz zu beeinflussen und zu bewältigen, wenn er seine Signalfunktion verloren hat und chronisch geworden ist. Aufgrund des Leids sind die Patientinnen in einer psychischen Sondersituation. Man kann von einer hochsuggestiblen Verfassung sprechen, das heißt, die Patientinnen sind besonders offen für die Übernahme von Gefühlen, Wahrnehmungen und Gedanken von außen. Dadurch ist die Patientin auf besondere Weise für hypnosetherapeutische Einflüsse geöffnet. Die Erwartungshaltung und Motivation, am Leid etwas zu verändern, ist hoch. Man arbeitet mit Hypnose direkt am Symptom, um den Schmerz in seiner Intensität, seiner emotionalen Ausprägung und insbesondere seinem Leidensaspekt abzumildern. Meist kann der Schmerz in der Hypnose reduziert, eventuell sogar ausgeschaltet werden. Oft wird eine geringere Dosierung der schmerzlindernden Medikamente erreicht, der Schmerz ohne Nebenwirkungen therapiert und das allgemeine Wohlbefinden erhöht. Die Patientin kann Selbsthypnosetechniken erlernen und damit selbständig Kontrolle über das Schmerzerleben gewinnen. Durch eine das »Ich« stärkende Vorgehensweise lassen sich depressive Verstimmungen positiv beeinflussen, die den Schmerz begleiten. Je länger der Schmerz jedoch schon anhält, desto mehr muss der psychische Anteil des Schmerzes in der Therapie beachtet werden. Weist der Schmerz z. B. auf einen Mangel im Leben der Betroffenen hin, wie z. B. zu wenig Durchsetzungskraft, könnte man in der Hypnosesitzung mit ihm verhandeln. So lässt sich identifizieren, was geändert werden muss, um eine höhere Lebenszufriedenheit zu erreichen. Oft wird der schmerzende Körperteil ausgegrenzt oder abgelehnt. In diesem Fall sollte an dem Aufbau einer positiven Beziehung zum Körper gearbeitet werden. Kann die Patientin eine liebevolle Zuneigung zu ihrem schmerzenden Körperteil entwickeln, lassen meist auch die Schmerzen in ihrer Intensität nach.

Yoga: Harmonie für Körper, Geist und Seele

Yoga ist ein Jahrtausende altes indisches Übungssystem, das sich bestens bewährt hat. Yoga heißt übersetzt »Einheit, Harmonie«. Durch professionell angeleitete *Yoga-Kurse* kommt es zu einer Harmonisierung von Körper, Geist und Seele, wodurch die Schmerzwahrnehmung gedrosselt wird. Die harmonisierende Wirkung des Yoga konnte in vielen wissenschaftlichen Studien nachgewiesen werden, weshalb sich auch viele Krankenkassen an den Kosten von Yoga-Kursen beteiligen. Der im Westen bekannteste Teil des Yoga, das Hatha-Yoga, umfasst Körperübungen, Atemübungen, Tiefenentspannungstechniken, die Elemente aus der »Progressiven Muskelentspannung« und dem »Autogenen Training« beinhalten. Hinzu kommen Übungen zu positivem Denken und Meditation und Hinweise für eine gesunde Lebensführung, zu der die vegetarische Vollwertkost gezählt wird. Man spricht von ausgleichenden Wirkungen auf körperlicher, energetischer, emotionaler und geistiger Ebene. Die Übungen wirken auf energetischer Ebene, indem sie das Ungleichgewicht im Geben und Nehmen auflösen. Kann eine Frau zum Beispiel nur sehr schlecht »Nein« sagen, verliert sie oft mehr Energie als sie selbständig wieder aufbauen kann. Auf emotionaler Ebene lassen sich Lebensängste und Sorgen mildern, auf geistiger Ebene kann man Selbstzweifeln entgegenwirken und das Selbstwertgefühl steigern. Auf eine sanfte Art entwickelt die Übende Muskelstärke, Flexibilität und Körperbewusstsein. Schmerzen, die auf Verspannungen beruhen, werden bei regelmäßiger Praxis deutlich reduziert. Bereits mit einer Yoga-Stunde pro Woche und ein paar einfachen Atem-, Dehn- und Entspannungsübungen, die ins tägliche Leben integriert werden, lässt sich diese positive Wirkung erzielen. Durch das ruhige Halten der Stellungen werden blockierte Energien wieder zum Fließen gebracht. Durch Stress, falsche Körperhaltungen und schlechte Angewohnheiten atmen die meisten Menschen zu flach. Sie geben so ihrem System zu wenig Sauerstoff. Yoga hilft, wieder zu einer natürlichen Atmung zurückzukehren, Zellen und Organe werden besser versorgt, der Stoffwechsel wird angeregt. Das wirkt sich wiederum stärkend auf das Immunsystem aus. Durch gezielte Übungen wird die Beckenbodenmuskulatur trainiert, was Blasenschwäche und Inkontinenz vorgebeugt und entgegenwirkt. Studien haben außerdem gezeigt, dass durch regelmäßiges Meditieren die Aktivität in bestimmten schmerzverarbeitenden Gehirnzentren reduziert wird, wovon vor allem chronische Schmerzpatientinnen profitieren können.

Yoga Nidra: Tiefe Wendung nach Innen

Eine Form des meditativen Yoga, dem meiner Meinung nach eine besondere Bedeutung zukommt, ist das Yoga Nidra. Es ähnelt dem sogenannten MBSR-Training (Mindfullness Based Stress Reduction nach Jon Kabat-Zinn, deutsch: Stressbewältigung durch Achtsamkeit; siehe Kapitel 14 in diesem Ratgeber). Yoga bedeutet, wie schon erwähnt, »Einheit«, »Harmonie« oder auch »auf einen Punkt gerichtet sein«. Nidra bedeutet »Schlaf«. Während der Yoga Nidra-Übung scheint man zu schlafen, auf einer tiefen Ebene ist jedoch Bewusstheit vorhanden. Der Geist wird auf eine Reise durch den Körper geschickt und geht in einen dem Schlaf ähnlichen, aber bewussten Zustand über. Der Zustand der Entspannung wird durch das Zurückziehen der Sinne von den äußeren Objekten erreicht, verbunden mit einer Wendung nach Innen. Kann das Bewusstsein von der äußeren Wahrnehmung und vom Schlaf getrennt werden, wird es sehr kraftvoll und kann auf vielerlei Arten genutzt werden. Das Ziel ist es, die körperlichen, emotionalen und geistigen Spannungen aufzulösen. Steht ein Mensch unter ständiger Anspannung, wird sein Verhalten davon negativ geprägt. In dem Moment, in dem er entspannt ist, findet er Zugang zu seinem natürlichen, selbstverständlichen Sein.

Charakteristisch an Yoga Nidra ist das Kreisen der Wahrnehmung durch den Körper, wodurch körperliche Verspannungen relativ leicht aufgelöst werden. Emotionale Spannungen, die durch Gegensätze wie z. B. Liebe und Hass, Erfolg und Versagen, Glück und Unglück zustande kommen, werden durch die Übung beruhigt, indem diese Gefühle in der tiefen Entspannung erweckt und beobachtet werden, ohne dass eine Identifikation mit ihnen stattfindet. Geistige Verspannungen beruhen auf einem Übermaß an Gedanken, Vorstellungen, Verwirrungen. Tauchen unangenehme Gefühle wie Traurigkeit, Wut oder Gereiztheit auf, werden sie oft auf einen sichtbaren, oberflächlichen Grund geschoben. Die tiefer liegende Ursache liegt jedoch in Spannungen, die sich auf geistiger Ebene angesammelt haben. Yoga Nidra kann auch diese Spannungen lösen, indem tiefere Ebenen des Bewusstseins angesprochen werden.

Selbstbeeinflussung durch positive Glaubenssätze

Eine weitere kraftvolle Möglichkeit liegt in der Nutzung dieses aufnahmebereiten entspannten Zustands erhöhter Achtsamkeit. Die Patientin formuliert einige wünschenswerte Leitlinien und positive Vorsätze für sich, sogenannte Sankalpas, die ihr Leben positiv beeinflussen können. Sie werden meist von der Übungsleiterin vorgeschlagen. Durch das Zurückziehen der Sinne während der Übung wird das Gehirn von jeglichen Sinneseindrücken isoliert. In dieser Phase, die man auch als tiefe Meditation bezeichnen kann, werden in der Flüssigkeit, die das Gehirn umgibt, kleine rhythmische Ströme erzeugt, die die höheren Gehirnzentren stimulieren. Im Endeffekt steht die Frequenz der Hirnströme für bestimmte geistige Zustände. Wissenschaftliche Studien konnten bereits nachweisen, dass sich im Gehirn von regelmäßig Meditierenden dauerhafte positive Veränderungen ergeben. Die Aktivität im linken Stirnhirn steigt während der Meditation, und man weiß, dass ein solches Erregungsmuster für eine gute Grundstimmung, einen »positiven affektiven Stil« steht. Auch steigt die sogenannte Gamma-Aktivität während der Meditation stark an. Gamma-Wellen sind schnelle, hochfrequente Hirnströme, die offensichtlich dafür sorgen, dass unsere Wahrnehmungen besser organisiert und koordiniert werden, wodurch sich unsere Wahrnehmungsfähigkeit, unser Bewusstsein ausweitet. Man kann sogar sagen, das Gehirn von dauerhaft Meditierenden wächst.

Es konnte ebenfalls gezeigt werden, dass bereits durch ein sechswöchiges Yoga Nidra-Training periodisch auftretende Schulter- und Nackenschmerzen, Kopfschmerzen oder Magen-Darmkrämpfe um durchschnittlich 81 % zurückgehen.

Alle diese Verfahren tragen zu einem ganzheitlichen Umgang mit der Erkrankung bei. Ich empfehle, das eine oder andere selbst auszuprobieren. Finden Sie heraus, welches davon bei Ihnen am wirkungsvollsten ist und Ihren Vorstellungen und Wünschen am nächsten kommt. In manchen Fällen kann auch eine individuelle Kombination mehrerer Techniken hilfreich sein.

Literatur

Langen, Dietrich; Fellenberg, Barbara (2005). Autogenes Training. München: GU Ratgeber Gesundheit.

Johnen, Wilhelm (1999). Muskelentspannung nach Jacobsen. München: GU Ratgeber Gesundheit.

Prakashananda Saraswati, Swami (2003). Yoga Nidra, neue Erkenntnisse. Köln: Ananda Verlag.

Seemann, Hanne (2009). Freundschaft mit dem eigenen Körper schließen, über den Umgang mit psychosomatischen Schmerzen. Stuttgart: Pfeiffer bei Klett Verlag.

Satyananda Saraswati, Swami (2003). Yoga Nidra. Köln: Ananda Verlag.

17 Lebenspflege: Gesundheit stärken und erhalten

Dr. med. Susanne Hammel, Frauenärztin,
Traditionelle Chinesische Medizin
Dr. med. Ewald Becherer, Frauenarzt, Homöopathie,
Naturheilverfahren

Die Pflege des Lebens ist in allen großen Medizinsystemen ein sehr wichtiger Bestandteil. In der westlichen Medizin nennt man sie »Ordnungstherapie« und zählt sie zu den klassischen Naturheilverfahren. Wenn alles in unserem Leben »in Ordnung« ist, kann Gesundheit gedeihen und Krankheit vergehen. Moderne Präventivmedizin greift diesen Gedanken auf und fragt nach Möglichkeiten, Gesundheit und Wohlbefinden auf körperlicher, geistiger und seelischer Ebene aktiv herbeizuführen und zu erhalten.
Umfangreiche Beschreibungen, welche Lebenseinflüsse der Genesung und Gesundheit eines Menschen förderlich sind oder im Wege stehen können, findet man ebenso in der Traditionellen Chinesischen Medizin und in der Ayurvedischen Medizin, der indischen Heilkunst. Auch in der Homöopathie werden sogenannte »Heilungshindernisse« beschrieben, denen man sich manchmal zuwenden muss, um die Heilung zu ermöglichen.
Im Jahrhunderte alten, religiös-rituell geprägten »Schamanischen Heilen« verschiedener Naturvölker war es vielfach Voraussetzung, zuerst sein Leben in Ordnung zu bringen, bevor man den Schamanen, den Heiler, aufsuchen durfte.

Wann Gesundheit gedeihen kann

Die amerikanische Physikerin und Heilerin Barbara Ann Brennan beschreibt Gesundheit so: *»Die Essenz von Heilung und guter Gesundheit ist Selbstverantwortung und das Sammeln der Kraft im eigenen Selbst.«*
Hierbei spielen die seelische Ausgeglichenheit und die Geisteshaltung eines Menschen eine große Rolle. *»Wir sind, was wir denken. Alles, was wir sind, entsteht aus unseren Gedanken«*, predigte schon Buddha rund 500 Jahre vor Christi Geburt. In der Traditionellen Chinesischen Medizin finden wir eine Entsprechung in den Worten: *»Die Energie folgt den Gedanken.«* Unsere Gedanken scheinen tatsächlich die Wirklichkeit mit zu erschaffen. Es gilt heute als erwiesen, dass eine optimistische Lebenseinstellung, auch in Zeiten

schwerer Krankheit, die Genesung unterstützt und die Gesundheit fördert. Und schließlich ist auch eine gute körperliche Verfassung, die wir durch eine vernünftige Lebensführung selbst aktiv fördern können, Fundament sowohl für Gesundheit als auch für ganzheitliches Wohlbefinden.

Lebenspflege – heute so wichtig wie nie zuvor

Je mehr man in den letzten hundert Jahren an die umfassenden Behandlungsmöglichkeiten durch pharmazeutische Medikamente glaubte, desto mehr trat die Pflege des eigenen Lebens in der westlichen Medizin in den Hintergrund. Doch ist eine engagierte Lebenspflege in unserer heutigen stressigen und mit vielerlei Schadstoffen belasteten Welt so notwendig wie noch nie zuvor.

Alles, was wir in uns aufnehmen – seien es Nahrung und Atemluft, intellektuelle, spirituelle und emotionale Einflüsse oder auch prägende Erlebnisse aus unserem sozialen und gesellschaftlichen Umfeld – alles beeinflusst unseren Organismus, unser Fühlen, Denken und Handeln, kurz: unser gesamtes Befinden. Jeder Mensch hat die Möglichkeit, an einer Vielzahl von »Rädchen« zu drehen, um etwas zur eigenen körperlichen, seelischen und psychischen Gesundheit beizusteuern – dies bedeutet »Lebenspflege«.

Im Folgenden möchten wir Ihnen für verschiedene Bereiche des Lebens Anregungen geben, wie dies gelingen kann. Es gibt wohl keinen Menschen auf dieser Welt, die Autoren dieses Beitrags eingeschlossen, die es schaffen, all diese Anregungen umzusetzen. Die Pflege Ihres Lebens muss auch in Ihr derzeitiges Leben passen. Aber bedenken Sie: Auch einzelne oder kleine Schritte der Veränderung sind sinnvoll und lohnen sich. Hören Sie auf Ihre innere Stimme und prüfen Sie, mit welchen Punkten Sie in Resonanz gehen und mit welcher Veränderung Sie sich jetzt Gutes tun können.

Ernährung

Legen Sie großen Wert auf Ihre Ernährung, denn mit dem Essen nehmen wir Energie auf. Eine gesunde, vielseitige und bekömmliche Ernährung mit ausreichend Nährstoffen, Vitaminen, Mineralien und Ballaststoffen stärkt Ihren Körper, entgiftet ihn und unterstützt sowohl Abwehrkräfte als auch

Heilungsprozesse – und ist ein Gewinn an Lebenslust und Lebensqualität. Vermeiden Sie fettreiche Lebensmittel, essen Sie wenig Fleisch, Wurst und Eier. Genießen Sie regelmäßig Fisch, Milchprodukte und reichlich Getreide und Vollkornprodukte, Kartoffeln, Salate, Gemüse und Obst, möglichst biologisch angebaut und nicht konserviert. Essen Sie, was Jahreszeit und Region Ihnen bieten, denn dann kommt es frisch und vitaminreich auf den Teller. Garen sie Ihre Speisen schonend, sparen Sie an Salz und Zucker und trinken Sie mindestens 1,5 Liter Flüssigkeit pro Tag.

Essen Sie in Maßen und nur dann, wenn Sie wirklich hungrig sind. Kauen Sie gut, das erleichtert die Verdauung, und schmecken Sie bewusst, das fördert den Genuss. Nehmen Sie sich Zeit und erfreuen Sie sich an jeder Mahlzeit. Starten Sie mit einem guten Frühstück in den Tag, und essen Sie abends eher wenig und leicht Verdauliches.

Achten Sie auf Ihren Appetit, denn Ihr Körper sagt Ihnen, was er braucht. Das heißt nicht, dass Sie ungesunden Gelüsten nachgeben sollen. Wer ständig Heißhunger auf Süßes hat, ernährt sich schlecht und energiearm, so dass der Körper immer wieder schnelle Energiereserven einfordert. Vermeiden Sie Übergewicht.

Die deutsche Gesellschaft für Ernährung (DGE) formuliert zehn einfache Regeln für eine gesunde Ernährung (Internetadresse s. u.).

Bewegung und körperliche Entspannung

Regelmäßiger, typgerechter Sport hält gesund, fit und leistungsfähig. Herz und Kreislauf werden trainiert, Muskeln auf- und Fett abgebaut, das Immunsystem gestärkt und die Psyche positiv beeinflusst. Auch lässt sich das Risiko, nach den Wechseljahren an Osteoporose (Knochenschwund) zu erkranken, durch regelmäßige Bewegung verringern. Sie können Ihrem Körper auf dreierlei Weise Gutes tun:

- Sorgen Sie für Bewegung im Alltag – nehmen Sie die Treppe und nicht den Fahrstuhl, benutzen Sie für kurze Wege ihre Beine und nicht das Auto.
- Praktizieren Sie ausgleichende Körperübungen, z. B. Yoga, Qi Gong oder Taiji. Es verbindet Bewegung mit meditativen Übungen und lässt Sie zur Ruhe kommen.

• Treiben Sie Sport. Allein oder im Sportverein. Ausdauersportarten wie Schwimmen, Joggen, Walken und Fahrradfahren, drei Mal pro Woche je 30 Minuten, sind nicht nur ein gutes Herz-Kreislauf-Training. Tun Sie das, was Ihnen am meisten Spaß macht *und* Ihnen gut tut. Ihr Körper sagt es Ihnen. Nehmen Sie sich dabei eine Auszeit vom Alltagsgehetze. Wenn Sie z. B. Joggen, dann verausgaben Sie sich nicht bis zur Kurzatmigkeit – das ist der Gesundheit nicht dienlich. Lauschen Sie der Natur, verzichten Sie auf Musik. Werden Sie ruhig, kommen Sie »zu sich«.

Die Deutsche Gesellschaft für Sportmedizin und Prävention (DGSP) hat »10 Goldene Regeln für ein gesundes Sporttreiben« formuliert (Internetadresse s. u.). In Fitnessstudios, Sportvereinen oder in jeder Volkshochschule finden Sie ein reichhaltiges Angebot an Sportarten und Kursen, die inzwischen oft von den Krankenkassen finanziell unterstützt werden.

Sorgen Sie für *körperliche Entspannung*. Sie kann viele Varianten zeigen – passend zu Ihrem Leben und den körperlichen Anforderungen Ihres Alltags. Entspannungsverfahren oder ein kurzer Mittagsschlaf bieten sich an. Wenn Sie keine Zeit haben, reichen manchmal schon fünf Minuten Augen zu machen und Beine hoch legen in der Mittagspause aus. Bewegung und Entspannung sollten in einem ausgewogenen Verhältnis zueinander stehen.

Körperpflege

Es ist wichtig, den ganzen Körper mit all seinen Organen zu pflegen und nicht nur Zähnen, Haut und Haaren Aufmerksamkeit zu schenken. Achten Sie auf eine gute Funktion der Organe, die Ihren Organismus entgiften und für einen gesunden Stoffwechsel unerlässlich sind: Darm, Nieren, Blase, Haut und Lunge. Vermeiden Sie alles, was Ihren Körper schädigt: Rauchen, Alkohol, unverträgliche Nahrungsmittel, zu wenig frische Luft, Schlaf- und Bewegungsmangel.

Der *Darm* ist sehr wesentlich für unsere Gesundheit. 80 % des Immunsystems liegen im Darm. Schon Paracelsus beschrieb ihn als Zentrum unseres Wohlbefindens. Nur wenn der Darm gesund ist, fruchtet eine gute Ernährung, weil alle Nährstoffe aufgenommen werden können. Achten Sie daher auf eine geregelte Verdauung. Verstopfung, Blähungen und Völlegefühl sind Funktionsstörungen, die Ihnen zeigen, dass es Ihrem Darm nicht gut geht.

Die *Lunge* ist zuständig für die Sauerstoffaufnahme, die Kohlendioxidabgabe und die Regulation des Säure-Base-Haushalts im Körper. Wenn Sie Ihre Lunge pflegen wollen, dann rauchen Sie nicht und bewegen Sie sich viel an der frischen Luft. Auch mit der Atmung nehmen Sie Energie auf. Sauerstoff ist lebenswichtig für jede Zelle unseres Körpers. Arbeits- und Schlafräume sollten gut belüftet sein bei einer Raumtemperatur von 15 bis 20°C und einer Luftfeuchtigkeit von 30 bis 60 Vol. %.

Atmen Sie richtig, in dem Sie darauf achten, nicht zu flach oder zu hektisch zu atmen. Eine Atemtherapie, bei der Sie lernen, bewusst und richtig zu atmen, kann Ihnen helfen (Internetadresse s. u.). Atemarbeit hat heilende Wirkung, spendet Kraft und belebt den Organismus. Sie wirkt seelisch harmonisierend, löst Blockaden und Verspannungen, kuriert verspannungsbedingte Schmerzen. Emotional bedingte Schmerzen lassen sich manchmal einfach »wegatmen«.

Die *Haut* reguliert den Wärmehaushalt und die Durchblutung und erfüllt Aufgaben der Wundheilung. Über Talg- und Schweißdrüsen werden Stoffwechselprodukte ausgeschieden und der Körper entgiftet. Diese Funktionen der Haut lassen sich verbessern: Empfehlenswert sind Hautpflegemittel mit physiologischem pH-Wert, das Tragen atmungsaktiver Kleidung, Durchblutungsanregung durch Trockenbürsten, Wechselduschen und Massagen sowie Schwitzen und Saunieren. Meiden Sie intensive Sonnenbäder.

Die *Nieren* sind für die Ausscheidung von Stoffwechselprodukten, für die Regulierung des Wasser- und Mineralhaushalts und des Säure-Basen-Gleichgewichts zuständig. Trinken Sie ausreichend, mindestens 1,5 Liter pro Tag. Ein großer Anteil dabei sollte Wasser sein. Beugen Sie Harnwegsinfekten vor, indem Sie Unterkühlungen vermeiden und für eine warme Nierengegend und warme Füße sorgen.

Ruhephasen und Schlaf

Leben verläuft in Rhythmen. Neben den natürlichen Rhythmen, wie beispielsweise Tag und Nacht oder Sommer und Winter, kennen wir eine eigene, individuelle »innere Uhr«. Es gibt Phasen, in denen wir effizient arbeiten können und Zeiten, in denen uns nach Ruhe verlangt. Ruhepausen sind sehr wichtig, denn in diesen Phasen verrichtet der Körper wichtige

Arbeiten: Die Energie kann für den Verdauungsprozess und für die Reparaturvorgänge in den Zellen genutzt werden. Achten Sie daher auf eine rhythmische Strukturierung Ihres Alltags, die nicht nur den natürlichen Taktgebern angepasst ist, sondern auch den Bedürfnissen Ihres Körpers. Leben Sie in Ihrem Rhythmus, der nicht nur den Vorhaben Ihres Verstandes entspricht, sondern auch Ihrer Seele und Ihrem Körper gut tut! Störungen des individuellen Tagesrhythmus können zu Schlafstörungen, Leistungsabfall und depressiven Verstimmungen führen, was wiederum die Schmerzwahrnehmung erhöht.

Besonders wichtig ist genügend Schlaf in der Nacht, der ein Gradmesser unseres Wohlbefindens ist. Chronischer Schlafmangel macht reizbar, unkonzentriert und schmerzempfindlich. Im Schlaf regeneriert sich der Körper, Zellschäden werden repariert, das Immunsystem regeneriert, das Gehirn wird »aufgeräumt«, Gelerntes gespeichert. Erlebnisse des Tages werden emotional verarbeitet. Auch der Spiegel des Stresshormons Cortisol im Blut geht zurück und der Körper entspannt sich. Sorgen Sie für ausreichenden, erholsamen Schlaf durch möglichst regelmäßige Schlafenszeiten. Ein behagliches Schlafzimmer mit dem richtigen Raumklima und ein gutes Bett, in dem Sie sich so richtig wohl fühlen, sind ebenfalls für eine hohe Schlafqualität unerlässlich. Wohltuende Einschlafrituale und warme Füße beim Zubettgehen erleichtern das Einschlafen. Vermeiden Sie späte, schwer verdauliche Mahlzeiten, Alkohol und Koffein. Sie beeinträchtigen den Schlaf.

Geistige Entspannung

Entspannung, »Entschleunigung« und Ruhe sind auch für Geist und Seele sehr wichtig. Es geht dabei um die Kommunikation mit sich selbst, ein »In-sich-Hineinfühlen«. Regelmäßige Meditationen und weitere Entspannungsverfahren wie das Autogene Training oder die Progressive Muskelentspannung können dabei sehr hilfreich sein. Achten Sie dabei auf Ihre Gefühle. Sich seiner Gefühle bewusst zu sein, ist manchmal hilfreicher als das Denken des Verstandes. Vertiefen Sie die Verbundenheit mit sich. Wenn sie fehlt, kann dies Störungen des Befindens und sogar Krankheiten auslösen oder begünstigen. Nehmen Sie sich ganz bewusst und entschieden Zeit für die Dinge des Lebens, die Ihnen persönlich am Herzen liegen und Sie zur Ruhe kommen lassen, z. B. ein Lese- oder Badewannenabend in der

Woche, täglich zehn Minuten Meditation oder einfach mal kurz zwischendurch bei einer Tasse Tee die Seele baumeln lassen.

Innere Ausgeglichenheit

Länger anhaltende, übermäßige körperliche und seelische Belastungen, der sogenannte negative Stress, kann sich auf vielfältige Weise schädlich auf den Organismus auswirken. Meist sind Funktionen betroffen, die vom vegetativen Nervensystem gesteuert werden, das nicht unserem Willen unterliegt. Dazu gehören Puls- und Blutdruckanstieg, beschleunigte Atmung, Muskelverspannungen, Verdauungsbeschwerden, Schlafstörungen, Konzentrations- und Leistungsdefizite, geringere Lern- und Erinnerungsfähigkeit, Gereiztheit, Nervosität und Unruhe. Solche Störungen können in Erkrankungen münden. Gehen Sie diesem negativen Stress auf den Grund. Wo können Sie etwas verbessern?

Verstimmungen und Traurigkeiten entstehen, wenn das Erleben nicht mit den eigenen Lebensvorstellungen und -wünschen übereinstimmt. Manchmal verrennen wir uns dabei aber auch in eine Sackgasse, aus der wir ohne Hilfe nicht mehr herausfinden. Lernen Sie, offen zu sein für andere Betrachtungsweisen. Alles hat seine Vor- und Nachteile. Entspannungsverfahren, ausgleichende Hobbys, Sport und Muße sowie gute soziale Kontakte können helfen, die beschriebenen emotionalen Stressreaktionen abzubauen und Ihrem Leben neben Gesundheit wieder mehr Freude und neue Energie zu verleihen.

Nutzen Sie Möglichkeiten, um festgefahrene Denkschemata, einschränkende Glaubenssätze und falsche Verhaltensmuster aufzuspüren, abzustellen und sich auf diese Weise zu entlasten – und eventuell zu heilen! Vielleicht kann dabei auch eine Psychotherapie eine Hilfe sein.

Umweltfaktoren

Viele ungünstige Umweltfaktoren können wir gar nicht oder kaum beeinflussen. Dennoch haben wir in unserem eigenen Lebensrahmen einige Möglichkeiten, die Aufnahme von Umweltgiften zu reduzieren. Umweltgifte werden zum einen mit der Nahrung über den Darm aufgenommen. Sie gelangen aber auch über die Haut in unseren Körper, wenn wir z. B.

mit Giftstoffen belastete Textilien tragen, und ebenso über die Lunge, wenn Innenräume, Möbel, Matratzen, Bettwäsche oder das Wohnumfeld schädliche Stoffe ausdünsten. Hinzu kommen physikalische Störeinflüsse wie Elektrosmog durch Computer, Fernseher, Radiowecker (Internetadresse s. u.). Selten ist eine akute Vergiftung zu beobachten, sondern ein chronischer Verlauf, wobei Befindlichkeitsstörungen und Symptome erst nach einigen Jahren der Belastung auftreten. So können Umweltbelastungen auf das Immunsystem, die Hormonregulation, die Fruchtbarkeit, das Nervensystem und die Psyche wirken. Das individuelle Risiko für umweltbedingte Gesundheitsstörungen ist höher, wenn zum einen verschiedene Umweltbelastungen zusammenkommen und zum anderen zusätzlich Stress und emotionale Belastungen bestehen.

Ihr Zuhause

Schaffen Sie sich ein behagliches Zuhause zum Wohlfühlen! Gestalten Sie mit Farben und Formen, die Ihnen gefallen und entsprechen. Wählen Sie eine warme, angenehme Beleuchtung. Beleben Sie Ihre Wohnung mit Grünpflanzen und Blumen, das schafft eine wohltuende Atmosphäre. Manche Menschen machen gute Erfahrungen mit den Gestaltungsprinzipien des Feng Shui, das Design und Ästhetik bei der Raumgestaltung mit fernöstlicher Lebensphilosophie verbindet. Es heißt, mit Feng Shui ließen sich die Energien des Lebensumfeldes harmonisieren, was Gesundheit, Lebenskraft und Persönlichkeit stärken und Erfolg mit sich bringen soll.

An dieser Stelle möchten wir auch auf die Geomantik hinweisen, die Lehre von »Wasseradern« und »Erdstrahlen«, die heute international »geopathische Störzonen« genannt werden. Es gibt Orte, an denen Menschen schlechter schlafen, sich weniger wohl fühlen oder andere Beschwerden bekommen. Seit jeher wird vermutet, dass solche Beeinträchtigungen mancher Menschen mit Einflüssen »aus dem Boden« zu tun haben könnten. In den letzten Jahren wurden verschiedene wissenschaftliche Untersuchungen durchgeführt, die erste Hinweise darauf geben, dass es solche Einflüsse gibt und dass manche Menschen darauf reagieren können. Prüfen Sie, ob es bei Ihnen Orte gibt, die Ihnen nicht gut tun. Vielleicht könnte es dann eine Hilfe sein, wenn Sie längere Aufenthalte an ungünstigen Orten meiden, zum Beispiel beim Schlafen oder Arbeiten.

Arbeitswelt

Das Ausüben eines Berufes birgt ein sehr hilfreiches Potenzial. Im Beruf zu stehen bedeutet, in einem festen Tagesrhythmus zu leben. Es bedeutet, Sozialkontakte und Abwechslung zu haben. Im Beruf sollte ein Mensch seine individuellen Begabungen und Neigungen verwirklichen können. Überlegen Sie, ob Sie Ihren Beruf gerne ausüben, ob er ihrem Leben Sinn gibt, ob Sie dort Menschen treffen, die Ihnen wichtig sind und mit denen Sie sich wohl fühlen. Ist dies überwiegend nicht der Fall, kann es sinnvoll sein, konkret über mögliche Veränderungen nachzudenken. Vielleicht können Sie sich auch eine völlige Neuorientierung vorstellen. Was ist Ihre Aufgabe auf dieser Welt? Was haben Sie zu geben, der Welt zu schenken? Jedem Menschen sind besondere Begabungen geschenkt worden. Überlegen Sie, welches Ihre Talente sind und wie Sie sie sinnvoll in Ihr Leben einfließen lassen können. Dies kann auf beruflicher oder auf privater Ebene sein.

Freizeit

Achten Sie auf ein gesundes Verhältnis von herausfordernder Arbeit und Erholungsphasen. Das erfordert gutes Zeitmanagement. Wenn Sie merken, dass Sie nicht genügend Zeit für Freizeitaktivitäten und Vergnügungen haben, dann planen Sie diese Zeit genauso konsequent ein wie Ihre Arbeitszeit.

Prüfen Sie die zugrundeliegende Motivation für Ihre Freizeitaktivitäten, Mitgliedschaften und ehrenamtlichen Tätigkeiten. Machen Sie eine Kosten-Nutzen-Aufstellung. Ist es für Sie ein Stück Selbstverwirklichung? Empfinden Sie Sinnerfüllung und Freude dabei? Versuchen Sie, sich auch über unbewusste Bedürfnisse klar zu werden und hinterfragen Sie sie kritisch. Entdecken und pflegen Sie die kindlichen Anteile in Ihnen. Gibt es etwas, wovon Sie schon lange träumen? Warum tun Sie es nicht? Machen Sie einen Plan, wie Sie diese Sehnsucht befriedigen können.

Partnerschaft und Sexualität

Eine glückliche Partnerschaft und ein erfülltes Sexualleben tun nicht nur dem Seelenleben gut, sondern stärken auch das menschliche Immunsystem und fördern somit die Gesundheit des gesamten Organismus. Bleiben Sie im Gespräch mit Ihrem Partner, auch wenn es um sensible Bereiche Ihrer Beziehung geht. Nehmen Sie sich bewusst Zeit füreinander und lassen Sie einander an Ihren Gefühlen, Träumen und Lebensvorstellungen teilhaben. Stellen Sie die Weichen des Lebens gemeinsam, damit Sie auf demselben Weg bleiben. Und wenn es mal schwierig wird, scheuen Sie sich nicht, eventuell eine Eheberatung aufzusuchen. Viele Paare machen gute Erfahrungen damit.

Sich eine lustvolle *Sexualität* zu erhalten, ist auch ein wichtiger Parameter für Lebensqualität. Besprechen Sie mit Ihrem Partner, wie Sie eine erfüllte Sexualität leben können, in dem Sie z. B. schmerzhafte Stellungen beim Geschlechtsverkehr vermeiden, vielleicht ein Gleitgel verwenden oder eine zärtliche und für beide befriedigende Sexualität leben, zu der nicht immer ein Koitus gehören muss. Die phantasie- und vertrauensvolle Entwicklung von Alternativen in Ihrem Sexualleben kann eine Möglichkeit sein, sich einen lustvollen Umgang damit zu erhalten. Wenn Sie für sich alleine keinen Weg finden, ziehen Sie ruhig einen Sexualtherapeuten zu Rate (Internetadresse s. u.).

Familie und Freunde

Nehmen Sie sich Zeit für die wichtigsten Menschen in Ihrem Leben – für Ihre Familie und für Ihre Freunde! Erfolg im Beruf ist nur ein kleiner Baustein des Lebensglücks. Viel wichtiger und für das seelische Wohlbefinden unverzichtbar sind ein liebevolles, erfülltes Familienleben und gelebte Freundschaften. Sie geben Ihnen nicht nur in Krisen- und Krankheitszeiten Halt und Hilfe. Mit welchen Menschen sind Sie gern zusammen? Verweilen Sie nicht nur in leerer Geselligkeit, bei oberflächlichem Smalltalk. Überlegen Sie auch, mit welchen Menschen Ihnen intensive Gespräche und Begegnungen möglich sind, die Sie berühren, bewegen, bereichern und Ihnen wohl tun.

Lebenseinstellung und Spiritualität

Der amerikanische Soziologe Aaron Antonovsky (1923–1994) entwickelte die »Salutogenese«, die »Lehre von der Entstehung von Gesundheit« und arbeitete dabei mit einem Bild: Wir sollen uns unser Leben wie einen Fluss vorstellen. Keiner von uns geht sicher und unbeeinträchtigt am Ufer entlang. Wir alle schwimmen in diesem Fluss, der seichte und tiefe Stellen, ruhige Wasser und Stromschnellen hat, der vielerorts mehr oder weniger verschmutzt ist und in seiner Natur von seiner Umgebung geprägt ist, auf die wir keinen Einfluss haben. Antonovsky fragte sich: Wie werden wir gute Schwimmer, egal an welcher Stelle im Fluss wir uns befinden? Er fand hierfür drei emotionale Voraussetzungen, die uns eine Hilfe sind:

1. Das Gefühl von Verstehbarkeit. Wenn wir verstehen, was mit uns geschieht, belastet es uns weniger und wir können das Problem besser angehen.
2. Das Gefühl von Handhabbarkeit. Dies ist die tiefe Überzeugung, dass Schwierigkeiten lösbar sind.
3. Das Gefühl von Sinnhaftigkeit. Alles, was geschieht, hat für uns eine Bedeutung und verdient es, beachtet zu werden. Es will uns etwas sagen, über uns und über unser Leben.

Anders gesagt: Nicht die Widrigkeiten des Lebens machen uns krank, sondern Unverständnis, Hoffnungslosigkeit und der fehlende Glaube, dass alles für irgendetwas gut ist.

Der schweizer Psychotherapeut Privatdozent Dr. med. Jakob Bösch beschreibt die Faktoren, die uns unsere Lebenskraft und unsere Freude nehmen, so: Verzweiflung, Angst, Schuld, Abhängigkeit, Wut, Hass, Arroganz und Trotz. Insbesondere Angst und Schuld. Und er nennt die Faktoren, die unsere Gesundheit, Lebenskraft und Freude stärken: Spiritualität, Dankbarkeit, Demut und insbesondere Versöhnung sowie Vergebung.

Vielleicht versuchen Sie es mal mit einem »Glücks- und Dankbarkeits-Tagebuch«, wie es der Arzt und Kabarettist Dr. med. Eckart von Hirschhausen vorschlägt. In dieses Tagebuch können Sie regelmäßig – beispielsweise abends oder einmal pro Woche – fünf kurze Stichworte eintragen: Was war heute schön? Was war besser als erwartet? Wofür bin ich heute dankbar?

Worüber habe ich mich heute gefreut? Kurze Notizen, die nach kurzer Zeit die Achtsamkeit dafür erhöhen, was immer da ist.

Ein Wort zum Schluss: Wir haben in diesem Beitrag viele Anregungen zusammengetragen, die Ihnen helfen können, Ihre Gesundheit zu stärken oder zu erhalten. Da wir aber selbst wissen, dass es mitunter sehr schwierig sein kann, viele solcher Anregungen in das eigene Leben zu integrieren, möchten wir auf einen Rat von Beppo, dem Straßenkehrer aus dem Buch »Momo« von Michael Ende hinweisen. Er empfiehlt:
»Manchmal hat man eine sehr lange Straße vor sich. Man denkt, die ist so schrecklich lang; das kann man niemals schaffen, denkt man. Und dann fängt man an, sich zu eilen. Und man eilt sich immer mehr. Jedes Mal, wenn man aufblickt, sieht man, dass es gar nicht weniger wird, was noch vor einem liegt. Und man strengt sich noch mehr an, man kriegt es mit der Angst, und zum Schluss ist man ganz außer Puste und kann gar nicht mehr. Und die Straße liegt immer noch vor einem. So darf man es nicht machen. Man darf nie an die ganze Straße auf einmal denken, verstehst Du? Man muss nur an den nächsten Schritt denken, an den nächsten Atemzug, an den nächsten Besenstrich. Und immer wieder an den nächsten. Dann macht es Freude; das ist wichtig, dann macht man seine Sache gut. Und so soll es sein. Und auf einmal merkt man, dass man Schritt für Schritt die ganze Straße gemacht hat. Man hat gar nicht gemerkt wie, und man ist nicht außer Puste. Das ist wichtig.«

Internet

www.praxis-dr-hammel.de (Homepage der Autorin zum Download weiterer Informationen)

www.dr-becherer.de (Homepage des Autors zum Download weiterer Informationen)

www.dge.de (Deutsche Gesellschaft für Ernährung)

www.dgsp.de (Deutsche Gesellschaft für Sportmedizin und Prävention)

www.ernaehrung.de

www.oekolandbau.de

www.info-atemtherapie.de (Berufsverband für Atemtherapie und Atempädagogik e. V.)

www.baubiologie-schroeder.de/index-Dateien/Page332.htm (Tipps zum Elektrosmog)

www.netzwerk-sexualtherapie.de

www.frauengesundheitsportal.de (Portal zur Frauengesundheit und Gesundheitsförderung der Bundeszentrale für gesundheitliche Aufklärung)

www.bzga.de (Bundeszentrale für gesundheitliche Aufklärung)

www.gbe-bund.de (Gesundheitsberichterstattung des Bundes)

Gesundheitstipps auf den Homepages vieler Krankenkassen

18 Auf der Suche nach Ganzheitlichkeit

*Dr. med. Ewald Becherer, Frauenarzt, Homöopathie,
Naturheilverfahren*

Viele Menschen mit einer chronischen Erkrankung wie der Endometriose
suchen nach einer ganzheitlichen Behandlung. Oftmals wissen die Menschen genau, welche Behandlung sie *nicht* wollen, nämlich Hormone oder
chemische Arzneimittel, Operation oder Psychotherapie. Und viele wissen
nur sehr ungenau, was sie suchen. Doch ist die Ganzheitliche Medizin keine
einzelne, bestimmte oder genau umschriebene Behandlungsform. Sie ist
eine *Haltung*, die Sie als Patientin für sich einnehmen können, und sie ist
eine allgemeine Betrachtungsweise der Medizin. Es besteht hierbei der sehr
hohe Anspruch, den tieferen Sinn der Erkrankung des jeweiligen Menschen
zu verstehen. Je nach Erkenntnis – die nicht mit der schulmedizinischen
Diagnose vergleichbar ist – werden sorgfältig verschiedene Therapieverfahren für die Behandlung ausgewählt.

Die Ganzheitliche Medizin sieht den Menschen als *eine Einheit* mit drei
verschiedenen Aspekten. Der geistige Aspekt eines Menschen umfasst das
Denken, die bewusste Verarbeitung und Umsetzung innerer und äußerer
Eindrücke, wie Intuition und Sinneswahrnehmungen. Der seelische Aspekt
umfasst die Gefühlswelt mit allen gegenwärtigen und zurückliegenden Emotionen. Und der körperliche Aspekt entspricht dem physischen Organismus. Es gibt auch die Annahme, dass der Körper der Sitz des Unterbewusstseins sei, jener Instanz jenseits des menschlichen Intellekts, in der sehr
intensiv lebt und wirkt, was ein Mensch zur Zeit nicht bewusst wahrnimmt,
zum Beispiel bestimmte Erinnerungen, Prägungen, Einstellungen oder Verhaltensmuster.
Diese drei Aspekte eines Menschen, also der geistige, der seelische und der
körperliche, stehen nicht nur in wechselseitiger Beziehung zueinander,
sondern erschaffen zusammen das eigentlich untrennbare Gesamtbild eines
Menschen. Sie prägen seine körperliche Konstitution, sein Wesen, seinen
Charakter – alles, was ihn als Persönlichkeit ausmacht und einzigartig sein
lässt.

Damit steht der Mensch auch in wechselseitiger Beziehung zur Außenwelt. Jeder Mensch ist durch sein soziales Umfeld (Mitmenschen, Gesellschaft) ganz unterschiedlich geprägt worden und tritt auf individuelle, unverwechselbare Weise mit diesem in Resonanz. Jeder Mensch reagiert außerdem unterschiedlich auf äußere Einflüsse, wie die der natürlichen Umwelt (Wasser, Boden, Luft, Klima) und der künstlichen Umwelt (Technik und Chemie). So weit es seinen Vorstellungen entspricht, sieht er sich auch in Beziehung stehen zu Übersinnlichem (Religion, Mystik, Esoterik).

Die ganzheitliche Sicht von Erkrankungen

Was uns Menschen am meisten prägt, ist unsere eigene Geschichte, unsere Erlebnisse mit unseren Mitmenschen. Mehr als alles andere wirken sich diese Faktoren nachhaltig auf unsere Gedanken und Gefühle aus. Unzählige dieser Eindrücke bewahren wir unser Leben lang in uns.

Viele Behandler in der ganzheitlichen Medizin betonen, dass Krankheiten zunächst auf der geistigen und emotionalen Ebene entstehen und sich erst später im Körper manifestieren. Sie sehen eine Erkrankung wie die Endometriose lediglich als einheitliches Endresultat individuell gänzlich verschiedener, krankheitsauslösender Ausgangsimpulse. Und sie sehen umgekehrt, dass derselbe Ausgangsimpuls bei verschiedenen Menschen zu völlig unterschiedlichen Endresultaten, also Erkrankungen, führen kann.

Ich möchte diese Ansicht an sehr unterschiedlichen Beispielen erklären: Vor Jahren erlebte sexuelle Missbrauchserlebnisse können unterschiedliche Gefühle entstehen und bestehen bleiben lassen. Sie können als Ausgangsimpuls bei einer Frau vielleicht zum Endresultat immer wiederkehrender Blasenentzündungen führen und bei einer anderen Frau eventuell zu heftigen Schmerzen beim Verkehr und bei der Menstruation (mit oder ohne Endometrioseherde). Dies ist ein Beispiel für eine Krankheitsursache auf seelischer Ebene.

Umgekehrt können immer wiederkehrende Blasenentzündungen auch einen ganz anderen Ausgangsimpuls haben, wie zum Beispiel unangemessene Kleidung als Modetrend in Verbindung mit immer wiederkehrenden Unterkühlungen. Dies ist ein Beispiel für eine Krankheitsursache auf der geistigen Ebene (die Entscheidung für den gesundheitsschädigenden Kleidungstil), auch wenn jedes Mal Bakterien im Urin gefunden werden.

Eine Erkrankung ist immer ein individueller Vorgang, weil er immer den ganzen Menschen in seiner Einzigartigkeit betrifft. Krankheitssymptome können innerhalb eines solchen ganzheitlichen Denkens als Vokabular des Unterbewusstseins beschrieben werden, mit dessen Hilfe es sich dem Bewusstsein mitteilen möchte. Was wir als Krankheit empfinden, könnte Ausdruck eines Konfliktes zwischen Bewusstsein und Unterbewusstsein sein. Was möchte unser Bewusstsein haben, erreichen und darstellen? Was möchte es ignorieren, vergessen und wegstecken? Wo ist es in einem bestimmten Gedankengang gefangen? Die Frage ist, ob diese Gedanken und Vorhaben mit den Empfindungen unseres Unterbewusstseins oder unserer ureigenen menschlichen Bedürfnisse im Einklang sind. Besteht hier eine Disharmonie, können Symptome auftreten, die wir als Erkrankung wahrnehmen. Die *Sprache der Symptome* ist eine Information, die dort herkommt, wo die verbale sich nicht formieren darf und wo das Bewusstsein die Anzeichen von Disharmonie nicht versteht. Sie scheint eher eine an sich hilfreiche und gut gemeinte Einrichtung der Natur zu sein und weniger ein Feindbild, wie sie in der etablierten modernen Medizin gesehen wird.

Bei der Diagnose im ganzheitlichen Sinn geht es darum, die Krankheitssymptome zugleich mit der Gesamtpersönlichkeit eines Menschen wahrzunehmen und den tieferen Sinn der Disharmonie zu begreifen. Krankheit kann man als »sinnvolles biologisches Sonderprogramm« interpretieren und versuchen, ihre Botschaft zu verstehen. Sie hat eine Funktion. Der Mensch wird somit nicht auf den Befund reduziert. Vielmehr geht es um den kranken Menschen mit seiner Biografie, seinen Lebensumständen, mit seinem subjektiven Leiden, der Krankheitsentwicklung und den Faktoren, die die Erkrankung begünstigen. Das macht mehr Eigenverantwortung möglich und gibt Ihnen die Kompetenz für sich selbst zurück.

Ich persönlich denke, dass für die Entstehung einer Erkrankung in der Regel mehrere Faktoren zusammenkommen müssen. Man nennt dies multifaktoriell. Der seelisch-geistigen Ebene messe auch ich die größte Bedeutung zu, so dass den früheren und gegenwärtigen Erlebnissen mit unserer menschlichen Umwelt und ihrer Verarbeitung die größte Bedeutung zukommt. Aber auch die Einflüsse der künstlichen Umwelt (Technik und Chemie) halte ich in einem multifaktoriellen Rahmen für bedeutsam und oft unterschätzt. Ebenso die natürlichen Einflüsse, wie zum Beispiel die sogenannten »geopathischen Störzonen« im Boden, die man früher »Wasseradern« oder »Erdstrahlen« nannte und deren Auswirkungen auf die menschliche Gesundheit heute zunehmend wissenschaftlich untermauert werden.

Ganzheitlichkeit auch im Detail

Anhand eines Beispiels aus der Endometrioseforschung möchte ich Ihnen zeigen, dass es auch in der ganzheitlichen Medizin durchaus sinnvoll ist, Detailbefunde und -vorgänge zu kennen und sie in einem ganzheitlichen Denken wahrzunehmen. Die Arbeitsgruppe um Professor Dr. med. Gerhard Leyendecker, Kinderwunschzentrum Darmstadt, stellte eine Hypothese zur Entstehung der Endometriose auf. Sie entdeckte bei Frauen mit Endometriose eine unkoordinierte »Hyperperistaltik« der Gebärmutter, also eine verstärkte Eigenbewegung der Gebärmutterwand. Eine Peristaltik dient eigentlich dazu, den Inhalt eines Organs zu transportieren. Die Gebärmutter transportiert den Samen vom Muttermund in den Eileiter, in dem der Eisprung stattfindet. In die andere Richtung führt die Bewegungskraft der Gebärmuttermuskelschicht, wenn ein Kind geboren wird. Diese Hyperperistaltik verursacht vermehrt feinste Einrisse in der Gebärmutterschleimhaut und führt zu einem verstärkten Ausreißen von kleinen Gewebsverbänden. Im Gegensatz zum Menstruationsblut gesunder Frauen, das nur oberflächliche, kaum vitale Anteile der Gebärmutterschleimhaut enthält, bestehen diese Gewebsverbände auch aus tiefen Schichten, der sogenannten Basalschicht, die an anderen Stellen anhaften und wachsen können, sowie aus Anteilen von Bindegewebe und Muskelfasern. Die durch diese verstärkte Eigenbewegung der Gebärmutter ausgerissenen Gewebeverbände werden schließlich in die Bauchhöhle befördert und können dort in das Bauchfell, die Eierstöcke, die Eileiter, die Harnblase und den Darm einwachsen. Man nennt diesen Vorgang Selbstverletzung der Gebärmutter oder auch Auto-Traumatisierung. Ursächlich ist wahrscheinlich eine erhöhte Östrogenproduktion in der Gebärmutterschleimhaut daran beteiligt. Der Grund dafür ist allerdings ungeklärt. Soweit die Hypothese der Arbeitsgruppe.

Die ganzheitliche Medizin fühlt sich weniger als die schulmedizinische Wissenschaft an das Dogma der signifikanten Gemeinsamkeiten gebunden und favorisiert die Individualität in der Entstehung einer Erkrankung. Mit der Annahme einer körperlichen Intelligenz und der Interpretation, dass eine Erkrankung ein »sinnvolles biologisches Sonderprogramm« sein könnte, können wir uns dieser Hyperperistaltik der Gebärmutter individuell und respektvoll zuwenden. Eine Hyperperistaltik der Gebärmutter führt dazu, dass ihr Inhalt in unkoordinierter Weise und vermehrt transportiert wird. Warum könnte dies oder die erhöhte Östrogenproduktion in der Gebärmutterschleimhaut sinnvoll sein?

Will oder wollte früher einmal Ihre Gebärmutter dringend etwas loswerden oder sich dagegen wehren, etwas aufzunehmen? Den Samen? Das Menstruationsblut? Sie ist Entstehungsort der Monatsblutung und gehört zu den wichtigsten Organen, die eine Frau von einem Mann unterscheidet. Welche Bedeutung und Funktion hat die Gebärmutter für Sie ganz individuell? Was könnte bei Ihnen dazu geführt haben, dass ihre Gebärmutter ein solches Sonderprogramm fährt und vor allem wozu?

Sie können versuchen, diese Fragen mithilfe einer kompetenten oder professionellen Begleitung zu ergründen, wie zum Beispiel mit der Methode Wildwuchs, der energetischen Psychologie oder einer regulären Psychotherapie. Wir haben in diesem Ratgeber geeignete Verfahren beschrieben. Sie können sich aber auch eigenständig auf die Suche nach Antworten machen. Gehen Sie bei Ihren Nachforschungen individuell, fantasievoll und kreativ vor. Schreiben Sie zum Beispiel über ein paar Wochen alles auf, was Ihnen bei diesen Fragen in den Sinn kommt. Überlegen Sie, was Ihre Gebärmutter jetzt und insbesondere auch zu einem früheren, vielleicht sehr sensiblen Zeitpunkt Ihres Lebens womöglich einmal hat loswerden oder nicht hat aufnehmen wollen.

Beschreiben Sie den Vorgang des Ausstreuens von Gebärmutterschleimhaut außerhalb der Gebärmutterhöhle mit eigenen, ruhig auch ganz unmedizinischen Worten und Bildern, wie z. B. »die Gebärmutter verhält sich wie ein aufgeschrecktes Pferd« oder »die Bauchhöhle bietet der Gebärmutterschleimhaut Asyl«. Prüfen Sie anschließend, ob Sie mit etwas in Resonanz gehen, das heißt, bei welchen Worten Sie auf irgendeine Weise eine Reaktion zeigen, eine Empfindung spüren. Wenn es dabei etwas gibt, das Sie berührt, lohnt es sich, dem nachzugehen und seinen Frieden damit zu schließen – auch wenn es nichts mit der Endometriose zu tun hat.

Ganzheitliche Behandlung aus Elementen der Lebenspflege

Die Lebenspflege ist ein unverzichtbarer Bestandteil der Ganzheitlichen Medizin, denn die Übergänge zwischen einer gesunden Lebensführung, der Krankheitsvorbeugung, der Stärkung der Lebenskraft und der ganzheitlichen Behandlung einer Erkrankung (mit ihren Teilaspekten, wie zum Beispiel Schmerzen, unerfülltem Kinderwunsch, Ärger) sind fließend. Ebenso können sich Schwächungen der Lebenskraft auf unser Leben als Ganzes und damit auch auf das Erleben der Erkrankung auswirken. Bei vielen Erkrankungen, so auch bei der Endometriose, ist die Erkrankung durch das individuelle Erleben derselben charakterisiert, durch die tatsächlich wahrnehmbaren Beschwerden, und nicht durch den Befund, der lediglich die schulmedizinische Diagnose ergibt. Zum Beispiel können ungenügender Schlaf, fehlendes »Zu-sich-Kommen« und zu wenig Entspannung die Lebenskraft schwächen und durch eine zu geringe Abwehrkraft Erkrankungen begünstigen. Diese Faktoren können aber auch auf Dauer die Stimmung verschlechtern, dadurch die Schmerzverarbeitung beeinträchtigen und schließlich die Schmerzwahrnehmung verstärken. Das Resultat: Die Erkrankung nimmt zu. Für ausreichend Schlaf, Verbundenheit mit sich selbst und Entspannung zu sorgen, ist daher ein kleiner Teil der ganzheitlichen Behandlung bei schmerzhafter Endometriose.

Ein anderes Beispiel dafür, wie vielfältig und individuell verschieden etwas auf einen Menschen wirken kann, ist die Musik, die zur künstlichen Umwelt gehört: Wir können sie nach unserem Befinden und unseren Bedürfnissen auswählen. Sie kann uns entspannen, aufputschen und stressen. Bei welcher Musik können Sie am besten entspannen? Vielleicht kann sie bei einer schmerzhaften Menstruation die Wirkung von Wärmflasche und Sofa noch etwas verstärken.

Für manche Menschen schließt sich daran nahtlos an, auch Behandlungsmethoden anzuwenden, die nicht immer wissenschaftlich fundiert sind und eher dem alternativen Bereich zugeordnet werden. Dies können beispielsweise Behandlungen mit Klangschalen sein, die bei einer Klang-Massage auf den Körper aufgesetzt werden. Die von der Klangschale abgegebene Schwingung kann entspannend, entkrampfend und schmerzlindernd wirken. Und schließlich wird die Musiktherapie auf wissenschaftlichem Niveau bei chronischen Schmerzen eingesetzt – beispielsweise in der Fakultät für Musiktherapie der SRH Hochschule Heidelberg.

Prüfen Sie alles, womit Sie in Beziehung stehen (Mitmenschen, künstliche und natürliche Umwelt) daraufhin, ob es Ihnen gut tut oder Sie schwächt. Alles was Ihr Wohlbefinden und Ihre Lebenskraft stärkt, können Sie auch gezielt therapeutisch einsetzen. Gönnen Sie sich Ihre eigenen kleinen Behandlungselemente. Ihre Sensibilität, Ihre Kreativität und Ihre Sinne als Zugangswege in Ihr Inneres helfen Ihnen dabei.

Ganzheitliche Medizin als anspruchsvolles Ideal

Die Ganzheitliche Medizin ist in allen ihren Zusammenhängen kaum überschaubar und bleibt daher meist ein Ideal, dem wir zwar möglichst nahe kommen können, das wir aber wohl niemals wirklich erreichen. Dennoch lohnt es sich, dieses Ideal anzustreben.

Die therapeutische Arbeit innerhalb der Ganzheitlichen Medizin besteht darin, vorhandene Disharmonien, Krankheitsimpulse und Schwächungen der Lebenskraft zu ergründen und möglichst aufzulösen. Versuchen Sie, die Sprache der Krankheit zu verstehen und herauszufinden, an welcher Stelle der eigenen Lebensgeschichte sie aufgetreten ist und welcher Nährboden sie vielleicht in Ihr Leben gebracht hat. Heilung erreicht die Wurzel einer Krankheit und hat mit Verwandlung und Veränderung zu tun. Sie ist Veränderung auf allen Ebenen und geht nicht ohne Ihre Eigeninitiative und Mitarbeit. Heilung ist Bewusstseins-Wandel. Letztlich können nur Sie sich selbst heilen.

Die Ganzheitliche Medizin glaubt, dass fast jede Krankheit geheilt werden kann, aber nicht jeder Mensch mit jeder Krankheit und auch nicht zu jedem Zeitpunkt und nicht von jeder Heilerperson. Manchmal erscheint es daher sinnvoll, verschiedene Wege auszuprobieren oder in einem Heilungsprozess einen bestimmten Schritt vor einem anderen zu tun. Manchmal ist vielleicht auch der Weg das Ziel, das heißt, dass ein Mensch vielleicht durch seine Erkrankung viel Gutes erreicht hat und seine Erkrankung dafür die Triebfeder war, ohne dass er sie schließlich überwinden konnte.

Informationsmedizin: Ganzheitlichkeit und Physik

Informationsmedizin bezeichnet eine Medizin, die sich mit physikalischen Kräften oder Informations-Arten zu diagnostischen und therapeutischen

Zwecken beschäftigt. Sie wird auch »Energiemedizin« genannt, obwohl der Begriff »Energie« (= die Fähigkeit, Arbeit zu verrichten) den Sachverhalt nicht zutreffend wiedergibt. Denn die Beobachtungen zu den Wirkprinzipien sprechen oft weniger für eine Energieübertragung als für eine Auslösung (Triggerung) von Prozessen durch Informationsübertragung. Die Informationsmedizin ist eine wissenschaftliche Disziplin, die versucht, hochkomplexe Erkenntnisse der modernen Physik in die Medizin einzubinden. Die Existenz von verschiedenartigen Energiefeldern im menschlichen Körper hat sich aber in den letzten Jahrzehnten von einer ausschließlichen esoterischen Spekulation zu einer unzweifelhaften wissenschaftlichen Tatsache gewandelt. Wissenschaftler konnten kaum wahrnehmbare, aber doch wichtige Energiefelder in und um den menschlichen Körper messen und zudem erklären, wie diese erzeugt werden und sich bei Krankheiten oder Störungen verändern. Man kann zum Beispiel durch eine – wissenschaftlich dokumentierte – Ableitung zwischen zwei Fingern und einem patentierten Schaltkreis den elektrischen Rhythmus im Ovarialzyklus von Frauen aufzeichnen und so den Tag des Eisprungs angeben.

Neben bekannten physikalischen Kräften, wie zum Beispiel elektromagnetische Wellen, kommen aber auch Energiefelder in Betracht, die die Physik noch nicht kennt, weil sie bisher noch nicht messbar sind. Dazu gehören z. B. das chinesische Qi (sprich: »Tschi«) oder das indische Prana. Beide meinen die universelle Lebensenergie oder die Lebenskraft.

Durch die verschiedenen Felder stehen nicht nur die einzelnen Teile des Organismus miteinander in Kommunikation. Mit ihnen ist auch der gesamte Organismus in die Felder seiner (belebten und unbelebten) Umwelt und des Kosmos eingebunden. Was wir als ein Krankheitssymptom wahrnehmen, kann man demnach auf eine Abweichung von der ursprünglichen gesunden Information oder Energie zurückführen.

Vor diesem Hintergrund werden die therapeutischen Möglichkeiten der Informations- oder Energiemedizin zunehmend wissenschaftlich untersucht und mit physikalischen Erkenntnissen abgeglichen. Zu diesen Behandlungsmöglichkeiten zählen Homöopathie, Traditionelle Chinesische Medizin, Bach-Blütentherapie, Kristallheilen sowie Licht-und Klangtherapie. Allmählich sind auch die biophysikalischen Zusammenhänge zu verstehen, die es einem geschulten Therapeuten ermöglichen, Energiefelder mit den Händen aufzuspüren und zum Wohle des Patienten zu behandeln. Daher finden auch Methoden des Geistigen Heilens, wie zum Beispiel Handauflegen, Beachtung. Hierzu hat zum Beispiel der Philosoph und Psychologe Dr. Harald Wiesendanger einige verblüffende Dokumentationen zusammengetragen. Es gibt noch andere Therapieverfahren mit apparativ erzeugten Energiefeldern wie Bioresonanztherapie, Radionik und Orgonstrahler, die meines Erachtens aber in ihrer komplexen Gesamtwirkung noch wenig beurteilt werden können.

Dieses Verständnis vom menschlichen Organismus gibt seiner Ganzheitlichkeit eine ganz neue, wissenschaftlich abgesicherte Bedeutung. Ich denke, dass die Informationsmedizin die Medizin der Zukunft sein wird.

Ganzheitlich handeln und behandeln

Die Ganzheitliche Medizin ist zwar eher eine Haltung oder eine Betrachtungsweise der Medizin als eine konkrete einzelne Behandlungsmethode, doch gibt es dennoch therapeutische Möglichkeiten: Sie können eine Ganzheitliche Behandlung auch mit schulmedizinischen Behandlungselementen umsetzen, in dem Sie verschiedene Fachrichtungen zusammenführen, zum Beispiel Frauenheilkunde, Psychotherapie, Umweltmedizin, Ernährungsmedizin und andere. Hierbei können Sie sehr wahrscheinlich eine hohe Kompetenz versammeln, das Problem dürfte aber die Kooperation sein.

Sie können außerdem sorgfältig auf Ihr Leben achten. Vermeiden Sie alles, was Sie schwächt und Ihrer Gesundheit schadet und wenden Sie sich dem zu, was Sie stärkt und Ihrer Gesundheit dient. Setzen Sie dies auch gezielt therapeutisch ein. Bedienen Sie sich der besonderen Kraft von Ritualen und erproben Sie erfinderisch neue Wege.

Verfahren wie die Homöopathie und die Traditionelle Chinesische Medizin decken ein breites Spektrum von Ganzheitlichkeit ab, da sie gleichzeitig körperliche, geistige und seelische Aspekte berücksichtigen.

Die Ganzheitliche Medizin möchte eine Heilung auf der geistig-seelischen Ebene erreichen. Sie geht davon aus, dass sich die Symptome auf der körperlichen Ebene bessern, wenn sie durch die Behandlung nicht mehr als Sprache fungieren müssen oder ihre krankmachende Aktivität (Energie, Information) aufgelöst werden konnte. Dementsprechend zielen viele Behandlungswege der ganzheitlichen Medizin primär auf die geistig-seelischen Aspekte unseres Menschseins.

Was das Arbeiten mit Energiefeldern wie Handauflegen, Geistheilen, Geomantie (Lehre von den Erdstrahlen und sogenannten »Wasseradern«) und andere betrifft, liefert uns die Wissenschaft vielversprechende Beobachtungen. Sie sind dennoch wissenschaftlich noch nicht etabliert, werden aber ergänzt durch zahlreiche nicht-wissenschaftliche Erfahrungen, die zum Teil über viele Jahrhunderte hinweg entstanden sind. Ich persönlich halte vieles für möglich, denke aber, dass diese Verfahren ganz besonders von den Fähigkeiten und Erfahrungen der Therapeuten abhängig sind.

Nutzen Sie Ihr eigenes Potenzial wie Ihre Intuition und Kreativität. Pflegen Sie Ihre eigene innere Verbundenheit (zum Beispiel über Meditation). Achten Sie auf Ihre ganz subtilen körperlichen, emotionalen und geistigen Reaktionen und Stimmungen bei bestimmten Themen und Erinnerungen. Kultivieren Sie Ihre eigene Sensitivität. Söhnen Sie sich mit Ihrer Erkrankung, mit sich selbst und Ihren Mitmenschen aus, aber unterdrücken Sie keine Emotionen. Vergeben Sie – etwas zu vergeben befreit. Sie können ein liebvoller Mensch sein und dennoch negative Emotionen empfinden. Lassen Sie sie »liebevoll« raus. Wenn Sie zum Beispiel Wut und Ärger empfinden, schlagen Sie diese in einen Boxsack oder einen Punchingball. Dort sind sie besser aufgehoben als in Ihrem Bauch.

Doch keine Ganzheitliche Medizin?

Falls Sie am Ende dieses Beitrags merken sollten, dass Sie eine solche ganzheitliche Behandlungsform doch nicht suchen, könnte es hilfreich sein, zu schauen, warum Sie mit der Ihnen bisher angebotenen schulmedizinischen Behandlung nicht zufrieden sind. Vielleicht entdecken Sie dabei, was genau Sie vermissen. Wenn wir krank sind, möchten wir wieder gesund und heil werden. Die Vorstellungen von Behandlungen mit einem Messer oder Laser, die auf- und herausschneiden bzw. zerstören, und mit »Anti-Mitteln«, die eigenen Funktionen wie den Zyklus unterdrücken, scheinen unserem Wunsch wieder heil zu werden zu widersprechen. Wir suchen nach Mitteln, die in die *gleiche Richtung* (Heilung) weisen und mit denen wir uns verbinden können.

Wenn Sie sich nicht auf einen Befund oder eine biologische Fehlfunktion reduzieren lassen möchten, sondern als Mensch und therapeutische Partnerin gesehen werden wollen, hat das nicht unbedingt etwas mit dem Wunsch nach einer ganzheitlichen Behandlung zu tun. Zutreffender ist oft eher der Wunsch nach Respekt, Achtung, Zeit (ganz besonders wichtig, aber wenig anerkannt und vergütet), Hilfe bei der Sinnsuche, Erkenntnis,

Verbundenheit, Vertrauen, Versöhnung, Offenheit, Ehrlichkeit, Geduld, Freiheit, Verständnis und Herzlichkeit. Diese Aspekte sind in jeder Behandlungsform – auch in der Schul- und Krankenkassenmedizin – angemessen und sinnvoll.

Letztlich sind dies alles Teilaspekte der Liebe. Die Liebe ist unsere größte Sehnsucht, insbesondere wenn wir krank sind. Wir suchen liebevolle Verbundenheit und wollen nicht getrennt, einsam und hilflos sein. Sie ist es, die uns heilt: Die Liebe – das heißt, die liebevolle Verbundenheit mit uns selbst und allem, was uns umgibt. Wahrscheinlich ist sie die Information oder Energie, die allem Heilen zugrunde liegt. Und da ist sie wieder: die Ganzheitlichkeit.

Literatur

Dahlke, Ruediger (2007). Das große Buch der ganzheitlichen Therapien. München: Integral Verlag.

Wiesendanger, Harald (2002). Das große Buch vom Geistigen Heilen. Schönbrunn: Lea Verlag.

Oschman, James L. (2009). Energiemedizin: Konzepte und ihre wissenschaftliche Basis. München: Urban & Fischer Verlag.

Andrews, Ted (2005). Kleines Lehrbuch für Heiler. Energietechnik, um sich und andere zu heilen. München: Goldmann Verlag.

Platsch, Klaus-Dieter (2008). Was heilt. Vom Menschsein in der Medizin. Bielefeld: Theseus Verlag.

Bösch, Jakob (2006). Spirituelles Heilen und Schulmedizin. Eine Wissenschaft am Neuanfang. Aarau: AT Verlag.

Internet

www.dr-becherer.de (Homepage des Autors mit Informationen zur Lebenspflege und zur Informations- oder Energiemedizin)

www.dgeim.de (Deutsche Gesellschaft für Energetische und Informationsmedizin e. V. mit Informationen zur Informations- oder Energiemedizin).

www.stiftung-auswege.de (Stiftung Auswege mit Informationen zu einem breiten Spektrum der Natur- und Erfahrungsheilkunde und ganzheitlichen, energetischen oder spirituellen Heilweisen)

www.netzwerk-ganzheitlichkeit.de (Portal für Therapeuten, Mediziner und Nichttherapeuten mit Veranstaltungshinweisen, Workshops, Vorstellung der Gruppen und der Philosophie für *ganzheitlich* denkende Menschen)

www.dgh-ev.de (Dachverband Geistiges Heilen e. V., DGH)

19 Möglichkeiten der Selbstheilung

Joachim Faulstich, Autor und Regisseur wissenschaftlicher Fernsehdokumentationen, Buchautor

Perspektivwechsel

Dieses Kapitel betrachtet die Endometriose und die Möglichkeiten ihrer Heilung aus einem anderen Blickwinkel: Es geht um die Frage, welche Rolle die Kräfte der Selbstheilung spielen und auf welchem Wege es möglich sein könnte, sie anzuregen.

Das relativ junge Forschungsgebiet der Psychoneuroimmunologie hat in den vergangenen Jahren wunderbare Beweise dafür vorgelegt, dass Körper und Seele im letzten Grund eine Einheit bilden, dass sie nicht voneinander zu trennen sind. Gefühle und Gedanken können Botenstoffe in Bewegung setzen, die das Immunsystem beeinflussen – im Schlechten wie im Guten. Wenn das Immunsystem geschwächt ist, sind wir anfälliger für Erkrankungen. Wenn es uns gelingt, es zu stärken, können die Kräfte der Selbstheilung manchmal auch schwerwiegende Erkrankungen beeinflussen.

Mehrere Abschnitte dieses Buches haben bereits Methoden beschrieben, die unsere Selbstheilungskräfte anregen können: Psychotherapie, Entspannungsverfahren, Hypnotherapie und in gewisser Weise auch Osteopathie und Homöopathie. Dieses Kapitel gibt einen kurzen Überblick über den Stand der Forschung und lenkt den Blick gleichzeitig auf Methoden und Weltbilder, in denen sich Jahrtausende alte Erfahrungen spiegeln. Sie sind sozusagen von der Zeit geprüft und werden mehr und mehr von der modernen Forschung bestätigt.

Selbstheilungskraft und Bewusstsein

Die alte Vorstellung eines Immunsystems, das als in sich geschlossenes biologisches Regelwerk wie ein Automat die Abwehr unerwünschter Eindringlinge wie Viren und Bakterien regelt und Wucherungen erkennt und auflöst, gehört der Vergangenheit an. Das Immunsystem ist in hohem Maße vom Bewusstsein des Menschen abhängig, sowohl von dem, was er im

Alltag denkt, als auch von dem großen Bereich des Unbewussten. Tatsächlich sind es persönliche Glaubensvorstellungen, die Selbstheilungsprozesse in Gang setzen oder verhindern können, Vorstellungen von dem, was wir für möglich halten oder was wir uns persönlich zugestehen und erlauben. In der Sprache der Wissenschaft werden die Selbstheilungskräfte Placebo-Effekt genannt. In den Studien der Pharmaforschung erhält eine Patientengruppe ein neues Mittel mit wirksamen Substanzen, eine zweite Gruppe (ohne es zu wissen) gleich aussehende Pillen, in der sich keinerlei Wirkstoff befindet, das Placebo. Stets werden einige Patienten der Placebogruppe gesund, manchmal sogar ein nicht unerheblicher Prozentsatz. Dies ist die eigentlich wichtige und in der medizinischen Wissenschaft noch immer zu wenig beachtete Erkenntnis aller Arzneimittelstudien, denn hier zeigt sich, dass Bewusstseinskräfte zumindest im Einzelfall chemischen Wirkstoffen ebenbürtig oder ihnen sogar überlegen sein können. Wie ist das möglich?

Die Zauberkraft des Placebo

Der »Wirkstoff« des Placebo ist etwas gänzlich Immaterielles: Die Information, dass dieses neue Medikament heilen kann. Karin Meissner vom Institut für medizinische Psychologie der Universität München hat eine Theorie entwickelt, die erklärt, wie aus bloßer Information biologische Veränderungen entstehen können: Jedes Organ hat im Gehirn einen Bereich, in dem es repräsentiert ist, gleichsam ein geistiges Abbild. Wenn die heilende Information das Bewusstsein erreicht (»Diese Tablette wird dir helfen«), aktiviert sie die dort gespeicherten Daten. Über die Nervenbahnen und das System der chemischen Botenstoffe und ihrer Rezeptoren, die überall im Körper zu finden sind, gelangt die Information »Heilung« bis zu dem betroffenen Organ, das sich nun offenbar dem gespeicherten Bild des gesunden Zustandes anpasst. Das Wachbewusstsein der Patientin muss keinerlei Kenntnisse von den komplizierten biologischen Prozessen haben, braucht nicht die geringste Vorstellung, wie der gesunde Zustand aussieht – es genügt der Wunsch, gesund zu werden und der feste Glaube, dass nun eine wirkungsvolle Therapie begonnen wurde. Das im Gehirn und möglicherweise auch direkt in den Organen verborgene Wissen ist wie eine Blaupause der Gesundheit, ein ordnender Faktor, der es dem Körper möglich macht, krankhafte Veränderungen rückgängig zu machen, gesteuert allein durch den Geist.

Der Begriff des Glaubens hat in diesem Sinne keine religiöse Komponente, man könnte auch von innerer Überzeugung sprechen. Diese Haltung lässt sich allerdings nicht durch einen bloßen Willensakt hervorrufen. Denn manchmal sind wir in unserem Alltagsbewusstsein bereit, die Möglichkeit einer Heilung anzunehmen und vielleicht sogar fest darauf zu vertrauen – aber in den tieferen, verborgenen Schichten unseres Bewusstseins schlummert ein Anteil der Persönlichkeit, der eine Heilung nicht für möglich oder vielleicht auch für nicht berechtigt hält. Gegen das Unbewusste, in dem die Lehren des Lebens und vor allem frühe Erfahrungen gespeichert sind, hat unser aktiver Wille nur geringe Macht. Um mit diesen tiefen Schichten in Verbindung zu treten, müssen Patientinnen eine besondere Sprache sprechen: Es ist eine Sprache der Bilder und der einfachen Worte.

Wege zum Selbst

Was dies bedeuten könnte, möchte ich am Beispiel einer sehr alten Philosophie erläutern, die von den Ureinwohnern Hawaiis entwickelt wurde. Die Heilkundigen dieser tropischen Inseln sprachen von drei Persönlichkeiten, die den Menschen ausmachen. Sie gaben diesen Anteilen den Namen Unteres, Mittleres und Höheres Selbst. Das Mittlere Selbst entspricht dem Alltagsbewusstsein: Hier entsteht der Wille, etwas zu verändern. Das höhere Selbst ist der Teil der Persönlichkeit, der Veränderungen bewirken kann, der aus der Kraft des Willens und der Absicht eine materielle Heilung möglich macht. Entscheidend ist aber das Untere Selbst: Nur dieser Teil der Persönlichkeit kann das Bild der Heilung dem Höheren Selbst übergeben. Damit es das tut, muss es vollständig davon überzeugt sein, dass die Heilung möglich und berechtigt ist. Erst dann ist es bereit, den Wunsch zur Veränderung an das Höhere selbst weiterzuleiten, das nun aktiv werden und eine Heilung bewirken kann.

Das Untere Selbst denkt einfach und direkt. Es kennt keine Verneinung, sondern nimmt alles wörtlich. »Ich bitte darum, dass meine Krankheit verschwindet« ist ein Satz, den es nicht oder womöglich falsch versteht – es kann nur mit klaren, positiven Bildern des erwünschten Zustandes etwas anfangen. In einem inneren Dialog mit dem Unteren Selbst geht es also darum, ein plastisches Bild völliger Gesundheit zu erzeugen und darum zu bitten, dieses Bild dem Höheren Selbst weiterzugeben.

Dies ist aber im Grunde erst der zweite Schritt. Die Kahunas (»Hüter des Geheimnisses«) im alten Hawaii forderten alle Patientinnen auf, zunächst genau zu prüfen, ob im Leben alles »in Ordnung« ist, ob es ungelöste Konflikte gibt, die das Leben ins Ungleichgewicht gebracht haben. Das Untere Selbst hat bisweilen die Tendenz zur Selbstbestrafung, wenn es der Überzeugung ist, die Patientin habe jemandem Unrecht getan – ganz gleich, ob das der Wahrheit entspricht oder nicht. Weil in diesem Teil der Persönlichkeit alle Stimmen unserer Lebensgeschichte gespeichert sind, lebt hier auch der innere Kritiker, der oft unnachgiebig ist und gerne mit Schuldzuweisungen arbeitet. Nicht wenige Patientinnen haben einen besonders harten Kritiker. In diesem Fall kann eine Psychotherapie helfen, ein realistischeres Bild der eigenen Persönlichkeit zu entwickeln. In jedem Fall empfehlen die Kahunas, Konflikte einvernehmlich zu lösen und wenn irgend möglich einander zu vergeben, nicht zuletzt auch sich selbst.

Wenn so der Boden bereitet ist, kann es dennoch sein, dass das Untere Selbst an der Möglichkeit einer Heilung zweifelt: Wieder sind die Lebenserfahrungen von entscheidender Bedeutung, denn sie führen nicht selten zu einer großen Skepsis. Wenn der verborgene oder offene Zweifel zu groß ist, muss das Untere Selbst zusätzlich in besonderem Maße beeindruckt werden, um ausreichend überzeugt zu sein, dass eine Veränderung überhaupt möglich ist.

Die alte Philosophie Hawaiis hat viele Entsprechungen in der modernen Psychologie, in der Suggestions- und Placeboforschung. Es macht deshalb Sinn, sie ernst zu nehmen. Vier Dinge sind demnach wichtig, um die Kräfte der Selbstheilung zu stärken: Der klare und feste Wunsch, geheilt zu werden, die Bereitschaft zur Veränderung persönlicher Lebensumstände, die intensive Beschäftigung mit einem heilenden Bild und die Förderung einer tiefen, inneren Überzeugung.

Die Macht des Rituals

Eine Möglichkeit, die innere Überzeugung zu stärken, sind Rituale, also in jeder Weise besondere und damit bedeutungsvolle Handlungen. Man kann solche Rituale selbst entwickeln, kann mit seinem Unteren Selbst sprechen wie mit einer im Raum anwesenden Person, kann immer wieder in das heilende Bild gehen und darum bitten, dass es Wirklichkeit wird. Dann aber sollte man es ruhen lassen, sollte nicht sofort die Wirkung überprüfen. Es macht keinen Sinn, einen Samen zu pflanzen und am nächsten Tag schon in der Erde zu graben um nachzusehen, ob er wächst, sagt die Philosophie Hawaiis.

Auch die Rituale selbst benötigen eine gewisse Zeit. Es ist wichtig, stets eine besondere Situation schaffen, die uns für einen Moment inne halten lasst, die unseren Alltag überschreitet und verwandelt. Erst dann entfalten sie ihre Wirkung. Wenn das Ritual einmal entwickelt ist, sollte es nicht mehr verändert werden: Auch in der Wiederholung einer stets gleichen Handlung liegt eine große Kraft. Die Handlung selbst ist aber nur eine Ebene: Genauso wichtig ist das, was sich auf der Leinwand des Geistes abspielt. Es sind Innere Bilder, die unmittelbar das Unbewusste berühren und die Selbstheilungskräfte in Schwingung versetzen können.

Manchmal kann es hilfreich sein, sich von Menschen behandeln zu lassen, die über die Kenntnis archaischer Rituale verfügen, Handlungen, die magisch erscheinen, wie aus einer fernen Zeit. In der Praxis eines Geistheilers oder eines Schamanen kann das Bewusstsein der Patientin etwas »Zauberhaftes« erfahren, einen besonderen Moment, der weit aus dem Alltäglichen heraus ragt. Das magische Ritual des Handauflegens oder eine schamanische Zeremonie, begleitet von Trommelklängen, kann Schichten des Bewusstseins ansprechen, die tief verborgen sind, jene Ebene, die von den Hawaiianern »Unteres Selbst« genannt wurde. Es sind sehr alte Schichten, die aus der Frühzeit der Menschheit stammen, die aber heute keineswegs inaktiv sind, sondern im Alltag nur überlagert werden vom analytischen, rationalen Geist, wie die moderne Forschung heute weiß.

Die meisten Menschen erinnern sich vielleicht an Szenen Ihrer Kindheit, wenn die Mutter oder der Vater mit einer Handbewegung oder einem »Zauberspruch«, mit dem Hauch dem Atems oder einer zarten Berührung Schmerzen zum Verschwinden brachten. Dieser kindliche Glaube, der den Vorstellungen unserer Vorfahren entspricht, ist noch immer da – und im besonderen Moment eines Rituals kann es sein, dass aus der alten Erinnerung jene innere Gewissheit wird, die ein Bild der Heilung erzeugt.

Aber dieses Bild ist nicht zu erzwingen. Die Kraft der Selbstheilung ist kein Hirngespinst, sie ist real, aber sie gibt es nicht auf Rezept. Es nützt nichts, Heiler und Schamanen als weitere Stationen auf dem medizinischen Weg zu betrachten. Viel wichtiger ist es, mit den eigenen inneren Vorstellungen mehr und mehr in Kontakt zu kommen. Dann können sich heilende Bilder wie von selbst entwickeln, manchmal sogar völlig überraschend in bedeutungsvollen Träumen. Wenn uns solche Bilder geschenkt werden, sollten wir sie achten und ernst nehmen – und Ihnen folgen.

Diese Erkenntnis bedeutet, dass es notwendig ist, für den eigenen Weg die volle Verantwortung zu übernehmen. Die Entscheidung über das, was als nächstes zu tun ist, kann kein Arzt und auch kein Partner abnehmen. Wenn die Symptome sich dann nicht oder nur langsam verändern, wäre es aber falsch, wenn sich Patientinnen selbst eine Schuld zuweisen würden. Verantwortung für den eigenen Weg zu übernehmen bedeutet ja nicht, dass es ein Patentrezept gibt. Was es allerdings braucht, ist Vertrauen und die Bereitschaft, seinen eigenen Vorstellungen zu folgen. Vielleicht auch die Bereitschaft, loszulassen und das Heft nicht mehr vollständig in die Hand zu nehmen. Denn bei aller Gewissheit, dass die Macht der Selbstheilung in besonderen Fällen geradezu Wunder wirkt, kann es hilfreich sein, sich vertrauensvoll Kräften zu überlassen, die größer sind, als unser Alltagsbewusstsein glauben mag.

Literatur und CDs

Faulstich, Joachim (2006). Das heilende Bewusstsein: Wunder und Hoffnung an den Grenzen der Medizin. München: Droemer/Knaur Verlag.
Film zum Buch: Rätselhafte Heilung (ARD 2006).

Faulstich, Joachim (2010). Das Geheimnis der Heilung. München: Knaur Verlag.
Film zum Buch: Das Geheimnis der Heilung (ARD 2010).

Faulstich, Joachim (2008). Das heilende Bewusstsein. Wunder und Hoffnung an den Grenzen der Medizin. 4 CDs (Sprecher: Joachim Schönfeld). Schwäbisch Hall: Verlag steinbach sprechende bücher.

Internet

www.das-geheimnis-der-heilung.de

www.das-heilende-bewusstsein.de

20 Methode Wildwuchs: Vertrauen Sie auf Ihre Selbstheilungskräfte

Angelika Koppe, Gründerin der Methode Wildwuchs

Langjährige Erfahrungen in der Selbstheilungsberatung von Frauen mit Endometriose zeigen, wie wichtig und sinnvoll die eigene Initiative beim Prozess des Gesundwerdens ist. Die Verunsicherung durch das Leiden, der Umgang mit Schmerzen, Operation und unerfülltem Kinderwunsch sind Herausforderungen, denen sich viele Frauen gestellt haben und dabei neue Wege im Heilungsprozess für sich entdecken konnten.

Die Methode Wildwuchs ist ein Selbstheilungsweg und gleichzeitig ein Konzept zur Beratung und Begleitung von Menschen in Selbstheilungsprozessen. Betroffene Frauen werden in diesem Prozess fachkundig dazu angeleitet, den Körper in seinen Befindlichkeiten zu verstehen und selbstbestimmte, das eigene Wohlbefinden und die Gesundheit fördernde Schritte zu entwickeln. Ziel ist es, eigenverantwortlich ein Trainingsprogramm für sich zu erstellen, das alltagstauglich ist und die Lebenslust fördert.

Aus unserer langjährigen Arbeit mit der Methode Wildwuchs in ganz Europa verfügen wir über differenzierte Kenntnisse über Selbstheilungsprozesse bei Frauenerkrankungen wie Endometriose, Zysten, Myomen und Schilddrüsenleiden.

Innere Bilder als Kommunikationsmittel

Herzstück der Methode Wildwuchs ist die Arbeit mit unterschiedlichen Visualisierungstechniken. Unter Visualisierung oder Imagination versteht man das Sichtbarwerden von Bildern vor dem inneren Auge, also mithilfe der eigenen Vorstellungskraft. Diese Techniken eröffnen als »innere Reisen« tiefliegende Bewusstseinsschichten, die wichtige Informationen über das Körperinnenleben mit seinen »seelisch-biologischen Vernetzungen« bereithalten. Die Inneren Bilder sind wie ein Bindeglied zwischen bewusstem Denken, psycho-sozialen Themen und Körperprozessen. Der Körper kann mithilfe innerer Bilder mit uns kommunizieren, kann uns begreifbar machen, was ihm fehlt. Wir können durch innere Bilder in einen Dialog mit unserem Körper treten, um herauszufinden, was wir selbst tun können, um unsere Gesundheit zu fördern.

Der Beratungszyklus der Methode Wildwuchs verläuft als Drei-Schritte-Programm

Am Beginn steht die Eigendiagnose anhand innerer Bilder. Die Visualisierung »Körpererkundung« leitet dazu an, das Körperinnere zu »besuchen«. So können die Menschen auf ihren Körper mit seinen Befindlichkeiten und Symptomen zugehen und ihre inneren Körperzustände wahrnehmen. Dazu eine Patientin mit Endometriose: »*Durch die Arbeit mit inneren Bildern habe ich einen ganz anderen Kontakt zu meinem Körper und seinen Organen bekommen. Ich war oft verblüfft, wie genau die inneren Bilder mir das Körperinnere gezeigt haben, so als würde man tatsächlich im Körper herumwandern und sich alles anschauen. Im Körperinneren habe ich genaue Hinweise bekommen, was ich für meine Gesundheitsförderung brauche, z. B. ganz konkrete Handlungsanweisungen, was ich im Alltag tun kann.*«

In der nächsten Phase der Methode Wildwuchs sollen Möglichkeiten von Eigenverantwortlichkeit im Krankheits- und Heilungsgeschehen aufgespürt werden. Es geht darum zu erforschen, wie weit ein Mensch durch »un-gewusste« Einflüsse bestimmte Körperbefindlichkeiten mit bewirkt oder aufrechterhält. Es geht um die Verbundenheit von Körperprozessen und gewohnten Lebensmustern – nicht als Schuldzuweisung, sondern als Quelle von Handlungsmacht. Dieser Schritt führt auch dazu, dass die Frauen ihren individuellen Trauerprozess wahrnehmen und verstehen und ein heilsamer Umgang damit aktiviert wird. Eine Patientin: »*Diese Visualisierungen waren eine Reise zu meinem wahren Ich, manchmal schmerzhaft und traurig, wenn alte Muster auftauchten, von denen ich mich verabschieden musste, um Neues zuzulassen.*«

Kreieren Sie Ihr Gesundheitsprogramm

Im letzten Abschnitt der Methode Wildwuchs werden Schritte zur Selbstheilung kreiert. Es sind alltagstaugliche Handlungen, die als vierwöchiges Gesundheitstraining individuell mit und für die betroffenen Frauen entwickelt werden. Bestandteile des Gesundheitstrainings sind z. B. sogenannte »Heilsame Visualisierungen«, die die persönliche Selbstheilungskompetenz stärken helfen. Des Weiteren können neue Alltagserfahrungen gesundheitsförderlich wirken, etwa die Wertschätzung des eigenen Körpers, das Aufgeben überlebter Denk- und Verhaltensmuster, inspirierende Mutproben für neues Verhalten oder Alltagsrituale, die die Lebensfreude stärken. Eine Patientin beschreibt es so: »*Für mich ist das Gesundheits-Trainings-Programm für meine alltägliche Gesundheitsförderung wichtig: Es ist ein Konzept mit Handlungen und Visualisierungen für zu Hause. Diese Aufgaben waren ein Halt in dem ‚Krankheits-Ängste-Hoffnungen-Durcheinander'. Sie retteten mich z. B. auch vor meinem alten Denken, dass mich die Krankheit dominieren und mich ohnmächtig machen könnte. Ich hatte etwas in der Hand, das ich tun konnte. Egal, wie schlecht es mir geht, das tut mir jedes Mal wieder gut! Es gibt mir das Gefühl, in Kontakt mit meinem Körper immer auf dem richtigen Weg zu sein.*«

Literatur

Koppe, Angelika (2010). Mut zur Selbstheilung. Innere Körperreisen und Visualisierungen für Frauen nach der Methode Wildwuchs. 3. Aufl. Würzburg: Diametric Verlag.

Audioprogramm: Mut zur Selbstheilung unter www.angelikakoppe.de

Internet

www.angelikakoppe.de (Homepage der Autorin für weitere Informationen und das Kursprogramm)

21 Rehabilitation: Medizinische und psychosoziale Hilfen bei Endometriose

Dr. med. Claus Peter Cornelius, Frauenarzt, Physikalische Therapie und Balneologie, Sozialmedizin, Rehabilitationswesen
Dr. med. Christiane Niehues, Frauenärztin, Sozialmedizin

Eine Rehabilitation hat das Ziel, Ihre Gesundheit bestmöglich wiederherzustellen und Ihnen das Leben mit gesundheitlichen Einschränkungen zu erleichtern. Außerdem erhalten Sie »Leistungen zur gesellschaftlichen Teilhabe« der Kranken- und Rentenversicherungen. Auf Rehabilitationsleistungen haben Sie einen gesetzlichen Anspruch, für die die Träger der Rentenversicherung und der Krankenkassen gemäß Sozialgesetzbuch zuständig sind. Medizinische Maßnahmen können stationär, teilstationär oder ambulant durchgeführt werden. Stationäre Leistungen in einer Rehabilitationsklinik dauern meist drei bis vier Wochen. Sind Sie privat versichert, können Kur- und Rehabilitationsleistungen in Ihren Vertragsvereinbarungen enthalten sein.

Fragen Sie nach einer Anschlussheilbehandlung

Eine besondere Leistung der medizinischen Rehabilitation ist die Anschlussheilbehandlung (AHB) bzw. die Anschlussrehabilitation (AR) im Bereich der gesetzlichen Krankenversicherung. Im Katalog der AHB-Indikation sind auch »gynäkologische Erkrankungen« und »Zustände nach gynäkologischen Operationen« benannt. Um den Heilungserfolg zu optimieren und die Gesundheit schnellstmöglich wiederherzustellen, haben die Rentenversicherungsträger das Verfahren bei einer Anschlussheilbehandlung vereinfacht und beschleunigt. Der Antrag wird bereits während des Aufenthaltes der Patientin im Akutkrankenhaus gestellt, und schon der Klinikarzt entscheidet über die Notwendigkeit einer Anschlussheilbehandlung und schreibt den medizinischen Befundbericht. Der Sozialdienst des Akutkrankenhauses hilft dabei, den Kostenträger zu ermitteln. Ist die DRV Bund (ehemals BfA) Kostenträger, kommt es zur Direkteinweisung der Patientin. Der Chefarzt der AHB-Klinik (Rehabilitationseinrichtung) überprüft die Aufnahme der Patientin anhand der vorliegenden Befundberichte. Meist wird die Patientin zu einem Zwischenaufenthalt von höchstens 14 Tagen nach Hause entlassen. Ist eine andere Deutsche Rentenversicherung als die DRV Bund der Kostenträger der Rehabilitationsmaßnahme, zum Beispiel ehemalige Landesversicherungsanstalten oder aber Krankenkassen, wird der Antrag stets durch den medizinischen Gutachter des Kostenträgers geprüft. Der Kostenträger entscheidet dann über den Antrag und wählt die Klinik aus.

Indikationen für eine Rehabilitation

Für Sie als Patientin ist es gut, im Vorfeld von der Möglichkeit einer AHB zu wissen und die behandelnden Ärzte anzusprechen. Im Akuthaus ist die AHB meist nur nach Karzinomtherapien bekannt, nicht jedoch bei gutartigen Erkrankungen wie der Endometriose.

Bei der Antragstellung im Akutkrankenhaus sollten Sie darauf achten, dass die Komplexität des operativen Eingriffs herausgestellt wird. So kann z. B. betont werden, dass zahlreiche Endometrioseherde, evtl. auch Teile des inneren Genitals entfernt und Narben gelöst wurden, dass es sich um einen zeitlich langwierigen und komplizierten Eingriff gehandelt hat, auch wenn er laparoskopisch, also durch eine Bauchspiegelung, durchgeführt werden konnte. Ein Eingriff ist mit Sicherheit als kompliziert einzuschätzen, wenn andere Fachärzte, etwa der Urologie oder Chirurgie, während der Operation hinzugezogen wurden. Dies ist der Fall, wenn Teile des Dickdarms entfernt wurden oder wenn im Bereich der Blase oder des Harnleiters operiert werden musste. Zu erwähnen sind hier auch Komplikationen nach der Endometrioseoperation, z. B. ein notwendiger Aufenthalt auf der Intensivstation, ausgeprägte Blutarmut, noch bestehende Blutergüsse oder eine deutlich verzögerte Rekonvaleszenz.

Eine weitere Leistung zur medizinischen Rehabilitation ist die »stationäre medizinische Rehabilitationsmaßnahme«, früher Heilverfahren genannt. Hierbei muss kein Zusammenhang mit einem Aufenthalt in einem Akutkrankenhaus oder einem operativen Eingriff bei Endometriose bestehen. Eine Operation kann Jahre zurückliegen. Für eine solche stationäre medizinische Rehabilitationsmaßnahme kommen Endometriosepatientinnen infrage, die unter starken Schmerzen leiden und deren körperlicher und seelischer Gesundheitszustand instabil ist. Da die Endometriose fast ausschließlich jüngere Frauen betrifft und häufig einen chronischen Verlauf hat, ist aus sozialmedizinischer Sicht eine erfolgreiche Rehabilitation äußerst wichtig, um die Lebensqualität zu verbessern und die Erwerbsfähigkeit zu erhalten. Bei der Antragstellung ist es wichtig, die Diagnose Endometriose an erster Stelle im Antrag zu nennen, um in einer spezialisierten gynäkologischen Einrichtung behandelt zu werden.

Körperliche und psychosoziale Rehabilitationsziele bei Endometriose

Bei einer Rehabilitation steht Endometriosepatientinnen eine breite Palette an Hilfsmaßnahmen zur Verfügung:

- Vermittlung von Kenntnissen über die Endometriose, ihre Diagnostik und Therapie
- Unterstützung bei der Krankheitsbewältigung
- Erlernen von Entspannungstechniken und Methoden der Schmerzbewältigung
- Steigerung der körperlichen Leistungsfähigkeit
- Stärkung der Bauchdecken-, Beckenboden- und Rückenmuskulatur, Korrektur der Körperhaltung, Verbesserung des Körpergefühls
- Hilfen im Umgang mit Sexualität und Partnerschaft
- Verbesserung des Arzt-Patientinnen-Verhältnisses
- Erarbeitung neuer Lebensperspektiven
- Wiedereingliederung in den Beruf, soziale Absicherung
- Vermittlung von Kontakten und Selbsthilfegruppen

Eine ganzheitlich ausgerichtete stationäre Rehabilitationsmaßnahme bei Endometriose umfasst körperliche, psychosoziale und berufliche Aspekte der Erkrankung. Ein Team von Therapeuten verschiedener Fachrichtungen unterstützt und begleitet Sie kompetent auf Ihrem Weg der Gesundung. Die körperlichen Therapien gestalten Physiotherapeuten, Sport- und Bewegungstherapeuten. Informationsveranstaltungen über die Endometriose und deren Therapien werden überwiegend vom ärztlichen Dienst in Vorträgen, Gruppen- und Einzelgesprächen vermittelt. Für die psychischen und sozialen Aspekte der Endometriose sind Sozialdienst und Psychologen zuständig. Die Station wird von der Stationsschwester organisiert, die Ihre Ansprechpartnerin ist für die alltäglichen Dinge und auch für medizinische Fragen. Als »informierte Patientin« werden Sie die Endometriose besser verstehen und managen lernen. Darüber hinaus bietet eine Rehabilitationsklinik ein vielfältiges Programm: Andere Erkrankungen werden auf Wunsch mitbehandelt, es gibt Vorträge und Seminare zu Gesundheitsthemen wie Ernährung und Stressabbau, Sie können eine Rückenschule besuchen und an einem umfangreichen Angebot im Freizeit- und Kreativbereich teilnehmen.

Alle Therapien werden individuell auf Sie abgestimmt

Am Beginn der Rehabilitation steht die gynäkologische und allgemeinärztliche Untersuchung verbunden mit einem ausführlichen Gespräch mit dem Arzt. Dabei werden die individuellen Ziele der Behandlung mit Ihnen gemeinsam erarbeitet und die Behandlungsschwerpunkte festgelegt. Therapien und Aktivitäten werden individuell auf ihr körperliches und seelisches Befinden abgestimmt. Durch ärztliche Untersuchungen und Laborkontrollen wird der Heilungsverlauf überwacht.

Bei einer chronischen Schmerzsymptomatik und andauernder starker Erschöpfbarkeit werden möglicherweise die Schmerzmedikamente angepasst, und es wird versucht, eine gute Balance zwischen Aktivierung und Entspannung zu finden. Eine psychologische Schmerztherapie mit Einzelgesprächen und Gruppentraining ist in das Programm integriert. Psychosomatische Zusammenhänge, persönliche Stärken, Stressfaktoren und Verletzbarkeiten werden manchmal im Verlauf erkennbar und Wege der Bewältigung können aufgezeigt werden. Mit Abstand von den normalen Alltagsanforderungen fällt es vielen Patientinnen leichter, sich intensiv mit der Erkrankung auseinanderzusetzen, ein Prozess, der mit Operation und Diagnosestellung erfahrungsgemäß lange noch nicht abgeschlossen ist. Auch der Austausch mit Mitpatientinnen erweitert den eigenen Horizont und unterstützt den Prozess der Krankheitsverarbeitung. Dazu eine Patientin: »*Endlich konnte ich einmal zur Ruhe kommen und ohne Stress meine Situation überdenken. Ich hätte vorher nie gedacht, wie viel die speziellen Informationen und der Austausch mit anderen Betroffenen mich weiterbringen könnten. Zusätzlich weiß ich jetzt, dass mir Ausdauersport im Wasser gut tut.*«

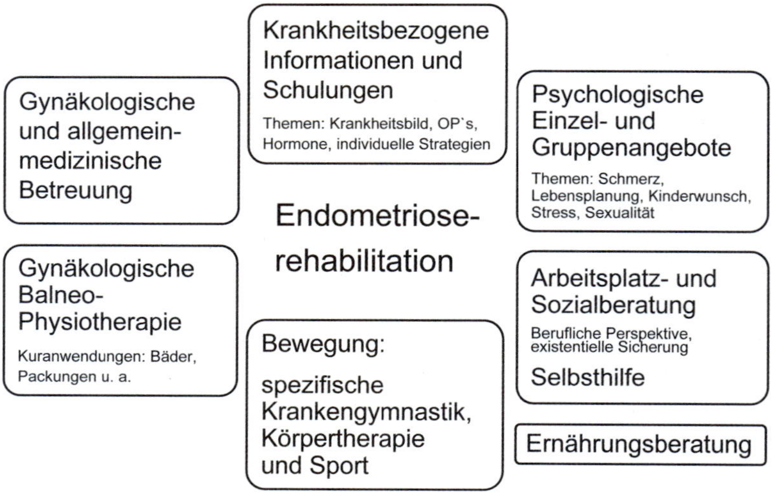

Gynäkologische und allgemein-medizinische Betreuung

Krankheitsbezogene Informationen und Schulungen
Themen: Krankheitsbild, OP`s, Hormone, individuelle Strategien

Psychologische Einzel- und Gruppenangebote
Themen: Schmerz, Lebensplanung, Kinderwunsch, Stress, Sexualität

Gynäkologische Balneo-Physiotherapie
Kuranwendungen: Bäder, Packungen u. a.

Endometriose-rehabilitation

Arbeitsplatz- und Sozialberatung
Berufliche Perspektive, existentielle Sicherung

Selbsthilfe

Bewegung:
spezifische Krankengymnastik, Körpertherapie und Sport

Ernährungsberatung

Abbildung 21.1: Schaubild Endometrioserehabilitation

Internet

www.deutsche-rentenversicherung-bund.de (Internetseite der Deutschen Rentenversicherung)

www.eisenmoorbad.de (Kneippheilbad Bad Schmiedeberg)

www.median-kliniken.de (Kliniken am Burggraben Bad Salzuflen)

22 Sozialmedizin: Welche Hilfen gibt es?

Corinna Marina Diehl, Ärztin
Dr. med. Christina Kreiner-Diehl, Ärztin für Innere Medizin/
Arbeitsmedizin, Sozialmedizin, Naturheilverfahren

Als Patientin mit Endometriose können Sie Anspruch auf Leistungen aus der Sozialversicherung haben, also z. B. aus Kranken- und Rentenversicherung, aus Arbeits- und Versorgungsverwaltung bzw. nachrangig auch aus der Sozialhilfe. Die Voraussetzungen hierfür sind im Sozialgesetzbuch (SGB) gesetzlich genau definiert. Um die Leistungen erhalten zu können, müssen Sie – meist auf eigene Initiative – einen Antrag stellen, der möglichst durch ärztliche Befundberichte ergänzt werden sollte.

Gesetzliche Krankenversicherung (GKV)

Die gesetzliche Krankenversicherung (GKV) unterliegt nach § 12 SGB V dem Wirtschaftlichkeitsgebot. Das heißt, Leistungen müssen »ausreichend, zweckmäßig und wirtschaftlich« sein. Andernfalls dürfen Sie als Versicherte die Leistungen nicht beanspruchen, die Leistungserbringer, also z. B. Ärzte und Krankenhäuser, sie nicht bewirken und die Krankenkassen sie nicht bewilligen.

Kostenübernahme

Krankenhausaufenthalt

Ist ein stationärer Krankenhausaufenthalt erforderlich, so muss Ihr niedergelassener Arzt Sie in das preisgünstigste, nächstgelegene, geeignete Krankenhaus einweisen. Er kann im Einzelfall jedoch ein anderes Krankenhaus vorschlagen, wenn es eine medizinische Begründung hierfür gibt oder er der Überzeugung ist, dass Sie nur dort nach dem Stand der medizinischen Forschung und Therapie angemessen behandelt werden können.
Wählen Sie selbst ein anderes Krankenhaus, können Ihnen die Mehrkosten ganz oder teilweise auferlegt werden. Erkundigen Sie sich deshalb recht-

zeitig bei Ihrer Krankenkasse, in welchem Umfang Sie in diesem Fall Zusatzkosten (z. B. anfallende Fahrtkosten) selbst tragen müssen.

Kinderwunschbehandlung

Eine Bauchspiegelung (Laparoskopie) kann heute sowohl in der Diagnostik als auch in der operativen Therapie der Endometriose eingesetzt werden und wird in der Regel von den Krankenkassen bezahlt. Auch bei der Behandlung unerwünschter Kinderlosigkeit bei Endometriose kann eine laparoskopische Entfernung der Endometrioseherde erforderlich sein. Darüber hinaus können den Patientinnen Medikamente verschrieben werden, die die Eierstöcke anregen und den Eisprung unterstützen. Manchmal wird dies mit Verfahren der künstlichen Befruchtung kombiniert, darunter

- die »Intrauterine Insemination«(IUI), bei der ausgewählte Spermien mit einer Spritze direkt in die Gebärmutter eingebracht werden,
- die »in-vitro-Fertilisation« (IVF), einer Befruchtung im Reagenzglas
- oder der »Intratubare Gametentransfer« (GIFT), bei dem operativ Eizellen entnommen und zusammen mit den Samenzellen in die Eileiter eingebracht werden.

In § 27a SGB V sowie in den Richtlinien des Bundesausschusses der Ärzte und Krankenkassen sind wichtige Voraussetzungen aufgeführt, unter denen für Sie bis zu dreimal fünfzig Prozent der Kosten einer künstlichen Befruchtung von der GKV übernommen werden:

- Sie müssen eine ärztliche Bestätigung vorlegen, dass eine künstliche Befruchtung erforderlich ist.
- Sie müssen eine ärztliche Bestätigung vorlegen, dass eine hinreichende Aussicht auf eine Schwangerschaft besteht.
- Sie müssen verheiratet sein.
- Es dürfen ausschließlich Ei- und Samenzellen der Ehepartner verwendet werden.
- Beide Partner müssen über die Behandlung ausführlich aufgeklärt werden.
- Frauen müssen zwischen 25 und 40, Männer zwischen 25 und 50 Jahre alt sein.
- Beide Partner müssen HIV-negativ sein.
- Die Frau muss eine ausreichende Rötelnimmunität haben.

Ausdrücklich wird die Endometriose in den Richtlinien nur als Indikation für IVF und GIFT erwähnt. Die Insemination ist jedoch bei »körperlichen Ursachen«, u. a. Schmerzen beim Geschlechtsverkehr, beschrieben.

Die IVF wird von der GKV normalerweise bis zu dreimal anteilig übernommen, ein intratubarer Gametentransfer bis zu zweimal. Wenn ab der 5.–6. Woche eine im Ultraschall sichtbare Schwangerschaft bestand (»klinisch feststellbare Schwangerschaft«) und es leider nicht bis zur Geburt kam, wird dieser Versuch nicht angerechnet.

Nach den Richtlinien des Bundesausschusses müssen Sie ihrer Krankenkasse vor jeder neuen künstlichen Befruchtung einen Behandlungsplan zur Genehmigung vorlegen.

Für eine Beamtin sind die Kosten für künstliche Befruchtungen beihilfefähig (§ 6 Abs. 1 Nr. 13 BhV), wobei die oben aufgeführten Zahlungsvoraussetzungen für eine künstliche Befruchtung (§ 27a SGB V) entsprechend gelten.

Die Ansprüche gegenüber der gesetzlichen Krankenversicherung (GKV) und Beihilfe sind gesetzlich genau definiert. Gegenüber der privaten Krankenversicherung (PKV) besteht dagegen nur ein vertraglicher Anspruch. Sind Sie privatversichert, sind daher Ihre individuellen Vertrags- und Versicherungsbedingungen entscheidend. Ist eine Schwangerschaft nicht möglich, sollte auch an eine Adoption gedacht werden (siehe unter 22.4).

Alternativmedizin

Wenn Sie alternativmedizinische Therapien (z. B. Homöopathie, Traditionelle Chinesische Medizin) bei der Behandlung Ihrer Endometriose nutzen möchten, informieren Sie sich zuvor bei Ihrer Krankenkasse, ob die Kosten übernommen werden, da sich die Leistungen der Krankenkassen hierbei teilweise unterscheiden.

So haben einige gesetzliche Krankenkassen bei der homöopathischen Medizin mit bestimmten Praxen Verträge abgeschlossen, im Rahmen derer sie die Kosten für eine homöopathische Behandlung übernehmen.

Erfahren Sie von Ihrer Krankenkasse, dass sie die Kosten für eine alternative Therapie im Allgemeinen nicht übernimmt, kann dennoch ein schriftlicher Einzelantrag auf Kostenübernahme bei der Krankenkasse vor Behandlungsbeginn hilfreich sein. Die Krankenkassen prüfen dann in einer Einzelfallentscheidung, ob die Kosten für Sie übernommen werden.

Sollte ihre Krankenkasse eine bestimmte alternative Behandlungsmethode nicht übernehmen, kann auch ein Vergleich der Krankenkassenleistungen und ein Wechsel der Krankenkasse überlegt werden. Einige gesetzliche Krankenkassen bieten auch spezielle Wahltarife für alternative Medizin an. Eine Akupunktur-Behandlung zur Behandlung der Endometriose müssen Sie zurzeit leider selbst bezahlen.

Leistungen und Risiken bei Arbeitsunfähigkeit

Eine parteiübergreifende parlamentarische Gruppe des britischen Parlaments führte im Jahre 2005 eine Umfrage zur Arbeitsunfähigkeit bei Endometriose durch, an der 7.025 Patientinnen teilnahmen. Es zeigte sich, dass 78 % der befragten Frauen, die unter Beschwerden litten, aufgrund ihrer Symptome dem Arbeitsplatz fernblieben – und zwar an durchschnittlich 5,3 Arbeitstagen pro Monat.

Wenn Sie arbeitsunfähig werden, haben Sie in Deutschland in der Regel einen sechs Wochen dauernden Anspruch auf Entgeltfortzahlung (§ 6 EntgFG) durch den Arbeitgeber. Bei längerer Arbeitsunfähigkeit können Sie für die Dauer von weiteren 72 Wochen von der Krankenkasse Krankengeld beziehen. Dies beträgt nach § 47 SGB V 70 % des erzielten regelmäßigen Lohnes bzw. Gehalts (Regelentgelt). Dieser Betrag kann nochmals um 12,45 % (bzw. 12,7 % bei Kinderlosen) für Beiträge zur Sozialversicherung gekürzt werden. Insgesamt darf das aus dem Arbeitsentgelt berechnete Krankengeld 90 % des Nettoarbeitsentgelts nicht übersteigen.

Wenn Sie Krankengeld beziehen, kann es vorkommen, dass Ihre Krankenkasse Sie auffordert, Ihre Erwerbsfähigkeit vom Medizinischen Dienst der Krankenkassen (MdK) beurteilen zu lassen. Sieht der MdK Ihre Erwerbstätigkeit dann erheblich gefährdet, wird Ihnen nach § 51 SGB V eine Frist von zehn Wochen gesetzt, innerhalb der Sie einen Antrag auf Rehabilitationsmaßnahmen beim zuständigen Rentenversicherungsträger stellen müssen, und zwar mit dem Ziel, hierdurch ihre Arbeitsfähigkeit zu verbessern oder wiederherzustellen. Andernfalls verlieren Sie den weiteren Anspruch auf Krankengeld, der sonst erst nach einer Arbeitsunfähigkeitsdauer von insgesamt 78 Wochen (innerhalb von drei Jahren) verfallen würde.

Sind Sie lange krank, andauernd arbeitsunfähig, häufig kurz krankgeschrieben oder durch Ihre Erkrankung leistungsgemindert, kann der Arbeitgeber ohne vorherige Abmahnung eine Kündigung aussprechen. Eine solche Kündigung kann nach aktueller Rechtssprechung z. B. rechtkräftig sein, wenn die wirtschaftlichen Interessen des Arbeitgebers erheblich beeinträchtigt werden, bei Interessenabwägung zugunsten des Arbeitgebers oder wenn Ihre Gesundheitsprognose sehr schlecht ist.

Gesetzliche Rentenversicherung (GRV)

Antragsvordrucke der Rentenversicherungsträger für »Leistungen zur Teilhabe« oder »Teilhabe am Arbeitsleben« (Leistungen zur medizinischen oder beruflichen Rehabilitation), aber auch für Renten (z. B. Erwerbsminderungs-, Alters-, Witwen- und Waisenrenten), erhalten Sie bei allen gesetzlichen Rentenversicherungsträgern, Krankenkassen und vielen regionalen Gemeinden.

Leistungen bei der medizinischen Rehabilitation

Die gesetzlichen Rentenversicherungsträger (RVT) erbringen ihre Leistungen nach dem Grundsatz »Rehabilitation statt Frühberentung«. Die Maßnahmen der medizinischen Rehabilitation werden im Kapitel 21 *Rehabilitation* dieses Buches ausführlich beschrieben. Besteht während einer Rehabilitation kein Anspruch auf Fortzahlung des Arbeitsentgelts oder ist dieser aufgrund der Vorerkrankung bereits geschmälert oder aufgebraucht, zahlt der Rentenversicherungsträger seinen Versicherten das sogenannte Übergangsgeld als Lohnersatzleistung.

Das Übergangsgeld beträgt für Versicherte ohne Kind 68 % des letzten Nettoarbeitsentgelts, mit einem Kind mit Kindergeldanspruch 75 %. Bei Selbstständigen wird für die Berechnung 80 % des Einkommens im letzten Kalenderjahr zugrunde gelegt. Erhalten Sie während des Bezuges von Übergangsgeld zusätzliches Arbeitsentgelt oder erzielen Sie ein anderes Arbeitseinkommen (z. B. aus selbstständiger Tätigkeit), so können diese Einkünfte auf das Übergangsgeld angerechnet werden. Bei Arbeitslosigkeit wird das Übergangsgeld in Höhe der zuvor bezogenen Geldleistung gezahlt. Kinder können Sie in einige Rehabilitationseinrichtungen mitnehmen. Andernfalls können für die Dauer Ihrer Reha die Kosten für eine Haushaltshilfe übernommen werden. Voraussetzung hierfür ist, dass Ihre Kinder

unter 12 Jahre alt oder behindert sind oder dass es keine weitere Betreu-
ungsperson gibt.

Leistungen zur Teilhabe am Arbeitsleben (Berufsfördernde Leistungen)

Wird Ihnen ärztlich bestätigt, dass Sie Ihren Beruf aus gesundheitlichen
Gründen nicht mehr ausüben können, so können Sie berufsfördernde Reha-
Leistungen erhalten. Diese sogenannten »Leistungen zur Teilhabe am Arbeitsleben« haben dann das Ziel, Sie wieder ins Arbeitsleben einzugliedern.
Um berufsfördernde Reha-Leistungen vom Rentenversicherungsträger zu
erhalten, muss eine Mindestversicherungszeit von 15 Jahren bestehen oder
aber eine Rente wegen verminderter Erwerbsfähigkeit bezogen werden.
Weiterhin muss die Leistung meist dann durch die Rentenversicherung
gezahlt werden, wenn sie im Anschluss an eine medizinische Rehabilitation des Rentenversicherungsträgers notwendig erscheint, um Sie wieder
ins Arbeitsleben einzugliedern, oder andernfalls eine Rente wegen verminderter Erwerbsfähigkeit oder eine große Witwenrente wegen verminderter
Erwerbsfähigkeit an Sie gezahlt werden müsste.

Erwerbsminderungsrente

Es können vom RVT auch Renten wegen teilweiser oder voller Erwerbsminderung gezahlt werden. Als teilweise erwerbsgemindert gilt, wer wegen
Krankheit oder Behinderung nur weniger als 6 Stunden täglich arbeiten
kann. Voll erwerbsgemindert ist, wer weniger als 3 Stunden täglich arbeiten kann. Die Rentenversicherung prüft dies anhand ärztlicher Unterlagen
und fordert ggf. weitere medizinische Gutachten an.
Versicherungsrechtliche Voraussetzung, um eine Rente wegen Erwerbsminderung beziehen zu können, sind eine Mindestversicherungszeit von
fünf Jahren. Außerdem müssen Sie in den letzten fünf Jahren vor Eintritt
der Erwerbsminderung drei Jahre Pflichtbeiträge gezahlt haben.

Versorgungsverwaltung

Teilhabe am Leben in der sozialen Gemeinschaft

Es ist auch möglich einen »Antrag auf Grad der Behinderung (GdB)« nach SGB IX zu stellen, um zu prüfen, ob Ihnen eine Schwerbehinderung anerkannt werden kann. Zuständig hierfür ist das regionale Versorgungsamt. Nach der Begutachtungsrichtlinie »Anhaltspunkte für die ärztliche Gutachtertätigkeit im sozialen Entschädigungsrecht und nach dem Schwerbehindertenrecht« ist bei der versorgungsärztlichen Beurteilung der Endometriose die nachfolgende Tabelle 22.1 zugrunde zu legen:

Tabelle 22.1: Grad der Behinderungen bei Patientinnen mit Endometriose

Patientinnen mit Endometriose	GdB
leichten Grades (geringe Ausdehnung, keine/nur geringe Beschwerden)	0–10
mittleren Grades	20–40
schweren Grades (=schwerbehindert) (z. B. Übergreifen auf Nachbarorgane, starke Beschwerden, erhebliche Beeinträchtigung des Allgemeinzustandes, Sterilität)	50–60

Wird bei Ihnen ein »Grad der Behinderung« (GdB) von mindestens 50 festgestellt, gelten Sie als schwerbehindert und können nur noch im Einvernehmen mit den Integrationsämtern gekündigt werden. Sie haben einen Anspruch auf fünf zusätzliche Tage Urlaub und das Recht, sich auf Verlangen von Mehrarbeit (z. B. im Schichtbetrieb) freistellen zu lassen. Neben weiteren Vorteilen können Ihnen auf Antrag zusätzliche steuerfreie Pauschalbeträge gewährt werden, die sich nach dem Grad der Behinderung richten (s. Tabelle 22.2):

Tabelle 22.2: Steuerfreie Pauschalbeträge in Abhängigkeit vom Grad
der Behinderung

GdB	Pauschbetrag
25 und 30	310 Euro
35 und 40	430 Euro
45 und 50	570 Euro
55 und 60	720 Euro
65 und 70	890 Euro
75 und 80	1.060 Euro
85 und 90	1.230 Euro
95 und 100	1.420 Euro

Pauschalbeträge erhalten Sie, wenn Sie einen GdB von mindestens 50
haben. Wenn Sie einen GdB von über 25 erhalten haben, kann Ihnen auch
ein Pauschalbetrag gewährt werden, wenn Ihnen ein Recht auf Renten oder
andere Bezüge zusteht oder Ihre Behinderung zu einer dauernden Einbuße
der körperlichen Beweglichkeit geführt hat (Zusatz im Bescheid des Ver-
sorgungsamtes).

Sobald Sie einen Bescheid von Ihrem zuständigen Versorgungsamt erhalten haben, prüfen Sie diesen sofort auf Vollständigkeit und Richtigkeit, da
nur innerhalb einer Frist von einem Monat Einspruch eingelegt werden
kann. Nach Ablauf dieser Frist ist eine Änderung des Bescheids nicht mehr
möglich.

Endometriosepatientinnen mit einem »Grad der Behinderung« (GdB) von
mindestens 30 können bei gegebenen Voraussetzungen auf Antrag beim
Arbeitsamt mit Schwerbehinderten gleichgestellt werden. Wer einen solchen Antrag stellt, muss damit einverstanden sein, dass sein Arbeitgeber
vom Arbeitsamt darüber unterrichtet wird. Durch die Gleichstellung können
sie fast alle Vorteile der Schwerbehinderteneigenschaft erlangen (Ausnahme
Zusatzurlaub, unentgeltliche Beförderung im öffentlichen Personennah-
verkehr, besondere Altersrente).

Wenn Sie einen Schwerbehindertenausweis besitzen, müssen Sie wissen,
dass Ihnen auch Nachteile entstehen können: Durch eine Schwerbehinderung können manche Arbeitgeber von einer geplanten Einstellung Abstand

nehmen und Probleme bei Berufswechsel und beruflichem Fortkommen entstehen.

Adoption

Ehepaare dürfen nur gemeinschaftlich adoptieren, hierzu muss einer der Partner mindestens 25 Jahre alt und der andere mindestens 21 Jahre alt sein. Die Adoption durch eine mindestens 25-jährige Alleinstehende ist rechtlich gesehen möglich, jedoch in der Praxis eher selten, da Ehepaare meist bevorzugt werden.
Eine festgelegte obere Altersgrenze kennt das deutsche Adoptionsrecht nicht. In der Praxis wird meist aus der gesetzlichen Forderung nach einem natürlichen Eltern-Kind-Verhältnis geschlossen, dass Säuglinge und Kleinkinder nicht an Adoptiveltern über 35 bis 40 Jahren vermittelt werden sollten. Älteren Bewerbern werden daher von den Vermittlungsstellen meist nur ältere Kinder im schulpflichtigen Alter oder Jugendliche zur Aufnahme vorschlagen. Wenn Sie an einer Adoption interessiert sind, sollten Sie Kontakt mit dem zuständigen Jugendamt aufnehmen.

23 Selbsthilfegruppen und Internet: Eigeninitiative zur Krankheitsbewältigung

Katarina Jurk, Vorstandsvorsitzende der Endometriose-Vereinigung Deutschland e. V.

Wenn Sie sich als Betroffene fragen, was Selbsthilfe ist und ob Selbsthilfe bei der Bewältigung Ihrer konkreten Krankheitssituation helfen kann, dann haben Sie einen Teil der Antwort schon gelebt. Unter Selbsthilfe ist die aktive Eigeninitiative zur Krankheitsbewältigung bzw. zum selbstbestimmten Leben mit Endometriose und deren Folgen zu verstehen. Schon mit dem Lesen dieses Buches haben Sie Eigeninitiative ergriffen!

An der Situation, dass die Endometriose betroffene Frauen oft ein Leben lang begleitet und die Behandlung auf die Symptome beschränkt ist, hat sich bis heute nichts geändert. Geändert haben sich allerdings die Informations- und Beratungsmöglichkeiten. Ein selbst bestimmter Umgang mit der Erkrankung und eine bessere Lebensqualität sind möglich.

Während vor einigen Jahren weder Literatur noch Internetinformationen zur Verfügung standen, ist die Auswahl heute sehr vielschichtig. Vor Jahren waren Ratsuchende einfach nur froh, endlich Gleichbetroffene zu finden. 1996 gründeten deshalb 15 betroffene Frauen die erste und bis heute einzige deutschlandweite Selbsthilfeorganisation von und für Frauen mit Endometriose: die *Endometriose-Vereinigung Deutschland e. V.*
Seitdem vertritt diese Selbsthilfeorganisation unabhängig und aus eigener Erfahrung die Interessen an Endometriose erkrankter Frauen und arbeitet in diesem Sinn mit Ärzten, Therapeuten, Institutionen des Gesundheitswesens und den Medien zusammen.

Erster Schritt auf dem Selbsthilfeweg ist der Wille, sich selbst Informationen zu besorgen und Verantwortung für die eigene Gesundheit zu übernehmen. Als erstes Zugangstor wird dabei immer häufiger das Internet genutzt. Geben Sie das Stichwort »Endometriose« in eine Internet-Suchmaschine ein, erhalten Sie vielfältige Informationen. Die angebotenen Informationsquellen reichen von Gesundheitsinformationen des Bundesgesundheitsministeriums über Angebote von Selbsthilfegruppen und

Privatpersonen bis zu Informationen auf Homepages von Vereinen, Verbänden, Fachgesellschaften, Institutionen, Krankenkassen und anderen Unternehmen im Gesundheitsbereich. Angeboten werden u. a. Informationen zur Krankheit und zu Behandlungsmöglichkeiten, Hinweise auf Beratungsmöglichkeiten durch Experten aus dem medizinischen und dem Selbsthilfe-Bereich, Chat-Rooms und private Diskussionsforen.

Die Vielfalt der Informationen kann einer Orientierung dienen. Die Fülle und Intensität der Informationen kann aber auch zu Verwirrung und Verunsicherung führen. Frauen, die sich selbst in einer schwierigen Lebenssituation befinden, fühlen sich oft von Erfahrungsberichten über massive Krankheitsschicksale »heruntergezogen« und bekommen Angst vor ihrem eigenen weiteren Krankheitsverlauf. Erteilte Ratschläge können oft nur pauschal und anonym sein.

Neben den individuellen eigenen Selbsthilfeaktivitäten, gibt es die sogenannte gruppenorientierte Selbsthilfe. Hier schließen sich Endometriosebetroffene zur gegenseitigen Unterstützung zusammen.

Beispiele dafür sind die bundesweit professionell arbeitende Endometriose-Vereinigung Deutschland e. V. sowie ca. 50 örtlich und regional arbeitende Endometriose-Selbsthilfegruppen.

Vielleicht stellen Sie sich jetzt die Frage, wie Ihnen Gleichbetroffene bei Ihrer Krankheitsbewältigung helfen können? Das Besondere an der Unterstützung durch Gleichbetroffene ist deren eigene Erfahrungskompetenz. Erlebtes Erfahrungswissen über Behandlungsmöglichkeiten und das Leben mit der Erkrankung wird aus Sicht der Betroffenen unverfälscht weitergegeben.

Um entsprechende Hilfe und Unterstützung bei der Behandlung der Endometriose zu erhalten, sind detaillierte Informationen über bestehende Probleme unerlässlich. Intensive Gespräche aller Beteiligten miteinander, Betroffene und Angehörige sowie Fachärzte und Therapeuten, sind die Grundlage für individuelle Behandlungskonzepte und einen guten Umgang mit der Erkrankung.

Leider scheuen sich viele Betroffene aus verschiedensten Gründen häufig, bestehende Probleme und Ängste konkret und umfassend anzusprechen. Eine Spirale von Selbstzweifel, Ängsten, Wut, Trauer und Erschöpfung kann so zur sozialen Isolation, zum Verlust der Arbeit und/oder der Partnerschaft sowie mangelnder Behandlung führen. Ein offener, verständnisvoller Austausch unter Gleichgesinnten kann Hemmschwellen abbauen und neue Perspektiven für die Krankheitsbewältigung aufzeigen.

Die *Endometriose-Selbsthilfegruppe* vor Ort bietet eine Möglichkeit, persönlichen Kontakt zu Gleichbetroffenen zu finden. Die Aktivitäten der einzelnen Gruppen sind verschieden. Meist finden regelmäßige Treffen statt. Die Individualität der Gruppe wird geprägt durch die jeweiligen Bedürfnisse ihrer Teilnehmerinnen, deren gemeinsames Gestalten und Erleben. Kontinuierliche Treffen in einem kleinen Betroffenenkreis schaffen Raum für Persönlichkeitsentfaltung und Vertrauen.

Das Treffen von Gleichbetroffenen in einem größeren Rahmen ist zu den *Jahrestagungen der Endometriose-Vereinigung Deutschland e. V.* möglich. Neben aktuellen Fachinformationen über Endometriose und deren Behandlungsmöglichkeiten stehen auf den jährlich stattfindenden Tagungen der Erfahrungsaustausch untereinander und die individuelle Selbsterfahrung im Vordergrund.

Als eine besondere Form der Unterstützung durch Gleichbetroffene hat sich in den letzten Jahren ein bundesweit einmaliges Projekt der Endometriose-Vereingung Deutschland e. V. etabliert: das *Endometriose – peer-to-peer – Beratungstelefon*. Am Beratungstelefon sprechen Sie mit arbeitenden selbstbetroffenen Frauen. Für die Beratungstätigkeit werden sie gynäkologisch und psychologisch geschult. Durch die spezielle Ausbildung bringen sie neben dem Verständnis für die Situation der Ratsuchenden auch ein hohes Maß an Fachwissen über die vielfältigen Möglichkeiten der Krankheitsbewältigung mit. Dabei ist es unerheblich, ob es beispielsweise um Schmerzzustände, unerfüllten Kinderwunsch, Hormonbehandlungen, Wechseljahre oder Versagensängste in der Familie und im Beruf geht. Hier erfahren Sie als Ratsuchende emotionale Entlastung, viel Verständnis und umfassende Perspektiven für Ihren individuellen Weg.

Die deutschlandweit einzigartige auf dem Selbsthilfegedanken basierende *Endometriose-Beratungsstelle* der Endometriose-Vereinigung Deutschland e. V. in Leipzig kann weiterhelfen, wenn eine besondere Lebenssituation eine besonders umfangreiche Beratung erfordert. Steht beispielsweise eine schwierige Untersuchung oder Operation bevor, wird eine Rehabilitationsmaßnahme angestrebt oder soll die Anerkennung einer Schwerbehinderung oder Erwerbsunfähigkeit beantragt werden, können die bundesweit gesammelten Informationen und Einzelfallentscheidungen der Mitglieder der Endometriose-Vereinigung Deutschland e. V. in eine Intensivberatung einfließen und entscheidend weiterhelfen.

Eine anonymere Möglichkeit der Selbsthilfearbeit ist die Nutzung von *Chatrooms* oder Diskussionsforen im Internet, wie sie beispielsweise auf der unten angegebenen Homepage der Endometriose-Vereinigung Deutschland e. V. zu finden sind. Wie bei allen Informationen aus dem Internet, sollten Sie genau nachschauen, ob es sich tatsächlich um ein reines Selbsthilfeangebot handelt. Die Qualität der übermittelten Informationen hängt von den Beiträgen der einzelnen Teilnehmer ab. Oft sind die geschilderten Probleme komplex und es bedarf zum Verständnis weiterer Nachfragen. Nicht selten kommt es beim freien Chatten oder Einträgen in Diskussionsforen zu Missverständnissen.
Anders ist es im *moderierten Chat*. Ausgebildete Moderatoren geben Hilfestellungen und beugen möglichen Eskalationen, Ängsten und Panik vor.

Selbsthilfe und Internet können also eine medizinische Behandlung sinnvoll ergänzen. Die Selbsthilfe bietet vielfältige Möglichkeiten, die Lebensqualität zu verbessern und den eigenen Weg mit der Erkrankung Endometriose zu finden. Scheuen Sie sich nicht und versuchen Sie es!

Internet

www.endometriose-vereinigung.de (Endometriose-Vereinigung Deutschland e. V.)

24 Kinderwunsch und Fruchtbarkeit bei Endometriose

*Dr. med. Ewald Becherer, Frauenarzt, Homöopathie,
Naturheilverfahren*

Störungen der Fruchtbarkeit und Endometriose kommen häufig gemeinsam vor. Dabei ist allerdings unklar, wie oft die Endometriose tatsächlich der Grund für die Beeinträchtigung der Fruchtbarkeit ist. So kann man die individuelle Fruchtbarkeit einer einzelnen Frau mit Endometriose meist nicht zuverlässig erfassen.

Wie fruchtbar sind wir Menschen eigentlich?

Von 100 Paaren werden normalerweise innerhalb von sechs Zyklen 80 Paare auf natürliche Weise schwanger und 90 Paare innerhalb von zwölf Zyklen. Fünf von den verbliebenen zehn Paaren haben die Aussicht, innerhalb der nächsten drei Jahre schwanger zu werden. Die nun verbliebenen fünf Paare, die nach insgesamt vier Jahren ohne Schwangerschaft geblieben sind, haben nur noch sporadische Aussichten, schwanger zu werden.

Statistisch gesehen nimmt die natürliche Schwangerschaftsrate pro Zyklus mit zunehmendem Alter deutlich ab. Während Frauen zwischen 19 und 24 Jahren eine Schwangerschaftschance von 30 % pro Zyklus aufweisen, sinkt die Wahrscheinlichkeit auf 18 % pro Zyklus für 25- bis 33-Jährige und auf 13 % für Frauen zwischen 34 und 44 Jahren.

Eine weitere Einschränkung der Fruchtbarkeit sind Fehlgeburten. Das Fehlgeburtsrisiko beträgt bei Frauen in der Altersgruppe von 20 bis 29 Jahren etwa 10 %. Es steigt im Alter von 30 bis 34 Jahren auf etwa 15 % an und beträgt im Alter von 35 bis 39 Jahren etwa 25 %. Im Alter von über 40 Jahren erleiden sogar 30 bis 50 % der Schwangeren eine Fehlgeburt.

Wie fruchtbar sind Frauen mit Endometriose?

Im Zusammenhang mit der Fruchtbarkeit wird üblicherweise die revidierte Klassifikation der American Fertility Society (heute: American Society for

Reproductive Medicine) benutzt, die eine minimale Endometriose (Stadium I), eine milde (Stadium II), eine moderate (Stadium III) und eine schwere (Stadium IV) unterscheidet (rAFS-Score bzw. rASRM-Score).

Fasst man alle Schweregrade der Endometriose zusammen, so haben 30 bis 50 % aller Frauen mit Endometriose eine reduzierte Fruchtbarkeit. Hieraus ergibt der Umkehrschluss, dass die Hälfte bis etwas mehr als zwei Drittel der Frauen mit Endometriose ohne fassbare Einschränkung schwanger werden kann.

Die monatliche Schwangerschaftsrate bei Frauen mit unbehandelter Endometriose in allen Stadien lag in einer Untersuchung aus dem Jahr 2004 bei 2 bis 10 %, während sie bei gesunden Paaren mit 15 bis 20 % angegeben wurde.

Bei Patientinnen mit *minimaler oder milder Endometriose* betrug in einer Untersuchung aus dem Jahr 1998 die monatliche Schwangerschaftsrate 18 %; im Vergleich hierzu betrug sie bei Frauen ohne Endometriose 24 %. In einer Veröffentlichung aus dem Jahr 2002 wurde bei milder und minimaler Endometriose die Wahrscheinlichkeit, innerhalb von sechs Monaten schwanger zu werden, mit 28 % angegeben. Patientinnen mit *moderater und schwerer Endometriose* hatten ohne Behandlung eine deutlich reduzierte Schwangerschaftsrate; sie lag bei 5 bis 10 % innerhalb von zwölf Monaten.

Bei Frauen mit moderater oder schwerer Endometriose betrug die Lebendgeburtsrate ohne Behandlung nach 48 Monaten 15 %. Wenn beide Eileiter verschlossen sind oder fehlen, kann auf natürlichem Wege keine Schwangerschaft mehr zustande kommen.

Bei 25 bis 50 % der Frauen mit beeinträchtigter oder aufgehobener Fruchtbarkeit kann eine Endometriose nachgewiesen werden.

Frauen mit Endometriose haben *kein* höheres Risiko, eine Fehlgeburt, eine Früh- oder eine Totgeburt zu erleiden. Auch haben sie *kein* höheres Risiko im Verlauf der Schwangerschaft an Schwangerschaftskomplikationen (z. B. Schwangerschaftsdiabetes, schwangerschaftsbedingte Blutdruckerhöhung oder verringertes kindliches Wachstum) zu erkranken. Und auch der Zustand des Kindes während der Geburt wird durch die Endometriose nicht beeinflusst.

Wie Endometriose die Fruchtbarkeit beeinträchtigt

Die Endometriose kann zu lokalen entzündlichen Veränderungen der Organe und Strukturen im kleinen Becken führen. Dadurch können Verwachsungen und Verklebungen entstehen, die die Durchgängigkeit oder Beweglichkeit der Eileiter einschränken oder sogar ganz aufheben können. Für die Befruchtung einer Eizelle ist am freien Ende des Eileiters ein ungestörter Ei-Aufnahme-Mechanismus notwendig, der durch Verwachsungen oder Verklebungen erheblich gestört sein kann. Dies kann dazu führen, dass die Spermien und die befruchtungsfähige Eizelle nicht zusammen finden. Diese Veränderungen von Eileitern und Eierstöcken sind als Sterilitätsursachen zweifelsfrei anerkannt. Wenn sie jedoch fehlen, bleibt im individuellen Einzelfall einer Patientin mit unerfülltem Kinderwunsch und Endometriose unklar, inwieweit die nachfolgend genannten Faktoren wirklich als Sterilitätsursache herangezogen werden können. Sie kommen auch bei Frauen mit Endometriose vor, deren Fruchtbarkeit nicht gestört ist:
Endometriosebedingte Veränderungen in den Eierstöcken, wie zum Beispiel Endometriosezysten oder immunologische Reaktionen im Eierstock, können die Hormonproduktion und die Eizellreifung stören.
Die Endometriose führt zu entzündlichen und immunologischen Veränderungen der Bauchhöhlenflüssigkeit und der sich darin befindlichen Zellen. Es kann ein für die Spermien ungünstiges Milieu entstehen, so dass diese vermehrt von Fresszellen des Immunsystems aufgenommen und zerstört werden.
Durch Adenomyose, also Endometriose in der Muskelschicht der Gebärmutter, kann der gerichtete Spermientransport durch die Gebärmutter und die Eileiter gestört sein. Außerdem wird durch die Adenomyose und Veränderungen der Gebärmutterschleimhaut die Einnistung des Embryos gestört.
Eine Einschränkung der Fruchtbarkeit kann auch zustande kommen, wenn der Geschlechtsverkehr sehr schmerzhaft ist und infolgedessen weniger oder kaum mehr stattfindet.

Andere Ursachen für unerfüllten Kinderwunsch

Auch wenn bei einer Frau Endometrioseherde gefunden werden, kann eine Reihe anderer Faktoren den unerfüllten Kinderwunsch des Paares verursachen. Die Ursachen ungewollter Kinderlosigkeit verteilen sich zu jeweils einem Drittel, also etwa gleich häufig, auf Mann und Frau. Bei etwa einem weiteren Drittel der Paare liegen die Ursachen bei beiden Partnern. Dies können bei der Frau neben anderen Funktionsstörungen in den Eileitern oder der Gebärmutter auch Funktionsstörungen im Hormonsystem (Eierstöcke, Schilddrüse oder Nebennierenrinde) sowie Unter- oder Übergewicht sein. Beim Mann können Störungen der Samenwege, eine Varikozele (Krampfadernbildung im Venengeflecht des Samenstrangs), eine Lageanomalie der Hoden (sie liegen dann z. B. im Bauchraum bzw. im Leistenkanal) in Betracht kommen, aber auch Hormon- oder Erektionsstörungen. Und schließlich können auch Allgemeinerkrankungen, genetische Faktoren, Einflüsse im psychisch-seelischen Bereich, Alkohol, Nikotin, Medikamente und Umweltfaktoren die Fruchtbarkeit bei beiden Geschlechtern einschränken.

Wege zur Diagnose

Die Bauchspiegelung ist die einzige Möglichkeit, eine Endometriose sicher zu diagnostizieren. Auch bei beschwerdefreien Frauen mit einer Einschränkung der Fruchtbarkeit ist eine Bauchspiegelung häufig sinnvoll, um die Ursache ihrer Fruchtbarkeitsstörung zu erkennen und eventuell zu behandeln. Bei dieser Bauchspiegelung sollten das Stadium der Endometriose festgelegt und alle sichtbaren Endometrioseherde beseitigt werden.
Aber bitte bedenken Sie: Ein identischer Endometriosebefund und die gleichen Beschwerden können sowohl bei einer Frau gefunden werden, die problemlos mehrfach schwanger wird, als auch bei einer Frau mit unerfülltem Kinderwunsch.
Wenn bei einer Frau die Unfruchtbarkeit nicht offensichtlich durch die Endometriose begründet ist, sollten sowohl bei der Frau als auch beim Mann andere Sterilitätsursachen ausgeschlossen werden. Dies trifft insbesondere für Frauen mit geringgradiger Endometriose zu (Stadium I und II).

Ein Problem bei der Diagnosestellung ist die *Adenomyose* (Endometrioseherde in der Muskelschicht der Gebärmutter). Ihr Vorkommen und ihre Ausdehnung können weder bei der Ultraschalluntersuchung noch bei der Bauchspiegelung zuverlässig erfasst werden. Die unkoordinierten Kontraktionen der Gebärmutter, die mit der Adenomyose verbunden sind, beeinträchtigen den Transport der Spermien und der Eizelle in der Gebärmutter und im Eileiter. Untersuchungen geben Hinweise darauf, dass sie sogar häufiger für die Unfruchtbarkeit verantwortlich ist als die Endometriose im Bauchraum.

Mögliche Strategien der Behandlung

Die Behandlung von Frauen mit unerfülltem Kinderwunsch und Endometriose ist abhängig vom Schweregrad der Erkrankung, dem Alter der Patientin, der Dauer des unerfüllten Kinderwunsches und den Schmerzen. Weitere sehr wichtige Faktoren für die Entscheidung des Paares sind aber auch die Dringlichkeit und Wichtigkeit des Kinderwunsches, andere Sterilitätsursachen sowie die Bereitschaft, die möglichen körperlichen und geistig-seelischen Belastungen der Behandlungsmaßnahmen auf sich zu nehmen. Nicht zuletzt sind die finanziellen Möglichkeiten ein wichtiger Aspekt. Die Entscheidung kann also stets nur im Einzelfall getroffen werden. Als genereller Leitfaden, der jedoch im Einzelfall nicht unbedingt der richtige sein muss, kann folgende Empfehlung gegeben werden:

Nach einer erfolgreichen Bauchspiegelung, bei der alle sichtbaren Herde beseitigt wurden, können Patientinnen mit minimaler oder milder Endometriose, die jünger als 35 Jahre sind, während der nächsten sechs bis zwölf Zyklen versuchen, diese optimal zu nutzen, um schwanger zu werden. Gegebenenfalls sind eine kompetente Zyklusüberwachung und eine hormonelle Zyklusregulierung sinnvoll. Der »Verkehr nach Termin« kann jedoch zu erheblichen Belastungen der Sexualität führen.

Bei Frauen, die unabhängig vom Schweregrad ihrer Erkrankung älter als 35 Jahre sind, und bei jüngeren Frauen mit einer moderaten oder schweren Endometriose, sind frühzeitig die Techniken der assistierten Reproduktion, zum Beispiel eine künstliche Befruchtung, zu erwägen. Wie frühzeitig, hängt vom Befund ab. Wenn die Eileiter verschlossen sind, ist jedes Warten vergeblich. Bei günstigen Verhältnissen kann man versuchen, die nächsten drei bis sechs Zyklen optimal zu nutzen.

Nach einer erfolgreich durchgeführten Operation kann eine medikamentöse Therapie mit Gestagenen, der Pille oder Gonadotropin-Releasing-Hormon-Analoga (GnRHa) die spontane Schwangerschaftsrate bei Sterilitätspatientinnen *nicht* verbessern. Inwieweit es sinnvoll ist, die Durchgängigkeit eines verschlossenen Eileiters durch eine mikrochirurgische Operation wieder herzustellen, wird in Fachkreisen kontrovers diskutiert.

Wenn die chirurgischen Maßnahmen erfolglos bleiben oder nicht infrage kommen, eröffnen die *assistierten reproduktionsmedizinischen Techniken (ART)* neue Chancen auf ein Wunschkind. Darunter werden alle Techniken zusammengefasst, die über den natürlichen Geschlechtsverkehr hinausgehen:

- *Intra-uterine Insemination (IUI)* – Samenübertragung:
  Das Sperma wird durch Masturbation gewonnen. Während der fruchtbaren Tage der Frau wird es mit einem dünnen Katheder in ihre Gebärmutter gebracht. Anschließend bewegen sich die Samenzellen durch den Eileiter und treffen an dessen Ende auf das zu befruchtende Ei. Bei der intratubaren Insemination wird das Sperma in die Eileiter eingeführt. Bei Störungen des weiblichen Zyklus können die Eireifung hormonell stimuliert und der Eisprung hormonell ausgelöst werden. Da die Befruchtung der Eizelle auf natürliche Weise stattfindet, wird dieses Verfahren nicht zur künstlichen Befruchtung gezählt. Die IUI ist eine hilfreiche Methode, wenn die Spermaqualität vermindert ist.
- *In-vitro-Fertilisation (IVF)* – Künstliche Befruchtung:
  Die Eizellreifung wird über zehn bis vierzehn Tage hormonell stimuliert. Wenn mehrere Eizellen ausreichend herangereift sind, werden sie in einer kurzen Narkose mittels einer Punktion durch die Scheide aus den Eierstöcken gewonnen. Die Eizellen werden mit den Samenzellen außerhalb des Körpers in einem Reagenzglas zusammengebracht, wo ohne weiteres Zutun die Befruchtung stattfindet. Die Spermien finden dabei den Weg zu den Eizellen selbst. Hierbei können mehrere Embryonen entstehen. Maximal drei Embryonen werden zwei Tage nach der Punktion mit einem dünnen Katheder in die Gebärmutter eingeführt (*Embryonentransfer*). Anschließend hofft man, dass sich mindestens einer dieser Embryonen in die Gebärmutterschleimhaut einnistet.
- *Intrazytoplasmatische Spermien-Injektion (ICSI):*
  Dies ist eine Labortechnik der IVF, bei der ein Spermium unter dem Mikroskop mit einer ultrafeinen Pipette gezielt in die Eizelle injiziert wird. Die ICSI ist besonders bei eingeschränkter Beweglichkeit und verringerter Anzahl der Spermien eine gute Hilfe. Auch hier werden mehrere Embryonen erzeugt und in die Gebärmutter gebracht.

- *Kryokonservierung* (oft als »Kryo« abgekürzt):
  Hierbei werden Eizellen im sogenannten Vorkernstadium eingefroren. Dies ist die früheste Phase eines noch nicht abgeschlossenen Befruchtungsvorgangs, bei dem ein Spermium bereits in eine Eizelle eingedrungen, nicht aber mit ihrem Zellkern verschmolzen ist. Zu einem späteren Zeitpunkt können sie zu weiteren Behandlungszyklen der IVF wieder aufgetaut werden, so dass keine erneute Eizellreifung und -punktion durchgeführt werden muss. Die Überlebensrate dieser Eizellen im Vorkernstadium liegt bei ca. 70 %. Es können auch Spermien eingefroren werden.

Nach der Eizellentnahme, der künstlichen Befruchtung und der Kultivierung der Embryonen im Reagenzglas überleben bei Frauen mit Endometriose weniger Embryonen die Zeit bis zum Embryotransfer als bei Frauen ohne Endometriose. Außerdem führt die Endometriose zu geringeren Einnistungs- und Schwangerschaftsraten.

Aspekte der Assistierten reproduktionsmedizinischen Techniken (ART)

Im sogenannten »Deutschen IVF-Register« (D.I.R.) werden die Behandlungsergebnisse der IVF-Behandlungen in den deutschen Kinderwunschzentren zusammengestellt und im Internet veröffentlicht. Für das Jahr 2007 lassen sich daraus Schwangerschaftsraten von 26 % pro Embryonentransfer und 22 % pro begonnener IVF-Behandlung ermitteln. Die Geburtenraten liegen bei 17 % pro Embryonentransfer und 15 % pro begonnenem Behandlungszyklus. Anders ausgedrückt: Statistisch gesehen ist die Geburt Ihres Kindes nach sechs Behandlungszyklen zu erwarten.
Diese Erfolgsraten müssen gegen einige Risiken und die Kosten abgewogen werden: Im Kapitel 22 *Sozialmedizin* werden die Möglichkeiten der Kostenübernahme durch die Gesetzliche Krankenversicherung beschrieben. Paare müssen mit einem Eigenanteil zwischen 1.000 und 2.500 Euro pro IVF-Versuch rechnen, im Schnitt sind es ca. 1.600 Euro. Ca. 30 % der Schwangerschaften enden als Fehlgeburten und ca. 3 % als Eileiterschwangerschaften. Bei ca. 20 % der Geburten kommen Mehrlinge zur Welt, was unter natürlichen Bedingungen nur in ca. einem Prozent der Fall ist. Das Risiko für Fehlbildungen ist bei Kindern aus einer künstlichen Befruch-

tung im Vergleich zu natürlich gezeugten Kindern etwas erhöht. Fehlbildungen kommen nach IVF bei jeder 12. Schwangerschaft vor, ansonsten bei jeder 15.

Bei rund einem Drittel der Frauen kommt es zu einem Überstimulationssyndrom. Es entsteht, wenn zu viele Eizellen heranreifen und sich in große Zysten umwandeln. Dabei kann es zu Schmerzen, Atemnot, Übelkeit, Blähungen, Wasseransammlungen im Bauchraum und in den Lungen, Leber- und Nierenfunktionsstörungen, Gerinnungsstörungen und Venenthrombosen kommen.

Sowohl die zeitlich, finanziell und emotional aufwendige reproduktionsmedizinische Behandlung als auch ein eventueller Verzicht auf weitere Behandlungen und ein dauerhaft unerfüllter Kinderwunsch stellen für sehr viele Paare eine starke psychische Belastung dar. Nach erfolgloser Behandlung verzichtet über die Hälfte der Paare aufgrund der hohen emotionalen Beanspruchung auf weitere Behandlungszyklen. Daher kann eine psychosoziale Kinderwunsch-Beratung sinnvoll sein; sie sollte jedem Paar angeboten werden.

Der Psychologe und Privatdozent Dr. Tewes Wischmann, der auf diesem Gebiet sehr engagiert ist, rät Frauen mit Endometriose und Kinderwunsch:

- Schätzen Sie die Erfolgschancen der Methoden der künstlichen Befruchtung realistisch ein.
- Ziehen Sie von Beginn an einen »Plan B« in Betracht.
- Bestehen Sie auf eine effektive Schmerztherapie.
- Weisen Sie es klar zurück, wenn man Ihnen pauschal eine psychische Erkrankung unterstellen will.
- Bereiten Sie sich auf emotionale Krisen vor und akzeptieren Sie sie.
- Lassen Sie sich nicht vom Kinderwunsch dominieren.
- Haben Sie keine Scheu vor einer psychosozialen Beratung.
- Sehen Sie eine erfüllte Sexualität nicht nur im Koitusvollzug.
- Erlernen Sie ein Entspannungsverfahren.
- Achten Sie unterschiedliches Erleben der Kinderlosigkeit bei Ihnen und Ihrem Partner.

Assistierte reproduktionsmedizinische Techniken (ART) bei Frauen mit Endometriose

Die *Intrauterine Insemination (IUI)* kann bei Frauen mit minimaler und milder Endometriose die Fruchtbarkeit verbessern. Sie setzt allerdings intakte Organe voraus und kann nur bei minimalen begleitenden Sterilitätsfaktoren eingesetzt werden, wie allenfalls bei einem geringgradig eingeschränkten Spermiogramm. Insbesondere zusammen mit der hormonellen Stimulationsbehandlung der Eierstöcke, die ansonsten nicht unbedingt erforderlich ist, führt sie zu höheren Schwangerschaftsraten als ein rein natürliches Vorgehen. Es wird jedoch empfohlen, nur maximal drei Inseminationsversuche durchführen zu lassen. Anschließend – oder bei ungünstigeren Verhältnissen – sollte frühzeitig eine IVF durchgeführt werden.

Während der Vorteil der *In-Vitro-Fertilisation (IVF)* bei geringgradiger Endometriose nicht gesichert ist und damit über ihren möglichen Nutzen nur spekuliert werden kann, gilt sie bei starken anatomischen Veränderungen, zum Beispiel bei Verklebungen der Eileiter oder ausgeprägten Verwachsungen, als die Therapie der Wahl. Wenn die Behandlung mit einer drei- bis sechsmonatigen Gabe von Gonadotropin-Releasing-Hormon-Analoga (GnRHa) beginnt, dem sogenannten Ultra-Long-Protokoll, ist die Chance schwanger zu werden, um das Vierfache höher als ohne diese Vorbehandlung. Dadurch werden die Eierstöcke daran gehindert, Östrogene zu produzieren, was die Aktivität der Endometriose vermindert. In einer großen Zusammenstellung verschiedener Untersuchungen wurde die Schwangerschaftsrate im Stadium I und II mit 21 % und im Stadium III und IV mit 14 % angegeben. Voroperierte Patientinnen haben durch IVF eine bessere Chance auf eine Schwangerschaft als durch eine erneute Operation. Inwieweit Eierstockszysten das IVF-Ergebnis beeinflussen, ist unklar. Derzeit ist man der Auffassung, dass sie vor einer IVF nicht operativ entfernt werden müssen.

Alternativen und Ganzheitlichkeit

Wie bei der Endometriose kommen auch bei der eingeschränkten Fruchtbarkeit und bei der Kombination von beidem neben den schulmedizinischen Verfahren auch Alternativen in Betracht. Voraussetzung ist, dass kein manifester Verschluss beider Eileiter ein natürliches Zusammenkommen von Spermien und Eizelle verhindert. Pauschale Empfehlungen sind allerdings nicht möglich.

In diesem Zusammenhang denke ich an die Lebenspflege und an Entspannungsverfahren wie beispielsweise Yoga und Qi Gong, mit denen Sie möglichst viel Vitalität, Entspannung und innere Harmonie in Ihr Leben bringen oder im Leben halten können. Bei den therapeutischen Verfahren denke ich vor allem an die Homöopathie und die Traditionelle Chinesische Medizin, da sie auf einem ganzheitlichen Ansatz beruhen. Darüber hinaus können je nach Behandlungsanliegen die Osteopathie, die Phytotherapie, die Physiotherapie mit speziellen Massagetechniken und die Reflexzonentherapie am Fuß eine wertvolle Hilfe sein.

Kommen für Sie auch ganzheitliche Überlegungen in Betracht? In der ganzheitlichen Medizin bilden die körperliche, die geistige und die seelische Ebene eine untrennbare Einheit. Auf allen drei Ebenen können Faktoren bestehen, die zum einen ganz allgemein Ihre Vitalität und Lebenskraft schwächen oder stärken, zum anderen vielleicht aber auch spezifisch mit dem Thema Kinderwunsch zu tun haben. In wissenschaftlich fundierten psychologischen Untersuchungen konnten keine Unterschiede zwischen Menschen mit unerfülltem Kinderwunsch und anderen Menschen ermittelt werden. Pauschalisierende Mutmaßungen sind also sicher fehl am Platz. Dennoch kann es sich meines Erachtens lohnen, ganz individuell danach zu schauen, ob es im eigenen Leben und in den verschiedenen Ebenen des Seins Besonderheiten gibt, wo der innere Frieden und die Freiheit etwas zu kurz kommen, wo sich hartnäckig bedrückende Emotionen halten oder wo sich Unfrieden mit bestimmten Menschen nicht auflösen mag. Falls wunde Stellen vorhanden sind, könnten Ihnen die in diesem Ratgeber beschriebenen Möglichkeiten der Kommunikation mit sich selbst eine wertvolle Hilfe sein. Das würde sich lohnen unabhängig davon, ob diese inneren Wunden und Narben mit dem Kinderwunsch zu tun haben oder nicht. Frei zu sein von einschränkenden Gedanken und Emotionen und in innerem und äußerem Frieden leben zu können, ist bei keinem von uns immer gegeben und für jeden von uns erstrebenswert. Da gibt es in der Tat keine Unterschiede.

Literatur

Gnoth, Christian; Noll, Andreas (2009). Kinderwunsch: Natürliche Wege zum Wunschkind. München: Gräfe & Unzer Verlag.

Teut, Michael; Maul, Beate; Rampp, Thomas; Sulistyo, Fransiscus (2008). Das Kinderwunsch-Buch. IVF, Naturheilkunde, Homöopathie und TCM bei unerfülltem Kinderwunsch. Essen: KVC Verlag.

Keck, Christoph (2008). Neue Wege bei unerfülltem Kinderwunsch: Wie Sie die moderne Medizin optimal für sich nutzen/Chancen erhöhen durch gezielte Behandlungsplanung. Stuttgart: TRIAS-Verlag.

Wischmann, Tewes; Stammer, Heike (2006). Der Traum vom eigenen Kind: Psychologische Hilfen bei unerfülltem Kinderwunsch. Stuttgart: Kohlhammer Verlag.

Internet

www.familienplanung.de/kinderwunsch (Online-Informationen und Broschüren aus dem Medienpaket der Bundeszentrale für gesundheitliche Aufklärung, BZgA)

www.kinderwunschberatung.uni-hd.de (Heidelberger Kinderwunsch-Sprechstunde)

www.wunschkinder.net (empfehlenswertes, von Ärzten betreutes Internetforum)

www.klein-putz.net (empfehlenswertes, von Ärzten betreutes Internetforum)

www.bkid.de (Beratungsnetzwerk Kinderwunsch Deutschland; hier gibt es u. a. eine Liste mit psychosozialen Beraterinnen und Beratern)

www.deutsches-ivf-register.de (Zusammenstellung der Daten deutscher Kinderwunschzentren zu Assistierten reproduktionsmedizinischen Techniken)

25 Ergänzende Möglichkeiten zum Wunschkind
Birgit Zart, Heilpraktikerin

Frauen, die über einen längeren Zeitraum einen Kinderwunsch hegen, warten auf ein kleines Wunder des Lebens. Je sehnlicher sie ein solches Wunder erwarten, desto eher neigen sie unvernünftigerweise dazu, Monat für Monat alle ihre Joker und Trümpfe auszuspielen, um ja nur schwanger zu werden, wohl wissend, dass sie dabei Gefahr laufen, sich zu verausgaben. Außer dem Wünschen, Warten, Hoffen und Bangen ist es klug, sich für diese Zeit eine Strategie zurecht zu legen. So können Sie sich zunächst einmal selbst genau betrachten und prüfen, ob es noch Ressourcen gibt, die Sie aktivieren können, um sich Ihrem Wunschkind »entgegen zu entwickeln«, ihm entgegen zu gehen.

Stärken Sie Ihre Ressourcen

Wenn Sie an einer Endometriose erkrankt sind, dann ist die Art und Weise des Umgangs mit dieser Erkrankung immer eine von mehreren dieser möglichen Ressourcen. Es ist *sehr* wichtig, den unerfüllten Kinderwunsch zunächst gedanklich von der Endometriose zu trennen. Endometriose und Kinderwunsch geraten gern »in einen Topf«, und dann fällt es zunehmend schwerer, beides zu trennen und als unabhängige Probleme zu sehen. Die meisten an Endometriose erkrankten Frauen, denen ich begegne, äußern sich etwa so: »Meine Chancen, ein Kind zu empfangen, stehen schlecht, denn ich habe Endometriose.« Viele sagen nach einer Operation: »Nun muss ich mich beeilen, denn je frischer die Operation ist, desto größer sind meine Chancen, ein Kind zu empfangen.«
Ist eine Frau an Endometriose erkrankt, dann rückt diese Erkrankung mit all ihren Beschwerden und Behandlungsetappen in den Vordergrund. Das ist nur allzu verständlich. Doch wenn der Wunsch, schwanger zu werden, sich nicht bald erfüllt, dann müssen Sie schauen, in welchen Bereichen Sie diesen Wunsch unterstützen können. Die folgenden Beispiele sollen Denkanstöße geben.

Werfen Sie einen Blick auf Ihr Leben

Welche Vorfälle kann es im Leben einer Frau oder eines Paares gegeben haben, die die Vorstellung, ein Baby zu haben, schwächen? Gab es vielleicht ungewollte Schwangerschaften, Abtreibungen, Fehlgeburten oder stille Geburten? Besteht Angst vor einer Schwangerschaft, z. B. weil in der Verwandtschaft eine Frau bei der Geburt gestorben ist? In unserer Praxis erleben wir, dass auch viele Generationen nach einem Tod im Wochenbett die männlichen Nachkommen häufig Schwierigkeiten haben zu zeugen. Vielleicht möchte die Frau auch einen tief in ihr bohrenden Mutterkonflikt klären, bevor sie selbst Mutter wird, um sicher zu stellen, dass dieser Konflikt das Verhältnis zu ihrem zukünftigen Kind nicht stören kann. Vielleicht hat auch die Partnerschaft unter dem unerfüllten Kinderwunsch stark gelitten, dann kann man zunächst die Partnerschaft wieder in den Mittelpunkt des Lebens stellen. In Ihre Kinderwunschstrategie gehören jedoch auch Alltagsthemen, wie beispielsweise Antistress-Strategien, Ernährungstipps oder ganz einfach nur die Absicht, auch einmal etwas für sich selbst zu tun.

Vom Umgang mit Endometriose

Wichtig ist es zu erkennen, dass die Endometriose nicht zwischen Mutter und Kind steht, sondern Sie auf ihrem Weg zum Kind begleitet. Das Leben mit einer Endometriose ist ein dynamischer Prozess, ist eine Entwicklung. In erster Instanz steht die gynäkologische Abklärung, um eine Diagnose zu bekommen. Es gibt immer noch eine überraschend große Zahl von Frauen, die den Verdacht auf eine Endometriose in sich tragen, eine klinische Diagnose aber nicht haben. Auch nach der Diagnose steht die medizinische Betreuung im Zentrum der Therapie. In zweiter Instanz stehen die betroffenen Frauen mit ihrer Selbstverantwortung. Sie machen sich auf den Weg, alternative Verfahren zu suchen, um ihre Symptome, insbesondere den Schmerz, zu lindern oder zu heilen. Hier heißt es, neue Dinge für sich auszuprobieren. Eine gute Schmerzbekämpfung ist mehr als nur die Einnahme eines möglichst wirkungsvollen Schmerzmittels. Es gibt eine große Auswahl schmerzstillender Therapien, von der Wärmflasche über warme Ölanwendungen und die Homöopathie bis hin zu starken arzneilichen Schmerzstillern. Jede betroffene Frau kann sich ihren ganz eigenen »Blumenstrauß an Möglichkeiten« zusammenstellen, wird allmählich zur

Expertin im Management ihrer Beschwerden und kann immer sicherer in den Schmerz eingreifen.

Körper und Seele müssen sich erholen

Auf dem weiteren Weg, wird manche Frau versuchen wollen, die Endometriose in eine Dynamik zu bringen, auf einen Weg der Besserung. Vielen Frauen haben die zahlreichen Untersuchungen, Behandlungen und vielleicht auch Operationen ein hohes Maß an Kraft abgefordert, so dass wir in unserer Praxis bei der Begleitung einer Endometriosepatientin zunächst mit einer Phase der Rekonvaleszenz beginnen. Körper und Seele dürfen sich erst einmal erholen. Das ist oft gar nicht so einfach, denn die betroffenen Frauen haben einiges durchgemacht, das erst einmal verarbeitet sein will. Gespräche mögen hier schon gut tun, doch arbeiten wir auch gerne mit Entspannungstechniken. Mit der Verarbeitung der Gefühlswelt kommt wieder Ruhe in die Patientinnen. Der Bauch entspricht nicht länger einem »Feind«, sondern ist emotional wieder integriert und kann wieder als Teil des Selbst angenommen werden. Dies ist ein guter Zeitpunkt, um den Bauch zu stärken: Für uns ist hier die Fruchtbarkeitsmassage das Mittel der Wahl. Diese Massageform arbeitet direkt im Bauchraum. Sie ist eine sehr, sehr sanfte Anwendung, die die Selbstheilungskräfte des Körpers wieder verstärkt ins Spiel bringt.

Fruchtbarkeitsmassagen steigern das Wohlbefinden

Die Aufmerksamkeit auf den Bauch bei dieser Massage wird als eine positive und entspannte Erfahrung erlebt und regelrecht genossen. Es entsteht eine bessere Durchblutung des Bauches, die ein angenehmes und heilsames Wärmegefühl erzeugt. In den Tagen nach der Massage kommt es zu einer Reaktion des Bauches, die meist mit einem Gefühl des Muskelkaters verglichen wird. Tatsächlich kräftigt die Massage den Bauch, und er wird schon nach einigen Massagen von den Frauen als geschmeidiger empfunden, gleichzeitig weicht das Gefühl von innerer Erschlaffung einem Gefühl innerer Fitness.
Gowri Motha, Londoner Gynäkologin und Begründerin dieser Massageform, gelang es mit einer Folge von etwa sechs Massagen Lageanomalien

der Gebärmutter ihrer Kinderwunschpatientinnen zu repositionieren, was sie per Ultraschall kontrollierte. In unserer Praxis beschreiben die meisten Frauen nach einer solchen Massage ihren Bauch als »lebendiger«. Menstruation und Eisprung weichen in der Massagezeit vorrübergehend aus dem alten Rhythmus aus und werden dann nach und nach kräftiger. Das heißt, aus einer schwachen und sich länger hinziehenden Blutung kann eine kurze, stärkere werden. Oder der Eisprung lässt sich zeitlich präziser bestimmen. Die Beschwerden der Endometriose verschlimmern sich dadurch nicht. Der Körper findet in eine Regelmäßigkeit, Schmierblutungen verschwinden, ein eventuell vorhandener Mittelschmerz lindert sich oder verschwindet schließlich ganz, und die Frauen berichten von einer positiven Entwicklung der Partnerschaft und Sexualität.

Je größer und umfangreicher die Beschwerden einer Endometriose sind, desto sanfter, kürzer und seltener wird anfangs massiert. Die Frauen richten sich hier ganz nach ihrem Gefühl. Es ist uns ein großes Anliegen, die Patientinnen, ihre Lebenspartner oder eine gute Freundin in die Massagetechnik einzuweisen, so dass sie selbstständig und nach Bedarf angewendet werden kann.

Stärken Sie die Gebärmutter

Weshalb tritt manch eine Endometriose nach einer Schwangerschaft in den Hintergrund? Und weshalb kann durch eine lange Kinderwunschzeit eine Endometriose entstehen? Im Augenblick sind wir alle noch auf der Suche nach einer Antwort. Eine Annäherung an diese offenen Fragen kann vielleicht durch die Betrachtung der emotionalen Ursachen der Endometriose gelingen. In unserer Praxis werden Entspannungstechniken gelehrt. So bitten wir beispielsweise unsere Patientinnen oft, die Hände auf den Bauch zu legen und sich ihre Gebärmutter als Organ vorzustellen. Wir warten ab, bis dieses innere Bild entstanden ist, und fordern dann auf zu erspüren, welche Gefühle, Erinnerungen oder Bilder hochkommen. Hier fällt auf, dass die Themen der Gebärmutter stets um die Mutter der Betroffenen kreisen und um die eigene Mutterschaft. Erinnerungen und Gefühle, die aufkommen, könnte man mit der Überschrift »Schwächung des weiblichen Selbstvertrauens« versehen.

Lösen Sie innere Konflikte

Doch nicht nur im inneren Erlebnis fällt dies auf, auch in der homöopathischen Anamnese, die immer auch die Krankheitsgeschichte der Eltern und Großeltern mit erfasst, häufen sich »Schwächungen der Gebärmutter«. Sie haben sich nicht unbedingt immer in einer Endometriose gezeigt, sondern auch in Form von Myomen, starkem Prämenstruellen Syndrom (PMS) oder gar Gebärmutterentfernungen. Dies war Grund genug für uns, immer und immer wieder die Gebärmutter zu stärken, und zwar auf emotionaler Ebene. Dies geschieht durch die Auflösung von Mutterkonflikten der Patientinnen, und auch durch die Bearbeitung von Konflikten zwischen ihren Müttern und Großmüttern. Auf diesem Weg können Mittel der Naturheilkunde, der Homöopathie und der Phytotherapie eine zusätzliche Hilfe sein. Insgesamt können unsere Patientinnen im Laufe dieses Prozesses eine Besserung der subjektiven Beschwerden erreichen. Und dies mit einem Therapieansatz, der sich vielleicht sagen lassen muss, dass er wissenschaftlich noch nicht fundiert ist, der aber die Lebensqualität unserer Patientinnen definitiv verbessert.

Literatur

Zart, Birgit (2006). Gelassen durch die Kinderwunschzeit: Loslassen lernen und empfangen. München: Ariston Verlag.

Zart, Birgit (2008). Kinder-Wunsch-Reisen: Meditationen (Audio CD). München: Ariston Verlag.

Zart, Birgit (2010). Fruchtbarkeitsmassage: Der sanfte Weg zur Empfängnis. München: Südwest Verlag.

Internet

www.die-fruchtbarkeitsmassage.de

www.frauenworte.de (Frauenworte e. V.)

www.kinderwunschhilfe.de

26 Den eigenen Weg finden

Dr. med. Ewald Becherer, Frauenarzt, Homöopathie, Naturheilverfahren

Woran ist eine Frau erkrankt, bei der Gebärmutterschleimhaut außerhalb ihrer Gebärmutterhöhle gefunden wird? Woran sind *Sie* erkrankt? Diese Fragen mögen Sie überraschen. Doch hängen die Behandlungsmöglichkeiten Ihrer Erkrankung auch davon ab, was Sie persönlich unter Ihrer Erkrankung verstehen und was Sie persönlich behandeln wollen.

Was ist Ihre Erkrankung?

Selbst renommierte Experten bezeichnen die Erkrankung Endometriose als »verwirrend« und weisen auf ihre »Rätselhaftigkeit« hin. Bei der Hälfte der betroffenen Frauen ist dieser Befund sogar »offensichtlich ein Nebenbefund ohne Krankheitswert«. Diese Frauen scheinen weder erkrankt noch behandlungsbedürftig zu sein. Die andere Hälfte der Patientinnen hat verschiedenartige Schmerzempfindungen, die individuell sehr unterschiedlich stark ausgeprägt sind und unterschiedlich lange bestehen können. Etwa ein Viertel aller Patientinnen mit diesem Befund hat einen chronisch-rezidivierenden Verlauf, das heißt, trotz Therapie entstehen immer wieder neue Endometrioseherde.

30 bis 50 % der Frauen mit Endometriose haben Probleme mit ihrer Fruchtbarkeit, das bedeutet mehr als die Hälfte der Frauen haben diese Probleme nicht.

In all diesen Gruppen von Patientinnen kommen sowohl geringe als auch ausgedehnte Befunde vor. Und schließlich gibt es auch Frauen mit den gleichen oder ähnlichen chronischen Unterbauchschmerzen ganz ohne einen solchen Befund.

Die Frage »Was ist Krankheit?« beschäftigt die Menschen, seit sie über die Bedingungen ihrer Existenz nachdenken. Bis heute ist es nicht gelungen, das Phänomen Krankheit allgemeingültig zu definieren. Wie definieren Sie Krankheit?

Meines Erachtens ist Krankheit eine Störung, Beeinträchtigung oder Einschränkung von körperlichen, geistig-seelischen und/oder sozialen Fähigkeiten oder Funktionen, die einen Grad erreicht, der die Leistungsfähigkeit und das Wohlbefinden eines Lebewesens subjektiv oder objektiv wahrnehmbar negativ beeinflusst. Die Grenzen zwischen Krankheit, Befindlichkeitsstörung und Gesundheit sind fließend.

Auch das Vorgehen bei der Definition von *speziellen Krankheiten* ist sehr unterschiedlich: In manchen Fällen beschreibt die Definition ausschließlich einen Befund, wie zum Beispiel bei einem Tumor oder einem Bandscheibenvorfall. In anderen Fällen bezieht sich die Definition auf eine Abweichung von messbaren Parametern, wie beispielsweise beim Bluthochdruck oder der Schilddrüsenüberfunktion. Und in wieder anderen Fällen basiert die Definition auf einer Kombination verschiedener Beschwerden oder Auffälligkeiten wie beim Prämenstruellen Syndrom oder bei der Depression.
Nicht selten hängt die Definition einer Erkrankung von der vorherrschenden Denk- und Arbeitsweise innerhalb derjenigen ärztlichen Fachrichtung ab, der die Erkrankung zugeschrieben wird.

Auch die Definition der »Erkrankung« Endometriose beschreibt lediglich einen Befund, nämlich das Vorkommen von gebärmutterschleimhaut-ähnlichem Gewebe außerhalb der Gebärmutterhöhle. Doch dieser *Befund* sagt nur sehr wenig über das tatsächliche *Befinden* der Frau aus. Er charakterisiert die Erkrankung der betroffenen Frau nicht ausreichend. Denn gerade Beeinträchtigungen im Befinden (zum Beispiel Schmerzen bei der Regelblutung) oder Einschränkungen in den Fähigkeiten (beispielsweise schwanger zu werden) entscheiden darüber, wie krank die betreffende Frau ist und ob behandelt werden muss oder nicht.

Wenn bei der Hälfte der betroffenen Frauen dieser Befund (Gebärmutterschleimhaut außerhalb ihrer Gebärmutterhöhle) »offensichtlich ein Nebenbefund ohne Krankheitswert« ist, bedeutet das: Das, was den Befund zu einer Krankheit macht, lässt sich nicht tasten, nicht im Ultraschall darstellen und auch nicht bei einer Operation erkennen, geschweige denn wegoperieren. Worin besteht aber dann die Erkrankung?
Meines Erachtens hilft das Etikett »Endometriose« nicht immer weiter. Ich glaube sogar, es stiftet manchmal mehr Unsicherheit, Angst, therapeuti-

sche Einschränkungen und die Gefahr von Fehleinschätzungen, als dass es wirklich nützt. Ihr *Befund* hat einen Namen – aber nicht Ihr *Schmerz*!

Auf die Sichtweise kommt es an

Es gibt allgemein zwei entgegen gesetzte Pole, von denen aus man Erkrankungen sehen kann, und es gibt fließende Übergänge dazwischen: Die eine Sichtweise trifft man üblicherweise in der etablierten Schulmedizin an. Sie orientiert sich – wie oben beschrieben – an einem *Befund* oder einem Messwert. Diese Normabweichungen und Befunde werden medikamentös korrigiert, bekämpft, unterdrückt oder wegoperiert. Diese Sichtweise erfasst eine Erkrankung nicht in ihrer Gesamtheit, und die Menschen als Wesen mit Körper, Geist und Seele geraten aus dem Blickfeld. Viele Frauen und Männer fühlen sich in diesem Medizinsystem nicht ausreichend wahrgenommen; ihnen fehlt etwas.

Der andere Pol, die Ganzheitliche Medizin, dagegen sieht den Menschen in seiner Gesamtheit, als Einheit aus Körper, Geist und Seele. Diese drei Ebenen stehen nicht nur in wechselseitiger Beziehung zueinander, sondern ergeben das untrennbare Gesamtbild eines Menschen. Damit steht er auch in wechselseitiger Beziehung zur Außenwelt. Gemäß dieser Auffassung werden Krankheiten nie ausschließlich als eine einzelne spezifische Veränderung gesehen, wie zum Beispiel Endometrioseherde oder von der Norm abweichende Hormonwerte, sondern als *Produkt von Veränderungen im Gesamtsystem* – unabhängig davon, wie sie entstanden sind.
Krankheiten entstehen gemäß der Auffassung der ganzheitlichen Medizin in den meisten Fällen zunächst auf der geistigen und emotionalen Ebene und manifestieren sich erst später im Körper. Das heißt nicht, dass die körperliche Ebene den anderen untergeordnet ist, oder die Psyche dem Körper aufträgt, Beschwerden zu produzieren. Und es heißt auch nicht, dass eine Erkrankung oder eine körperliche Beschwerde (wie zum Beispiel Schmerzen) körperlichen Ursprungs ist, wenn man einen körperlichen Befund findet und »psychisch«, »psychosomatisch« oder sogar »eingebildet« ist, wenn man keinen körperlichen Befund findet. Der Körper hat vielmehr einen sehr hohen Stellenwert und ist – gemäß vieler Betrachtungsweisen der Ganzheitlichen Medizin – sogar Teil des Unterbewusstseins. Der Körper macht mit seinen Beschwerden auf seine Anliegen und auch auf Dishar-

monien zwischen Geist und Seele aufmerksam. Manchmal bildet er dabei Befunde aus, die wir Ärzte mit unseren Sinnen oder Geräten feststellen können. Manchmal finden wir aber auch körperliche Symptome, wie zum Beispiel Schmerzen, ohne einen feststellbaren Befund. Der Körper macht darauf aufmerksam, wenn der Geist oder die Seele in unheilen Gedanken oder Empfindungen verhaftet sind.

Welche Sichtweise spricht Sie an? Vielleicht fühlen Sie sich inspiriert, mit den Gedanken der Ganzheitlichen Medizin zu arbeiten. Vielleicht finden Sie diese Denkweise zu spekulativ, zu wenig fundiert und es fehlen Ihnen verlässliche Untersuchungsergebnisse.
Viele Frauen mit Endometriose fühlen sich verkannt, wenn angesichts ihrer körperlichen Beschwerden, psychische oder seelische Faktoren angesprochen werden. Sie wollen nicht in die »Psycho-Ecke« geschoben werden.

Es ist wichtig, dass Sie für sich eine Betrachtungsweise auswählen, denn sie dient als Grundlage für Ihre individuelle Behandlungsstrategie. Es bedarf also Ihrer aktiven Mitarbeit und letztlich Ihrer Kompetenz: Diese Kompetenz beinhaltet das *Wissen* um Ihre ganz individuelle Erkrankung und worum es in Ihrem Leben geht. Was stärkt Ihre Gesundheit? Was schwächt Ihre Lebenskraft? Diese Kompetenz beinhaltet aber auch die Verantwortlichkeit für Ihr eigenes Leben, die *Zuständigkeit* für Ihre Gesundheit und die Ausgestaltung Ihrer Behandlung. Nur Sie sind die kompetente Expertin für Ihr Leben und Ihr Kranksein. Keiner kennt Sie so gut wie Sie sich selbst. Sie wissen am besten, was Ihnen fehlt.

Gesundheit und Krankheit sind keine Schwarz-Weiß-Phänomene

Gesundheit und Krankheit sind keine Schwarz-Weiß-Phänomene. So ist es auch bei der Endometriose: Zwar ist ein Befund da oder nicht da, aber veränderlich sind das Befinden, die Schmerzen und das Leiden, so dass die Erkrankung, die sich aus dem Befund, dem Befinden und den Beeinträchtigungen der Fähigkeiten zusammensetzt, sehr variable Grautöne aufweist. Dies trifft sowohl für die Unterscheidung verschiedener Patientinnen mit Endometriose zu als auch für ein und dieselbe Patientin im zeitlichen Verlauf. Die Veränderungen des Befindens sind spontan, situativ und absichtlich möglich, auch wenn es nicht immer einfach ist.

Die Erkrankung Endometriose ist sehr stark durch Schmerzen geprägt. Da die Schmerzwahrnehmung selbst modifizierbar ist, besteht die Möglichkeit durch eigenes Zutun das Befinden und damit Leiden zu verbessern.

Halten Sie es für möglich, dass aus einer schmerzhaften Endometriose eine schmerzarme oder sogar schmerzfreie wird? Ich schon.

Wir müssen uns nur ganz selten um Endometrioseherde kümmern, wenn Sie keine Beschwerden haben. Kümmern müssen wir uns, wenn zum Beispiel eine symptomfreie Ummauerung des Harnleiters besteht oder nicht sicher genug geklärt ist, ob eine Zyste wirklich eine Endometriosezyste ist oder vielleicht eine ganz andere Erkrankung vorliegt.

Um diese Strategie geht es in vielen Beiträgen dieses Ratgebers: Um die Modifizierbarkeit Ihrer Schmerzen bzw. um die Modifizierbarkeit dessen, was den bloßen Befund zur Erkrankung macht und was weder bei einer gynäkologischen Untersuchung noch bei einer Operation festgestellt werden kann – aber dennoch in der Betrachtungsweise der Ganzheitlichen Medizin manchmal wahrnehmbar zu sein scheint.

Was tun?

Betrachten Sie das Etikett »Endometriose« als einen Befund und eine Bezeichnung für sehr unterschiedliche Zustände. Manche Frauen mit Endometriose sind gar nicht krank, andere sehr schwer. Achten Sie nicht auf die Erkrankungen anderer Frauen, sondern achten Sie sehr differenziert auf Ihre eigene, ganz individuelle tatsächliche Erkrankung.

In Selbsthilfegruppen, Chatrooms und Internetforen sind vielleicht eher die Frauen aktiv, die schwer krank sind, nicht ausreichend behandelt werden und auf diese Weise Hilfe suchen. Andere Frauen, denen es besser geht, sind vielleicht unterrepräsentiert. Dies kann den Eindruck prägen, den Sie von der Erkrankung bekommen.

Hier soll allerdings nicht der Eindruck entstehen, dass ich die Erkrankung vieler Frauen verharmlose; ich habe im Gegenteil sogar großen Respekt davor. Ich möchte aber dafür werben, dass sich jede Patientin ihrem individuellen Krankheitsgeschehen zuwendet, ihren eigenen Weg geht, und sich nichts von außen »überstülpen« lässt, was ihr nicht entspricht, weder von Mitpatientinnen noch von Therapeuten.

Aus der Vielzahl individueller Krankheitsinterpretationen erwachsen für jede Patientin sehr unterschiedliche Behandlungsmöglichkeiten. Wählen Sie diejenigen aus, die für Sie stimmig sind. Sowohl eine ganzheitliche Behandlung als auch eine befundorientierte Behandlung sind unabhängig von Kategorien wie »Schulmedizin«, »Naturheilverfahren« oder »Alternativmedizin«. Es ist in allen Medizinsystemen möglich, die Aufmerksamkeit eher auf einen bestimmten, wie auch immer definierten Befund zu richten oder aber eher den ganzen Menschen im Blickfeld zu haben. Entscheiden Sie, welche Therapien Sie in Ihren Maßnahmenkatalog aufnehmen wollen, wie »befundorientiert« oder »ganzheitlich« Ihre Behandlung sein soll und was im Rahmen Ihrer Möglichkeiten liegt – ideologisch und finanziell.

Prüfen Sie, worunter Sie leiden, was Ihre Lebensqualität einschränkt, Ihren Alltag beschwert und Ihre Lebensfreiheit möglicherweise beschränkt. Definieren Sie zuerst Ihre Erkrankung und dann Ihre Ziele und Erwartungen an die Behandlung. Überlegen Sie (gegebenenfalls mit unterschiedlichen Therapeuten), was in Ihrem Falle notwendig, hilfreich und sinnvoll sein könnte.

Behandeln Sie Ihre Beschwerden. Nutzen Sie dazu die Möglichkeiten, die wir Ihnen in diesem Ratgeber vorgestellt haben und kombinieren Sie ruhig. Auch wenn Sie ganzheitlich denken, kann in vielen Situationen eine befundorientierte Behandlung das absolut Richtige und Angemessene sein. Ich bin oft sehr froh, dass es die Möglichkeit der Operation oder der hormonellen Östrogen-Unterdrückung gibt, denn sie kann vielen Patientinnen wirklich helfen. Oft ist eine Operation unumgänglich.

Doch viel wichtiger als die Befundfreiheit ist die Beschwerdefreiheit. Gebärmutterschleimhaut darf sich ruhig auch außerhalb der Gebärmutterhöhle aufhalten, wenn Sie damit Ihren Frieden und keine Beschwerden haben.

Pflegen Sie Ihr Leben und prüfen Sie, welche Einflüsse Ihr persönliches Wohlbefinden und Ihre Lebenskraft stärken und welche sie schwächen. Dies kann sowohl im Hinblick auf die Frage als auch unabhängig davon geschehen, ob diese Einflüsse das Auftreten der Endometriose verursacht oder begünstigt haben könnten. Nicht weniger wichtig ist es zu erörtern, ob Ihr Leben durch Ihre Erkrankung so sehr belastet wird, dass als Folge davon Ihr inneres Gleichgewicht gestört und eine freie Lebensgestaltung beeinträchtigt werden.

Befassen Sie sich auch mit sich selbst (Körper, Geist und Seele). Eine solche Selbstreflexion, die den ganzen Menschen betrifft, geschieht über Kommunikation. Kommunikation sowohl mit sich selbst, mit Ihrem Inneren und mit teilweise zunächst verborgenen Einflüssen, Empfindungen und Informationen, als auch mit der Außenwelt. Die Gesamtheit dieser Verfahren nennt man innerhalb der Schulmedizin unglücklicher Weise »Psychotherapie«. Die Psychotherapie ist nicht die Therapie der Psyche, sondern die Behandlung des ganzen Menschen mittels psychologischer Methoden der verbalen und nonverbalen Kommunikation.

Problematisch ist die Beurteilung, wie aktiv Ihre Endometriose ist. Das bedeutet beispielsweise: Ist nach einer Operation, bei der alle Endometrioseherde entfernt worden sind, eine weitere vorsorgliche Behandlung notwendig, um zu verhindern, dass wieder Beschwerden oder Befunde auftreten? Es sind keine verlässlichen Kriterien bekannt, um diese Frage sicher zu beantworten.

Wenn Sie zusätzlich eine Schwangerschaft verhüten möchten, empfehle ich Ihnen eine geeignete Pille im Langzyklus. Oft ist auch die Hormonspirale eine gute Alternative. Wenn Sie aktuell Kinderwunsch haben, versuchen Sie schwanger zu werden und wählen Sie Behandlungsverfahren gegen Ihre Beschwerden aus, die für Sie stimmig sind. Dies kann beispielsweise eine einfache symptomorientierte Behandlung wie die Physiotherapie sein, eine homöopathische oder traditionell chinesische Behandlung oder auch eine ganzheitliche bzw. psychotherapeutische Behandlung. Die Auswahl hängt davon ab, was Sie behandeln wollen. Die Probleme, Schmerzen zu haben und nicht schwanger werden zu können, kommen bei Frauen mit Endometriose zwar oft gemeinsam vor, treten aber auch ebenso häufig einzeln und unabhängig voneinander auf. Das macht die Entscheidung, was behandelt werden soll, äußerst schwierig. Je weniger Sie ein rein symptomorientiertes Vorgehen im Blick haben und je umfangreicher und ganzheitlicher Ihr Behandlungsansatz ist, desto größer ist die Chance, einen umfassenden Behandlungserfolg zu erzielen. Auch dann, wenn Sie einzelne Themen, wie zum Beispiel einen unerfüllten Kinderwunsch, nicht ausdrücklich thematisieren.

Wenn Sie weder verhüten noch schwanger werden wollen, sind Ihre Wahlmöglichkeiten am größten: Die etablierten hormonellen Therapien sind recht verlässlich, wirken aber über eine Unterdrückung körpereigener Vorgänge. Ziel ist, beschwerdefrei zu bleiben. Die alternativen Therapien, wie zum Beispiel die Homöopathie oder die Traditionell Chinesische Medizin, wirken über eine ausgleichende Regulierung körpereigener Vorgänge. Diese sind aber insbesondere im Hinblick auf die Einheit Körper-Seele-Geist manchmal schwer zu erfassen, weswegen sie weniger verlässlich sind als die unterdrückenden Verfahren. Ziel ist die Heilung. Es gibt keine Untersuchungen, die die verschiedenen Behandlungsverfahren direkt miteinander vergleichen.

Egal in welcher Situation Sie sich befinden und für welche Therapieverfahren Sie sich entscheiden: Ich empfehle jeder Frau, die an Endometriose erkrankt ist, zu jedem Zeitpunkt, sorgsam ihr Leben zu pflegen und sich mit der Ganzheit ihres Wesens zu befassen, um so eine tiefe Verbundenheit mit ihrem Inneren zu erreichen. Vielleicht erfahren Sie, was Ihnen fehlt und was es braucht, um heil zu sein.

Gesund werden ist möglich

Nicht jede Frau mit Endometriose ist von einem chronischen Krankheitsverlauf betroffen. Das Phänomen, dass die Erkrankung irgendwann in einen inaktiven Zustand übergehen kann oder sogar ausgeheilt erscheint, ist schulmedizinisch nicht erklärbar. So ist ungeklärt, ob dies ein zufälliges Spontangeschehen ist oder ob es möglicherweise auf einer bewussten oder unbewussten (Selbst-)Behandlung beruht. Gesund zu werden, scheint also möglich zu sein. In Ihrem Entschluss, in allen Bereichen Ihres Lebens Gesundheit zu schaffen und heil zu werden, liegt eine starke Kraft.

Wie ist es mit Heilung? Heilung kommt mehr von innen als von außen. Ich glaube, Heilsein hat mit Ganzsein zu tun, mit Überwindung von Trennungen und Abspaltungen, die im Laufe des Lebens entstanden sind. Trennungen und Abspaltungen aus der Ganzheit Ihres eigenen liebevollen und liebenswerten Wesens. Was glauben *Sie*?

Heilung braucht Verbundenheit, Kreativität, Offenheit und Liebe, egal in welcher Behandlung. Das Vertrauen in die eigenen Möglichkeiten und der Glaube an die Heilung versetzen Berge und bringen Sie in Bewegung. Sich selbst heilen, ist wie Fahrradfahren lernen: Nicht stehen bleiben, ab und zu mal wieder aufstehen und lenken und vor allem im Gleichgewicht sein. Es gibt nur einen Unterschied – Sie brauchen sich nicht ums Bremsen zu kümmern.

Anhang

Bitte beachten Sie: Diese folgenden Zusammenstellungen ersetzen keine Beratung und Verordnung durch den Arzt. Die Dosierungen gelten für gesunde Normalgewichtige. Individuelle Dosierungseinschränkungen sind zu beachten. Für jedes Medikament gibt es Gegenanzeigen. Zur Art und Dauer der Anwendung beachten Sie bitte die Empfehlungen Ihres Arztes und die Angaben in den Beipackzetteln. Nicht alle Schmerzmittel sind zur Behandlung von Menstruationsschmerzen zugelassen. Es sind nicht alle Nebenwirkungen aufgeführt.

Anhang 1 Vergleich der hormonellen Therapiemöglichkeiten

Dr. med. Ewald Becherer und
Prof. Dr. med. Adolf E. Schindler

	GnRH-Analoga	Gestagene	Orale Kontrazeptiva (»Pille«)	Hormonspirale Mirena®
Wirkung	bewirken eine Down-Regulation der Gonadotropine in der Hirnanhangsdrüse und damit eine Reduktion der Östrogenproduktion wie bei Frauen nach den Wechseljahren mit Ausbleiben der Periodenblutung	je nach Dosis Hemmung der Eierstockfunktion mit verringerter Östrogenproduktion und Atrophie (»Austrocknung«) der Gebärmutterschleimhaut und der Endometrioseherde, Ausbleiben der Periodenblutung	Hemmung der Eierstockfunktion mit verringerter Östrogenproduktion und Rückbildung der Endometrioseherde, im Langzyklus Ausbleiben der Periodenblutung	starke Gestagenwirkung in der Gebärmutter ohne ausgeprägte Hemmung der Hormonproduktion in den Eierstöcken und nur sehr geringer Gestagenabgabe in den übrigen Organismus
mögliche Nebenwirkungen (NW)	Wechseljahrbeschwerden wie Hitzewallungen, Schwitzen, Stimmungsschwankungen, depressive Verstimmung, Schmierblutungen, Abnahme der Libido, trockene Scheide, Kopfschmerz, Abnahme der Knochendichte, Müdigkeit, Benommenheit, Muskelschwäche, Wassereinlagerung, Ausfluss, Akne, trockene Haut. Mit angepasster milder Hormonersatztherapie (»addback«) gut verträglich.	*allgemein:* Zwischenblutungen, Wechseljahrbeschwerden, Hautausschläge, trockene Scheide, Appetitsteigerung, depressive Verstimmung, Affektlabilität, Kopfschmerzen, Nervosität

zusätzlich eher bei Norethisteronacetat: Akne, Überproduktion der Talgdrüsen, Haarausfall, Hirsutismus (männliches Behaarungsmuster)

zusätzlich eher bei Chlormadinonacetat und Dienogest: Libidoverminderung, Müdigkeit, Antriebsarmut | Zwischenblutungen

östrogenbedingte NW: Risikoerhöhung für Thrombose, Schlaganfall, Hautpigmentierung, trockene Haut, Fluor, Brustspannen, Wassereinlagerung, Blutdruckanstieg Kopfschmerzen, Beinkrämpfe, Krampfaderbeschwerden

gestagenbedingte NW (je nach Gestagen): Akne, Überproduktion der Talgdrüsen, Hautausschläge, Haarausfall, trockene Scheide, Appetitsteigerung, Libidoverminderung, Müdigkeit, Antriebsarmut, depressive Verstimmung, Affektlabilität | Schmierblutungen, Eierstockzysten, depressive Stimmungen, Nervosität, verminderte Libido, Kopfschmerzen, Akne, Schmerzen im Becken, Ausfluss, Spannungsgefühl in der Brust, Ausstoßung der Spirale (1–2 %) |

	GnRH-Analoga	Gestagene	Orale Kontrazeptiva (»Pille«)	Hormonspirale Mirena®
Kontra-indika-tionen	für GnRH-Analoga gibt es keine Kontraindikationen; ggf. Kontraindikationen der Hormonersatztherapie beachten (sind ähnlich wie bei den oralen Kontrazeptiva)	zurückliegende Schwangerschafts-gelbsucht oder -juckreiz, Venenent-zündung, Thrombose, Lungenem-bolie, Schlaganfall, Herzinfarkt, Depressionen, Leberfunktionsstörungen, Herzschwäche, Nierenschwäche, Cholesterinerhöhung	zurückliegende Schwangerschafts-gelbsucht oder -juckreiz, schwere Stoffwechselstörung der Leber, Stö-rungen der Gallenwege, Thrombose, Lungenembolie, Schlaganfall, Herz-infarkt (und Anfälligkeiten dafür), schwer einstellbarer Bluthochdruck, schwere Fettstoffwechselstörungen, schwerer Diabetes mellitus, Migräne mit Aura	Infektionen im Genitalbereich, anatomische Veränderungen der Gebärmutter, Zellveränderungen am Muttermund, akute Leber-erkrankungen oder -tumoren
Kosten-übernahme durch Kran-kenkasse	ist gegeben, sind aber sehr teuer (dadurch möglicherweise budget-bedingt eingeschränkte Verord-nung)	normalerweise gegeben, jedoch nicht bei Cerazette® und Depot-Präparaten (Zulassung zur Kontra-zeption), evtl. aber auf Antrag möglich	normalerweise nicht gegeben, evtl. auf Antrag möglich, off-label-use (Zulassung nur zur Kontrazeption)	normalerweise nicht gegeben, evtl. auf Antrag oder bei über-starker Periodenblutung, off-label-use (Zulassung nur zur Kontrazeption und bei Hyper-menorrhoe)
Vorteile	sehr effektiv, nur sehr selten Zwischenblutungen, mit add-back gut verträglich	keine Östrogennebenwirkungen, zur Langzeittherapie geeignet	bessere Zykluskontrolle und geringere Gestagendosen als bei alleiniger Gestagentherapie, zur Langzeittherapie geeignet	keine regelmäßige Tabletteneine-nahme notwendig, lange Liegedauer (5 Jahre), kann aber jederzeit wieder gezogen werden
Nachteile	nur zusammen mit add-back zur Langzeittherapie geeignet	oft Zwischenblutungen, bei der alleinigen Gestagen-Thera-pie sind höhere Dosen notwendig als in der Kombination mit Ethiny-lestradiol (EE) in der »Pille«	höheres Thromboserisiko (12–20 pro 100.000 Frauen pro Jahr, normal sind 4–5 pro 100.000 Frauen pro Jahr)	Einlage kann schmerzhaft sein, anfangs oft Zwischenblutungen

	GnRH-Analoga	Gestagene	Orale Kontrazeptiva (»Pille«)	Hormonspirale Mirena®
wozu/ für wen geeignet	oft noch wirksam, wenn Gestagene und orale Kontrazeptiva nicht ausreichend wirksam waren; kann eingesetzt werden, wenn bei der Operation nicht alle Herde entfernt wurden oder eine Operation nicht möglich oder gewünscht ist; kann eingesetzt werden, wenn Kontraindikationen gegen die anderen Hormone bestehen (dann aber ohne add-back)	zur Redizivprophylaxe, zur Schmerzbehandlung, als Langzeitbehandlung, wenn Kontraindikationen für Östrogene bestehen, Zulassung zur Verhütung nur bei Depotpräparaten und Cerazette®, wenn es nicht in Betracht kommt, die Pille oder die Mirena® selbst zu bezahlen	zur Redizivprophylaxe, zur Schmerzbehandlung, als Langzeitbehandlung, wenn zusätzlich eine Verhütung gewünscht wird, wenn die alleinige Gestagen-Therapie nicht gut vertragen wird	besonders geeignet bei Schmerzen beim Geschlechtsverkehr und schmerzhafter Periodenblutung bei Adenomyose oder Endometriose zwischen Darm und Scheide, wenn zusätzlich eine Verhütung gewünscht wird, wenn eine tägliche Tabletteneinnahme nicht oder nur schwer möglich ist
Effektivität	bewirken Reduzierung des Krankheitsstadiums auf 42–51 %, Symptomverbesserung in 73–89 %, bei Bauchfellendometriose bessere Unterdrückung der Endometrioseherde als Gestagene oder die Pille, 6 Monate sind effektiver als 3 Monate	mit 75 %iger Wahrscheinlichkeit Besserung der Schmerzen, wirken vergleichbar gut wie GnRH-Analoga in Bezug auf temporäre Schmerzfreiheit, können Rezidivrate von Endometriosezysten am Eierstock reduzieren	wirken vergleichbar gut wie GnRH-Analoga in Bezug auf unspezifische Unterbauchschmerzen, fast gleich gut in Bezug auf Schmerzen beim Geschlechtsverkehr und weniger gut in Bezug auf die Schmerzen bei der Periodenblutung; können Rezidivrate von Endometriosezysten am Eierstock reduzieren	sehr gute Wirkung bei Adenomyose und schmerzhafter Periodenblutung, Rückbildung der Endometriose im kleinen Becken, inklusive tief infiltrierende Endometriose zwischen Darm und Scheide
sonstige Bemerkungen	add-back am besten mittels Hautpflaster, Behandlungsdauer: 6 Monate ohne Hormonersatztherapie, mit Hormonersatztherapie länger möglich	Depotgestagen sind prinzipiell geeignet, sollten aber wegen der langen Wirkung nur in speziellen Ausnahmefällen angewendet werden (»Absetzen« nicht flexibel möglich) *bei Zwischenblutungen:* Dosiserhöhung oder Einnahmepause oder 25 µg EE dazugeben jeweils für 3–6 Tage	bei 30 µg Ethinylestradiol (EE) höhere Zyklusstabilität als bei 20 µg EE, jedoch auch höheres Thromboserisiko und mehr östrogene Nebenwirkungen; große preisliche Unterschiede (ca. 28 bis 65 Euro pro 6 Zyklen)	kostet ca. 195 Euro zuzüglich Einlage

Zusammenfassende Bewertung:

- Wenn mehr gebraucht wird als Rezidivprophylaxe und Schmerzlinderung sind GnRH-Analoga angezeigt.
- Wenn gleichzeitig eine Verhütung gewünscht wird, sind nur die oralen Kontrazeptiva, die Injektionen von Depot-Gestagenen oder Implante (Implanon® und Mirena®) zugelassen.
- Die Wirksamkeit bezüglich der Rezidivprophylaxe und Schmerzlinderung sind die oralen Kontrazeptiva und die Gestagene vergleichbar. Sie unterscheiden sich in der Zyklusstabilität, den Nebenwirkungen und der Kostenübernahme.
- Die oralen Kontrazeptiva haben meist niedrigere und damit besser verträgliche Gestagendosierungen aber zusätzlich die ergänzende Wirkung (und Nebenwirkung) des Ethinylestradiols. Sie führen zu einer besseren Zyklusstabilität und sind besser verträglich.
- Manchmal können die höheren Gestagendosierungen verringert und die Zyklusstabilität verbessert werden, wenn man zum Gestagen dauerhaft oder vorübergehend zusätzlich 25 µg Ethinylestradiol dazugibt. Dadurch erhält man eine aus zwei Einzelbestandteilen bestehende Hormonkombination, die mit manchen oralen Kontrazeptiva vergleichbar ist. Wissenschaftliche Untersuchungen und einen verlässlichen Verhütungsschutz gibt es dazu aber nicht.

Anhang 2 Übersicht zu den Gestagenen

Dr. med. Ewald Becherer und
Prof. Dr. med. Adolf E. Schindler

Freiname *Handelsname*			Indikationen (Auswahl) mögliche Nebenwirkungen
orale Gestagene	**Dosierung mg**	**Dosierung Tabletten**	
Chlormadinonacetat (CMA) *Chlormadinon 2 mg fem JENAPHARM®*	4	2	**Indikation:** Menstruationsbeschwerden, Blutungsstörungen, **mögliche Nebenwirkungen:** Zwischenblutungen, Libidoverminderung, Müdigkeit, Antriebsarmut; dafür therapeutische Wirkung gegen Akne, Haarausfall und männliches Behaarungsmuster; keine ungünstige Veränderungen der Blutfette
Dienogest *Visanne®*	2	1	**Indikation:** Endometriose, **mögliche Nebenwirkungen:** Zwischenblutungen, Libidoverminderung, Müdigkeit, Antriebsarmut; dafür gute therapeutische Wirkung gegen Akne, Haarausfall und männliches Behaarungsmuster; keine ungünstige Veränderungen der Blutfette
Desogestrel *Cerazette®*	0,075–0,3	1–4	**Indikation:** Schwangerschaftsverhütung, **mögliche Nebenwirkungen:** Zwischenblutungen, geringeres Risiko für Haarausfall, Akne, Vermehrung der Talgproduktion und männliches Behaarungsmuster

Gestagene zur Injektion oder Implantation	Dosierung und Zeitintervall	
Levonorgestrel *Mirena*® (»Hormonspirale«)	52 mg für bis zu 5 Jahre	**Indikation:** Schwangerschafts-verhütung, überstarke Perioden-blutung, **mögliche Nebenwirkungen:** Zwischenblutungen meist nur anfangs, überwiegend nur lokale Wirkung in der Gebärmutter und Umgebung
Medroxyprogesteron-acetat (MPA) *Depo-Clinovir*® oder *Sayana*®	150 mg i. m. alle 3 Monate 104 mg s. c. alle 13 Wochen	**Indikation:** Schwangerschafts-verhütung, **mögliche Nebenwirkungen:** Zwischenblutungen, keine un-günstige Veränderungen der Blut-fette, geringeres Risiko für Haar-ausfall, Akne, Vermehrung der Talgproduktion, männliches Be-haarungsmuster; bei Langzeitan-wendung Abnahme der Knochen-dichte (Risiko für Osteoporose)
Norethisteronenantat *Noristerat*®	200 mg i. m. alle 8–12 Wochen	**Indikation:** Schwangerschafts-verhütung, **mögliche Nebenwirkungen:** Zwischenblutungen, Akne, Ver-mehrung der Talgproduktion, männliches Behaarungsmuster, ungünstige Veränderung der Blutfette, Atherosklorose-Risiko
Etonogestrel *Implanon*®	68 mg-Stäbchen alle 3 Jahre	**Indikation:** Schwangerschafts-verhütung, **mögliche Nebenwirkungen:** Zwischenblutungen, geringeres Risiko für Haarausfall, Akne, Vermehrung der Talgproduktion, männliches Behaarungsmuster; Stäbchen im Oberarm (kleine OP beim Einlegen und Herausneh-men)

Mögliches Vorgehen bei Zwischenblutungen: Dosiserhöhung oder Einnahmepause oder zusätzliche Einnahme von 25 µg Ethinylestradiol jeweils für 3–6 Tage.

Anhang 3 Hormonale Kontrazeptiva (Ovulationshemmer, »Pillen«)

Dr. med. Ewald Becherer und
Prof. Dr. med. Adolf E. Schindler

Ethinylestradiol in mg	Gestagen	Gestagen in mg	androgen	anti-androgen	gestagen-betont	Präparate (Preis in Euro pro 6 Zyklen)
	orale					
0,02	Drospirenon	3,0	−	+	++	Aida® (65,49 €) Yasminelle® (65,49 €)
0,02	Desogestrel	0,150	+	−	++	Lamuna 20® (38,16 €) Mercilon® (43,02–45,32 €) Desmin 20® (45,93 €) Lovelle® (55,98 €)
0,02	Levonorgestrel	0,100	+	−	+	Illina® (41,98 €) Leona-Hexal® (41,98 €) Minisiston 20 fem® (44,59 €) Miranova® (49,79–52,51 €) Leios® (53,20 €)
0,02	Norethisteron	0,500	++		+	Eve 20® (67,50 €)
0,03	Chlorma-dinonacetat	2,0	−	+	+	Bellissima® (51,30 €) Belara® (61,49–63,50 €) Balanca® (63,50 €)
0,03	Drospirenon	3,0	−	+	+	Yasmin® (58,00–65,49 €) Petibelle® (65,49 €)
0,03	Dienogest	2,0	−	++	++	Valette® (55,70–59,83 €)
0,03	Desogestrel	0,150	+	−	+	Lamuna 30® (38,16 €) Marvelon® (44,79–55,98 €) Desmin 30® (45,93 €)

Ethinylestradiol in mg	Gestagen	Gestagen in mg	androgen	anti-androgen	gestagen-betont	Präparate (Preis in Euro pro 6 Zyklen)
0,03	Levonorgestrel	0,150	+	–	++	Femigyne ratio® (26,49 €) Micorgynon® (26,54–33,39 €) Ovoplex 30/150® (30,38–33,77 €) Stediril 30® (33,75–36,50 €) Femigoa® (40,86 €)
0,03	Levonorgestrel	0,125	+	–	+	Monostep® (35,70 €) Minisiton ® (38,92 €)
0,03	Norethisteron	0,500	++	–	+	Conceplan M® (54,44 €)
0,03	Gestoden	0,075	+	–	+	Minulet® (43,11–47,66 €) Femodene® (45,99–49,87 €) Femovan® (58,69 €)
0,035	Norgestimat	0,250	+	–	+	Cilest® (31,93–32,94 €)
0,035	Cyproteron-acetat	2,0	–	+++	+	Attempta ratiopharm® (36,60 €) Jennifer® (36,60 €) Bella Hexal® (39,38 €) Cyproderm® (39,38 €) Juliette® (39,38 €) Morea sanol® (39,38 €) Diane 35® (50,40–54,94 €)
	nicht orale					
0,015	Etonogestrel	0,120	+	–	+	NuvaRing® (91,08–95,90 €) (Scheidenring)
0,02	Norel-gestromin	0,150	+	–	+	Evra® (76,46–78,84 €) (Haut-pflaster)

Bemerkungen:

Alle hier aufgeführten Ovualtionshemmer (»Pillen«) haben eine feste Kombination von Ethinylestradiol und Gestagen, die sich im Zyklusverlauf nicht verändert. Sie sind somit gestagenbetont. Man nennt sie »monophasische Ovualtionshemmer«. Alle Pillen einer Packung haben die gleiche Farbe.

Ovulationshemmer mit einer unterschiedlichen Kombination von Ethinylestradiol und Gestagen, deren Zusammensetzung sich im Zyklusverlauf verändert, sind *nicht* zur Behandlung der Endometriose geeignet. Die Pillen einer Packung haben unterschiedliche Farben. Diese sind hier nicht aufgeführt.

Bei 30 µg Ethinylestradiol (EE) ist eine höhere Zyklusstabilität zu erwarten als bei 20 µg EE, jedoch auch höheres Thromboserisiko und mehr östrogene Nebenwirkungen.

Alle monophasischen Ovulationshemmer sind theoretisch zum Langzyklus geeignet, jedoch gibt es nicht für jedes Präparat gut dokumentierte Erfahrungen. Im Langzyklus wird über mehrere Monate hinweg täglich eine Pille eingenommen, d. h. die einwöchige Einnahmepause nach drei Einnahmezyklen entfällt. Bei Einnahme im Langzyklus ist die Rückbildung der Endometriose besser als bei zyklischer Einnahme.

Je nach Wirkstärke des Gestagens und dem Dosierungsverhältnis des jeweiligen Gestagens (↑) zum Ethinylestradiol (↓) sind manche Ovulationshemmer etwas mehr gestagenbetont als andere.

Die Gestagene unterscheiden sich in ihrem Nebenwirkungsprofil, das androgen (im Sinne des männlichen Geschlechtshormons) oder antiandrogen (dem männlichen Geschlechtshormon entgegen wirkend) sein kann. Die antiandrogene Wirkung besteht einerseits in einer therapeutischen Wirkung gegen Akne, Haarausfall und männliches Behaarungsmuster. Andererseits können jedoch Libidoverminderung, Müdigkeit und Antriebsarmut etwas häufiger vorkommen als bei den Gestagenen mit einer androgenen Restwirkung.

Durch das Estrogen Ethinylestradiol erhöhen alle Pillen das Thromboserisiko, jedoch in unterschiedlicher Ausprägung. Das Thromboserisiko hängt von der Dosierung des Ethinylestradiols (höhere Dosierung erhöht das Risiko) und vom Gestagen ab. Pillen mit Levonorgestrel und Norethisteron erhöhen das Thromboserisiko geringfügiger als Pillen mit Desogestrel, Drosperinon, Norgestimat, Cyproteronacetat und Gestoden.

Anhang 4 Schmerzmittel

Dr. med. Ewald Becherer

Empfehlenswerte Schmerzmittel: Nichtsteroidale Antirheumatikaoder Antiphlogistika (»non-steroidal anti-inflammatory drugs«, NSAID) und Metamizol

Freiname Handelsname (Beispiele)	Verabreichungs- form	Wirk- dauer (Stun- den)	Einzel- dosis (mg)	maxi- male Tagesdo- sis (mg)	Kommentar; Auswahl von Nebenwirkungen (NW)
Ibuprofen Ibuprofen®, Ibu..., Aktren®, Dolormin®, Urem®, Dolo Puren®, Esprenit®	Tabletten, Granulat, Zäpfchen	6–8	200 400 600	2.400	wirkt gut bei kolikartigen Schmerzen im Genitalbereich; für den Magen etwas weniger belastend als vergleichbare Medikamente, NW: Bauchschmerzen, Übelkeit, Erbrechen, Durchfall, Magenschleimhautentzündung und Magengeschwür, Blutarmut, Blähungen, Störungen der Blutgerinnung; ggf. zusätzliche »Magenschutztablette« einnehmen
Ibuprofen retard Ibuprofen®, Ibu..., Esprenit®	Tabletten	8–12	800	2.400	Retard-Tabletten haben eine längere Wirkdauer, brauchen aber oft etwas länger bis zur maximalen Wirkung; wirkt gut bei kolikartigen Schmerzen im Genitalbereich; für den Magen etwas weniger belastend als vergleichbare Medikamente, NW: Bauchschmerzen, Übelkeit, Erbrechen, Durchfall, Magenschleimhautentzündung und Magengeschwür, Blutarmut, Blähungen, Störungen der Blutgerinnung; ggf. zusätzliche »Magenschutztablette« einnehmen

Freiname Handelsname (Beispiele)	Verabreichungsform	Wirkdauer (Stunden)	Einzeldosis (mg)	maximale Tagesdosis (mg)	Kommentar; Auswahl von Nebenwirkungen (NW)
Naproxen Naproxen®, Proxen®, Dysmenalgit®, Dolormin für Frauen®	Tabletten	8–12	250 500 750	1.250	sehr gute entzündungshemmende Wirkung; niedrigeres Herzkreislaufrisiko aber höheres Magendarmrisiko, NW: Bauchschmerzen, Übelkeit, Erbrechen, Durchfall, Magenschleimhautentzündung und Magengeschwür, Blutarmut, Blähungen, Störungen der Blutgerinnung; ggf. zusätzliche »Magenschutztablette« einnehmen
Diclofenac Voltaren®, Diclo®, Diclofenac®, Diclac®	Tabletten, Tabl. zum Auflösen, Zäpfchen	4–8	25 50 75	150	NW: Bauchschmerzen, Übelkeit, Erbrechen, Durchfall (häufiger als bei den vergleichbaren Medikamenten), Magenschleimhautentzündung und Magengeschwür, Blutarmut, Blähungen, Störungen der Blutgerinnung; ggf. zusätzliche »Magenschutztablette« einnehmen
Diclofenac retard Voltaren®, Diclo®, Diclofenac®, Diclac®	Kapseln, Tabletten	12	75 100	150	Retard-Tabletten haben eine längere Wirkdauer, brauchen aber oft etwas länger bis zur maximalen Wirkung; NW: Bauchschmerzen, Übelkeit, Erbrechen, Durchfall, Magenschleimhautentzündung und -geschwür, Blutarmut, Blähungen, Störungen der Blutgerinnung; ggf. zusätzliche »Magenschutztablette« einnehmen
Metamizol Novalgin®, Novaminsulfon®, Analgin®	Tabletten, Tropfen, Zäpfchen	4–6	500 1.000	4.000	20 Tropfen = 500 mg; gut magenverträglich und krampflösend, aber nicht entzündungshemmend; nicht im 1. Schwangerschaftsdrittel verwenden; NW: fixer Arzneimittelausschlag, Blutdruckabfall, allergische Reaktionen, Asthma, Nierenschäden; Risiko: sehr selten (kleiner 1/1.000) hochgradige Verminderung weißer Blutkörperchen

Weitere potente Schmerzmittel: die »Coxibe«

Die sog. Coxibe (= Cox-II-Hemmer) zeichnen sich durch eine lange Wirkdauer und eine bessere Magenverträglichkeit aus. Sie sind aber zur Schmerztherapie bei Endometriose nicht zugelassen, unter 16 Jahren und in der Schwangerschaft kontraindiziert und bei gebärfähigen Frauen nur mit sicherer Schwangerschaftsverhütung zu empfehlen. Es kann vermehrt zu Fehlgeburten und kindlichen Herzmissbildungen kommen. Sie können die Fruchtbarkeit negativ beeinflussen und sind daher für Frauen mit bestehendem Kinderwunsch nicht zu empfehlen. Sie sind nicht geeignet für Patienten mit Leber-, Nieren- oder Herzschwäche, Koronarer Herzkrankheit und arterieller Verschlusskrankheit. Es wurden etwas häufiger Herzinfarkte und Schlaganfälle beobachtet, was bei gleichzeitiger Einnahme der »Pille« besondere Beachtung verdient, da sie dieses Risiko auch erhöhen kann.

Freiname Handelsname (Beispiele)	Verabreichungsform	Wirkdauer (Stunden)	Einzeldosis (mg)	maximale Tagesdosis (mg)	Kommentar; Auswahl von Nebenwirkungen (NW)
Celecoxib Celebrex®	Hartkapseln	12–24	100 200	400	zugelassen bei Gelenkerkrankungen, auch milder antidepressiver und angstlösender Effekt; NW: Infektionen der oberen Atemwege, Schlaflosigkeit, Schwindel, Blutarmut, Tinnitus, Magengeschwüre, Haarausfall, Störungen der Blutgerinnung; ggf. zusätzliche »Magenschutztablette« einnehmen
Etoricoxid Arcoxia®	Tabletten	24	30 60 90	90	zugelassen für Gelenkerkrankungen und Gichtanfälle; rascher Wirkungseintritt und lange Wirkdauer; NW: Blutdruckerhöhung, Wassereinlagerung, Herz-Kreislauferkrankungen, Depressionen, Störungen der Blutgerinnung; ggf. zusätzliche »Magenschutztablette« einnehmen
Meloxicam Mobec®, Meloxicam®	Tabletten	24	7,5 15	15	Zugelassen für Arthrose und Arthritis; NW: Störungen des Magen-Darm-Kanals wie Geschwüre, Inappetenz, Durchfall, Erbrechen, Störungen der Blutgerinnung und der Nierenfunktion, Unverträglichkeitsreaktionen, Hautveränderungen; ggf. zusätzliche »Magenschutztablette« einnehmen

Bemerkungen zu den Schmerzmitteln:

- Nicht in diese Tabellen aufgenommen wurden Acetylsalicylsäure (Aspirin® etc.), Paracetamol (Ben-u-ron® etc.) und Butylscopaminiumbromid (Buscopan® etc.), da sie oft eine zu schwache Wirkung zeigen.
  - Acetylsalicylsäure: Wirkdauer 4 Stunden, maximale Tagesdosis 3.000 mg
  - Paracetamol: Wirkdauer 4–6 Stunden, maximale Tagesdosis 4.000 mg
  - Butylscopaminiumbromid: Wirkdauer 3–6 Stunden, maximale Tagesdosis 100 mg
- Ebenso wurde auf die Darstellung der morphinhaltigen Schmerzmittel (Opiate) verzichtet, da sie eine noch intensivere Zusammenarbeit von Patientin und Arzt erfordern.
- Grundregeln für die Schmerztherapie bei länger dauernden Schmerzen:
  - Wiederholen Sie die nächste Medikamenteneinnahme in Kenntnis der Wirkdauer bevor der schmerzstillende Effekt der vorangegangenen Einnahme aufgebraucht ist und bevor Sie merken, dass eine nächste Schmerzmitteleinnahme notwendig ist (regelmäßige Einnahme nach einem festen Zeitschema)
  - Geben Sie retardierten bzw. lang wirksamen Medikamenten den Vorzug.
  - Nehmen Sie die Schmerzmittel frühzeitig ein und nicht erst, wenn Sie die Schmerzen nicht mehr aushalten.
  - Geben Sie Einzelpräparaten den Vorzug gegenüber Kombinationspräparaten.
  - Die meisten Schmerzmedikamente können bei langfristiger Einnahme Nierenschäden und Magen-Darm-Beschwerden hervorrufen. Denken Sie ggf. auch an eine »Magenschutztablette«.
  - Bei Dauerschmerzen kann eine Begleitmedikation mit Antidepressiva oder Antiepileptika sinnvoll sein.
  - Wenden Sie begleitend auch Entspannungsverfahren, Physiotherapie und andere »ergänzende« Verfahren an.
  - Stimmen Sie die Schmerztherapie immer mit Ihrem Arzt ab.

Glossar: Mediziner-Latein

Adenomyosis uteri: Einwachsen von Gebärmutterschleimhaut in die Gebärmuttermuskulatur

Adhäsiolyse: operatives Lösen von Verwachsungen

Adhäsion: entzündlich bedingte und durch Verklebung entstandene, flächenhafte oder strangartige Verwachsung aneinanderliegender Organabschnitte

Analgetika: Schmerzmittel

Anastomose: Verbindung zweier Hohlraumlichtungen z. B. Darmanteile oder Blutgefäße

Androgene: männliche Geschlechtshormone, bzw. diese betreffend

Antikörper: komplexes Molekül, das vom Immunsystem gebildet wird als Reaktion auf einen Fremdkörper (Antigen)

Auto-Antikörper: vom eigenen Immunsystem gebildete Antikörper, die sich gegen körpereigene Stoffe richten, wobei diese fälschlicherweise nicht als eigen, sondern als körperfremd angesehen werden

Autoimmunerkrankung: Erkrankung des Immunsystems, bei der Immunzellen das eigene Körpergewebe schädigen

Biopsie: Entnahme und (v. a. mikroskopische) Untersuchung einer Gewebeprobe

Chromopertubation: Durchspülung der Eileiter mit einem Farbstoff

Danazol: künstliches Hormon, ein Abkömmling des Testosterons, Wirkstoff z. B. im Winobanin®, wird heute nicht mehr zur Behandlung der Endometriose eingesetzt

Douglas'scher Raum: zwischen Gebärmutter und Enddarm gelegener, tiefster Bereich der Bauchhöhle

Dysmenorrhoe: schmerzhafte Regelblutung

Dyspareunie: Schmerzen bei Geschlechtsverkehr, die psychische als auch organische Ursachen haben können

Dyschezie: Schmerzen beim Stuhlgang

Dysurie: Schmerzen beim Wasser lassen

Endometriom: gutartige Zyste oder Schwellung, die durch Endometriose bedingt ist

Endometriose: Auftreten von Gewebe, das der Gebärmutterschleimhaut ähnlich ist, außerhalb seiner eigentlichen Lokalisation, der inneren Schicht der Gebärmutter

Endometrium: Schleimhaut der Gebärmutter als innere Auskleidung der Gebärmutterhöhle

Exzision: das Herausschneiden; Entfernung eines Gewebe- oder Organteils

Fertilität: Fruchtbarkeit

Fimbrie: fransenartiges Gebilde; trichterförmige, bauchhöhlenseitige Öffnung des Eileiters

Gestagene: Gruppe von Geschlechtshormonen mit ähnlicher Wirkung wie das Gelbkörperhormon

GnRH-Analoga: Gruppe von Medikamenten mit ähnlicher Wirkung wie das Gonadotropin-Releasing-Hormon

Gonadotropine: Hormone (LH, FSH und HCG), die in der Hirnanhangsdrüse sowie im Mutterkuchen gebildet werden und die Funktion der Eierstöcke steuern

Gonadotropin-Releasing-Hormon = GnRH: Hormon aus dem Hypothalamus (Teil des Gehirns), das die Freisetzung der Gonadotropine aus der Hirnanhangdrüse bewirkt

Histologie: Lehre vom (mikroskopischen) Feinbau der Körpergewebe

Hormone: vom Körper gebildete Botenstoffe, die über die Blutbahn in Organe gelangen und dort bestimmte Vorgänge regeln

Hypophyse: Hirnanhangdrüse; hormonproduzierendes Organ des Zwischenhirns an der Schädelbasis, das die meisten Hormondrüsen des Körpers steuert

Hysterektomie: Entfernung der Gebärmutter mittels Bauchschnitt, Bauchspiegelung oder durch die Scheide

Hysterosalpingografie = HSG: Röntgendarstellung der Gebärmutterhöhle und der Eileiter nach Einbringen eines Kontrastmittels

Hysteroskopie: Spiegelung der Gebärmutterhöhle

Insemination: Einbringen des Spermas in die Gebärmutterhöhle

In-vitro-Fertilisation = IVF: die mit einer Hormonbehandlung verbundene, künstliche Befruchtung der Eizelle mit Samenzellen im Reagenzglas und Einbringen des Embryos in die Gebärmutter

Klimakterium: Wechseljahre, als natürliches Geschehen, nach Entfernung der Eierstöcke oder durch Medikamente bedingt

Kontraindikation: Umstand, der die Anwendung einer an sich zweckmäßigen oder notwendigen medizinischen Maßnahme verbietet

Laparoskopie = LSK: Bauchspiegelung; operativer Eingriff zur Untersuchung der Bauchhöhlenorgane über verschiedene Einstiche

Laparotomie: operativer Eingriff mit Eröffnung der Bauchhöhle über einen Bauchschnitt (längs oder quer)

Laser: »Strahlenmesser«; energiereiches Licht, das zum Schneiden und Verkochen von Gewebe benutzt wird

Menopause: der Zeitpunkt der letzten Regelblutung

Östrogene: Gruppe von weiblichen Geschlechtshormonen, die hauptsächlich in den Eierstöcken gebildet werden

Ovarektomie: Entfernung eines Eierstocks (= Oophorektomie)

Ovarien: paarig angelegte Eierstöcke (Ovar = Eierstock)

Ovulation: Eisprung

Palpation: Tastuntersuchung

pathologisch: krankhaft

Pelviskopie: Bauchspiegelung im Bereich des kleinen Beckens (s. LSK)

Peritonealhöhle: Bauchhöhle

Peritoneum: Bauchfell; glatte, innere Auskleidung der Bauchhöhle

Phagozytose: Abwehrmechanismus des Körpers, bei dem eingedrungene Fremdstoffe von bestimmten Zellen einverleibt und durch Verdauung unschädlich gemacht werden

postmenopausal: die Zeit nach der letzten Regelblutung betreffend

postoperativ: nach einem operativen Eingriff

Prostaglandine: in den verschiedensten Gewebe gebildete Botenstoffe, die verschiedene Funktionen haben und z. B. bei Entzündungen freigesetzt werden

Resektion: operative Teilentfernung eines Organs

Rezeptor: Anlegestelle für Hormone an oder in einer Zelle, über die das Signal der Hormone für die Zelle umgesetzt wird

Rezidiv: erneutes Auftreten einer Erkrankung nach vorheriger Behandlung

Sakrouterinbänder: paarig angelegte, feste Bindegewebsstränge zwischen Gebärmutter und Kreuzbein (= Sakrouterinligamente)

Schokoladenzyste: im Rahmen einer Erkrankung entstandener, durch eine Kapsel abgeschlossener Hohlraum in einem Eierstock mit braunem, blutig-eingedicktem Inhalt

Septum rectovaginale: bindegewebige Trennschicht zwischen Enddarm und Scheide

Speculum: Spiegel; frauenärztliches Instrument zur Betrachtung der Scheide und des sichtbaren Gebärmutterhalses

Spermatozoen: männliche Samenzellen

Spermiogramm = Spermatogramm: Untersuchung des durch Masturbation gewonnenen Spermas

Sterilität: Unfruchtbarkeit; zeitweilig oder dauerhaft verminderte oder aufgehobene Fruchtbarkeit

Tube: paarig angelegter Eileiter (= Tuba uterina, Salpinx, fallopian tube)

Tumor: jede umschriebene Schwellung von Körpergewebe (Geschwulst), egal ob gut- oder bösartig

Ureter: paarig angelegter Harnleiter als Verbindung von einer Niere zur Harnblase

Ureterolyse: operative Auslösung des Harnleiters aus den umgebenden Geweben

Uterus: Gebärmutter

Vaporisation: operatives Laserverfahren zur Entfernung von Gewebe mittels Verdampfung

Zervix: Gebärmutterhals (= Cervix uteri)

Zyste: durch eine Kapsel abgeschlossener Gewebehohlraum mit mehr oder weniger dünnflüssigem Inhalt, egal ob gut- oder bösartig

Stichwortverzeichnis